新版
新潟水俣病問題
加害と被害の社会学
Environmental Sociology of Niigata Minamata Disease

編著

飯島 伸子　舩橋 晴俊
Iijima Nobuko　Funabashi Harutoshi

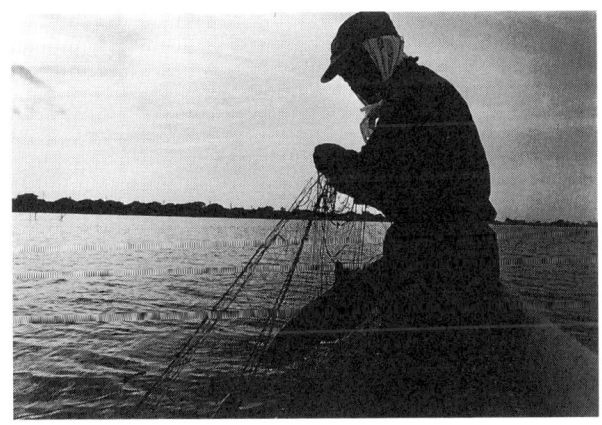

東信堂

新版へのはしがき

　本書の初版は、1999年に刊行されたが、対象とした時期は、1997年8月までであった。その後、新潟県では、新潟水俣病の教訓を伝えるべく「新潟県立環境と人間のふれあい館―新潟水俣病資料館―」が建設・開館され(2001年8月)、また、熊本水俣病関西訴訟の大阪高裁判決(2001年4月)と最高裁判決(2004年10月)では相次いで、未認定患者の多くを水俣病患者と認めるとともに、行政の加害責任を認める判決が下された。このような動向をふまえつつ、本書の新版を刊行することにした。この新版では、二篇の補論によって近年の動向をフォローするとともに、1996年以降の年表項目を追加し、また、初版以後に発表された文献を追加して、文献リストを拡充した。なお、第1章から第8章までの記述、および各コラムの記述は、基本的にすべて初版のままとし、誤字などについての最小限の訂正のみを行った。

　この数年の間に、当研究グループにもさまざまな変化が生じた。初版の「あとがき」に記したような関連研究テーマへの取り組みの中からは、次のような成果が結実した。

　舩橋晴俊、2000、「熊本水俣病の発生拡大過程における行政組織の無責任性のメカニズム」、相関社会科学有志編『ヴェーバー・デュルケム・日本社会―社会学の古典と現代』ハーベスト社、129–211頁。
　堀田（田所）恭子、2002、『新潟水俣病問題の受容と克服』東信堂、317頁。
　関礼子、2003、『新潟水俣病をめぐる制度・表象・地域』東信堂、370頁。

　他方、この間、現地では何人もの二次訴訟原告の方々が亡くなられたが、本書の編者であった飯島伸子氏も、2001年11月3日に、63歳で逝去された。本書の研究の始点は、飯島さんが大学院生だった1967年8月における新潟訪問にあるのであり、本書は、飯島さんの長年にわたる研究努力なしには、成り立たなかったものである。この新版を、その後の経過の報告として、私たちに貴重な話を聞かせて頂いたが既に亡くなられた被害者の方々と飯島さんの霊前に捧げることとしたい。

2005年5月28日
舩橋晴俊

はしがき

　本書の目的は、新潟水俣病問題を社会学の視点から総合的に解明し、その教訓を明らかにすることである。新潟水俣病は、熊本水俣病に続く第二の水俣病として1965年に顕在化した戦後日本の代表的な公害問題である。その被害者運動と被害者支援の運動は、公害問題についての世論を画期的に高揚させ、1960年代後半からの日本の環境政策の形成に大きなインパクトを与えた。新潟水俣病問題は、1965年6月の事件発生の公表を始点として、1967年の新潟水俣病第一次訴訟提訴、1971年の第一次訴訟判決、1973年の補償協定締結、1974年以後の大量の未認定患者問題、1982年の第二次訴訟提訴、1992年の第二次訴訟第一陣判決、1995年12月における被害者団体と加害企業の間での解決協定書の締結という歴史的展開を示してきた。この間、31年にわたる問題の継続のもとで、被害者の苦悩と苦闘に満ちた日々が続いてきたのである。この長期にわたる社会問題としての新潟水俣病問題は、公害問題について数多くの教訓を示すものであり、その発生から解決にいたる過程に出現したさまざまな問題について、社会科学的な解明が必要である。しかし、これまで、この問題についての総合的な研究は、社会学分野のみならず、他の社会諸科学においても皆無であった。熊本水俣病についての諸研究の蓄積と比べて、社会科学的研究の空白が存在していた。

　本書は、①新潟水俣病についての初めての社会学的な研究書として、これまで未解明であった新潟水俣病をめぐる諸問題にアプローチしようとするものである。また本書は、②1991年より97年にいたるまでの継続的な現地調査に基づいて、初の未認定患者アンケート調査など、オリジナルな資料に立脚したものであること、③加害メカニズム、被害の態様、解決過程という公害問題の3つの局面にわたって、この問題を総合的に研究したものであること、④単に事実記述にとどまらず、この問題の発生原因と被害を増幅した社会的諸要因、及び解決を困難化した諸要因について、社会学理論に基づいた因果連関を解明しようとするものであること、という特徴と意義を持つものである。

本書の各章は、それぞれ次のような主題を探究し、それを通して、新潟水俣病問題の全体像を把握しようとしている。

まず、新潟水俣病の歴史的経過と社会問題としての概要を明らかにする。問題の発生以前の阿賀野川の流域における人々の生活、被害発生後の行政諸組織と加害企業の対応、被害者運動の展開、1973年の補償協定、その後の未認定患者問題の生起、第二次訴訟の提訴・判決、1995年の解決協定という30年以上の経過の骨格を把握する(第1章)。

次に、加害過程を検討する。公害問題における加害の社会的メカニズムは、有毒物の排出による人体の損傷という狭義の加害にとどまらず、そこから連鎖的に派生するさまざまな広義の加害過程として把握されねばならない。新潟水俣病において、「再発防止義務の不履行としての加害」「巻添えとしての間接的関与」「派生的加害」「追加的加害」「随伴効果の引き起こしとしての加害」という広義の加害を構成する諸契機がどのように存在したのかを検討する(第2章)。

続く5つの章では、被害の実態をさまざまな角度から解明する。まず、事件発生後、集団検診の未受診や認定申請の遅延という被害者の潜在化とも言うべき事態がどのように生じたのか、そのように被害者を潜在化させる社会的メカニズムはどのようなものであるのかを分析する(第3章)。被害者の潜在化には、被害者に対する差別問題が絡みあっている。一方で、患者に対する差別(「患者差別」)が存在し、それへのおそれが、多くの被害者の集団検診の受診と認定申請を阻害してきた。他方で、1973年の補償協定後の認定申請者に対しては、「ニセ患者差別」がさまざまに見られ、未認定患者を苦しめることになる。認定制度は、いかに「ニセ患者差別」を生み出してきたのか、なぜ原告患者は、両方の差別を同時に被ることになるのかを考察する(第4章)。水俣病の被害は、身体被害を起点とするが、生活の諸場面でさまざまな派生的被害を連鎖的に引き起こし、生活者としての人生への打撃・変容として経験される。生活の最も基底的な場面である家族生活において、被害者とその家族がどのような苦闘・苦悩を経験してきたかについて、二つの家族の事例を詳細に検討する(第5章)。被害はまた地域における生活世界の変容として経験される。自然との豊かな交流を基盤にしていた阿賀野川流域の地

域社会が、高度経済成長によってどのように変容したのか、そしてさらに、水俣病の発生によって、いかなる生活世界の変容が生じたのか、被害者運動への参加が苦難の後に新しい生き方をどのように可能にしたのかを、職場組織の中で被害が加重した一人の女性患者と、繰り返し転職せざるをえなかった一人の男性患者の事例に即して解明する(第6章)。被害実態に関する最後の章では、被害論のまとめとして、職業に関連する損失がどのように経験されてきたかを、発病による職業の変更、仕事への影響、職場での人間関係、仕事にかかわる精神的負担といった諸局面に即して明らかにし、これをふまえて、総体としての被害はどのような構造と特徴を持つかを考察する(第7章)。

最後に、このような深刻な被害を受けた被害者たちが、どのような社会的過程と因果連関を通して「未認定患者」として長期放置されてきたのか、それとの関係において行政と司法の態度にどのような問題点と限界があるのか、1995年の最終的な解決がどういう問題点を持つものか、最終局面で被害者運動が直面した困難がどのような質のものであり、それに対して総体としての被害者運動が選択した対応はどのような意義を持つのかを、検討する(第8章)。

なお、本文とは別に、各章の記述を補うためにコラムを設け、新潟水俣病問題を理解するのに重要と思われる11のトピックを取り上げ、それらについてより詳細な説明を付加した。また、関連地域の地図と被害者についての基本統計資料を冒頭に、文献リスト、年表、基本用語の説明を巻末に、写真を各章の扉に掲載することによって、理解を深める一助とした。

    1997年12月24日

                                             編　者

目次／新版 新潟水俣病問題――加害と被害の社会学

新版へのはしがき …………………………………………………iii

はしがき ……………………………………………………………iv

図表一覧　xiii

凡　例　xiv

新潟水俣病関連地域と認定患者の分布図　xv

新潟水俣病被害者基本統計　表1～5　xvi–xviii

第1章 新潟水俣病問題の歴史と概要 ……………………飯島伸子　3

1 はじめに――繰り返された水俣病と未認定患者の問題　5
(1) 新潟水俣病問題が意味すること　5
(2) 新潟水俣病問題の歴史の表と裏　6
(3) 本書の意義――未認定患者問題の社会学的分析　7

2 新潟水俣病発生前後の阿賀野川流域の自然と社会　8
(1) 阿賀野川と密着した流域の人々の生活　8
(2) 新潟水俣病発生の予兆――昭和電工の「毒水事件」　9

3 新潟水俣病発生後から発生源の確定まで――関係機関の対応の特徴　13
(1) 因果関係確定をめぐる原因企業の一貫した責任否定　13
(2) 政府の責任　15
コラム①　水俣病問題における科学者の責任　17
(3) 限定しすぎた発生地域――自治体と医療機関　18
コラム②　阿賀野川下流への関心の集中　20

4 被害に耐えて抗議行動へ――第一次裁判提起までの動き　21
(1) 被害の苦しみと加害者への怒りと　21
(2) 人権と生の尊厳を求めて迅速な集団行動　23
コラム③　四大公害訴訟と新潟水俣病一次訴訟判決　24
(3) 九州の水俣病被害者運動との相互交流の効果　25

5. 新潟水俣病問題第二期——未認定患者の多発と患者・支援者の行動　26
    (1) 患者認定審査会の方向転換と未認定患者の多発　26
    コラム④　水俣病の症状と認定基準　27
    (2) 阿賀野川中流地域での未認定患者たちの草の根の集団行動　29
    (3) 新潟水俣病未認定患者の法廷闘争——新潟水俣病第二次訴訟の提起　31
    コラム⑤　関川水俣病問題　32
    (4) 記録映画『阿賀に生きる』　34
    コラム⑥　現在の阿賀野川と人々　35
6 新潟水俣病第二次訴訟の終結と患者たちの新たな未来　36
    (1) 第二次訴訟判決と早期解決への期待　36
    (2) 政府による総合対策医療事業の提示と患者の動揺　36
    (3) 苦渋の和解勧告申し入れと第二次訴訟の終結　37
        注　38　　文献　40

第2章　加害過程の特質 ································ 舩橋晴俊　41
　　——企業・行政の対応と加害の連鎖的・派生的加重——

1「広義の加害過程」の諸契機　43
2「再発防止義務の不履行としての加害」——熊本水俣病における企業と行政の無責任性　46
    (1) 熊本水俣病への対処における再発防止義務の不履行　46
    (2)「不作為の役割効果」と「加害者擁護の役割効果」　47
3「直接的加害」を生み出した企業の経営姿勢と時代背景　49
    (1) 新潟水俣病を生み出した昭和電工の態度　49
    (2) 昭和電工の経営姿勢と時代背景　50
    コラム⑦　昭和電工の関与した他の公害事件　51
    (3)「巻き添えとしての間接的関与」　53
4 原因究明の妨害と補償要求の拒否——第一の「追加的加害」　54
    (1) 加害企業による追加的加害　54
    (2) 支配／被支配関係への行政の加担　57

5　生活諸領域における「派生的加害」　58
　　　(1)　派生的加害の意味　58
　　　(2)　家族における人間関係の悪化　59
　　　(3)　「職場の論理」にもとづく派生的加害　60
　　　(4)　地域社会における派生的加害　62
　　　(5)　「自分自身がつくりだした障壁」——隠すことの必要性と、その意図せざる帰結　64
　6　未認定患者の大量創出とその「長期的放置」——第二の「追加的加害」　66
　　　(1)　棄却による未認定患者の大量の創出　66
　　　(2)　認定制度の運用における大学病院の態度　67
　　　(3)　未認定患者の長期放置　67
　7　加害の連鎖的加重性と「随伴結果の引き起こしとしての加害」　70
　　　(1)　随伴結果の引き起こしとしての加害　70
　　　(2)　加害の特徴についてのまとめ　71
　　　　　注　73　　文献 73
　　　コラム⑧　五大公害訴訟提起後数年間の主要公害訴訟(年次別)　74

第3章　被害者潜在化のメカニズム　　　　　　　　　　渡辺伸一　75
　　　——集団検診の受診と認定申請をめぐる困難の分析——

　1　被害者潜在化の実態——集団検診の未受診と認定申請の遅延　77
　　　(1)　集団検診の未受診　77
　　　(2)　認定申請の遅延　80
　2　被害者潜在化のメカニズム——潜在化要因の分析　82
　　　(1)　流域別にみる潜在化要因　83
　　　(2)　全流域における潜在化要因　87
　3　大学病院での検査——公正なる検査といえるか　92
　4　認定の棄却——被害者はどう受け止めたか　93
　5　本章のまとめ　95
　　　　　注　96　　文献　97

第4章 水俣病差別とニセ患者差別 ……………………関 礼子　99
――未認定患者への差別と認定制度の介在――

1 水俣病差別の形成　102
　(1) 新潟水俣病発生報道　102
　(2) 水俣病の「悲惨」と「水俣病差別」　104
2 水俣病差別と第2回一斉検診　106
　(1) 第2回一斉検診の陥穽　106
　(2) 認定患者がみる第2回一斉検診　108
3 認定制度の問題と未認定患者の顕在化プロセス　109
　(1) 水俣病の自己決定と認定制度　109
　(2) 自主検診運動と被害者の顕在化　112
3 ニセ患者差別の生成と強化　117
　(1) 水俣病差別からニセ患者差別へ　117
　(2) ニセ患者差別と水俣病の非決定――水俣病に「なる」か「ならない」か　119
　(3) 「ニセ患者」回避のためのニセ患者差別――認定と未認定の間　120
4 未認定患者と差別の二重性　122
　　　注　125　　文献　127

第5章 家族による被害の経験 ……………………田渕六郎　129

はじめに　131
1 Aさんの場合　134
　(1) 身体の被害が生じてから　134
　(2) 同居をめぐる家族の葛藤　135
　(3) 精神的苦痛と家族　137
2 Bさんの場合　139
　(1) 健康被害の発生と職業の変化　139
　(2) 同居をめぐる親子関係　143
3 被害と家族　144
　　　注　148　　文献　149

第6章 阿賀野川流域における生活世界の変容 ……… 田所恭子 151

1 阿賀野川とは何か──高度経済成長以前の自然と人間の関係 154
　　コラム⑨　語り継ぐ阿賀──新潟水俣病をめぐる文化の胎動 158
2 急速な変化──高度経済成長における阿賀野川 160
3 発病と生活世界の変容──二つの事例から 165
4 受苦の乗り越え──事例から読みとれること 175
　　注 177　　文献 178

第7章 職業に関連する損失および被害の総体 ……… 飯島伸子 179

1 発病前と後の職業の変化 181
　　(1) 新潟水俣病公表以前の職業と発病の関係 181
　　(2) 1992年時点の職業分布 184
　　(3) 副次的に重要な職業としての阿賀野川流域の漁業 185
2 水俣病症状と職業変更の関係 187
3 身体上の不自由さと職業への影響 189
　　(1) 就業状態への影響 189
　　(2) 職場の人間関係への影響 192
　　(3) 職場での精神的負担 192
4 職場や職業をめぐる経済的な損失 194
5 被害の総合的構造 195
　　(1) 健康被害に始まる生活全般の構造的被害 195
　　(2) 新潟水俣病未認定患者の被害構造 197
　　注 200　　文献 201

第8章 未認定患者の長期放置と「最終解決」の問題点 ‥舩橋晴俊 203

1 未認定患者問題とそれが生み出された経緯 205
　　(1) 1971年8月時点での認定基準と認定制度 205
　　(2) 1973年の補償協定 206
　　(3) 未認定患者増大の経過 208
　　(4) 認定基準の過剰厳格化 209

(5) 認定と補償との連動——認定審査会にとっての「構造化された場」　211
　　　(6) 熊本水俣病との連動——「構造化された場」の第二の意味　212
　　　(7) 補償協定と認定制度との連結の意味　213
　2　未認定患者問題をめぐる司法の判断と行政の硬直性　215
　　　(1) 未認定患者問題への政府の対応　215
　　　(2) 訴訟の再開と司法の判断　216
　　　コラム⑩　全国連の訴訟と運動　218
　　　(3) 政府の硬直性と閉塞のメカニズム　219
　　　コラム⑪　関西訴訟の動向　222
　3　「最終解決」の意義と問題点　224
　　　(1) 1995年12月の協定成立とその内容　224
　　　(2) 「最終解決」の問題点　227
　　　(3) 被害者による協定受け入れの背景と心情　228
　　　(4) 坂東弁護団長の辞任の意味　229
　結　び　232
　　　　　注　233　　文献　234

補論1　新潟水俣病の教訓化をめぐる動きと残された課題　‥関　礼子　235

補論2　水俣病関西訴訟の最高裁判決とその含意　………舩橋晴俊　246

新潟水俣病関連文献リスト　………………………………………263
新潟水俣病問題年表　………………………………………………275
新潟水俣病関連基本用語　…………………………………………309
あとがき　……………………………………………………………317
人名索引　……………………………………………………………325
事項索引　……………………………………………………………326

図表一覧

新潟水俣病関連地域と認定患者の分布図 ····································· xv
表1　新潟水俣病の認定者数・二次訴訟原告数・解決協定一時金対象者数 ········· xvi
表2　水俣病被害者の行政認定の状況 ·· xvii
表3　水俣病総合対策医療事業の最終判定結果 ································ xvii
表4　新潟水俣病の認定申請棄却に対する行政不服審査請求の推移 ·············· xviii
表5　二つの水俣病に関する行政不服審査請求の結果 ·························· xviii
表2-1　昭和電工鹿瀬工場のアセトアルデヒド年産量 ·························· 50
表3-1　第1回一斉検診の受診状況（1965～67） ······························ 78
表3-2　第2回一斉検診の受診状況（1970～72） ······························ 79
図3-1　水俣病認定業務の流れ ··· 81
図3-2　被害者の発見・補償制度の変遷 ····································· 81
表3-3　年度別の認定申請数、認定数、棄却数 ······························· 82
表3-4　身体の調子がおかしかったのに集団検診を受診しなかった理由 ········· 84
表3-5　認定申請が遅れた理由 ··· 84
表3-6　大学病院でのイヤな体験の内容 ····································· 92
表3-7　イヤな思いを体験した場所 ··· 92
表3-8　認定申請棄却についての感想 ······································· 94
表4-1　新潟水俣病一般雑誌記事（抜粋） ··································· 103
表4-2　一斉検診未受診の理由と精密検査未受診の理由との対照 ··············· 107
表4-3　最初に認定申請をしたきっかけ ····································· 113
図4-1　新潟水俣病における認定申請手続きの流れと救済・補償内容の変化 ····· 115
図4-2　〈認定－未認定〉による〈被害－加害〉の逆転現象 ················· 124
表5-1　家族への影響 ··· 145
表5-2　夫婦の結びつきが強まったきっかけ ································· 145
表5-3　夫婦関係が悪化したきっかけ ······································· 147
表7-1　新潟水俣病未認定患者の1964年時点の主職業の分布 ··················· 182
表7-2　調査時点（1992年）における新潟水俣病未認定患者の主職業 ··········· 183
表7-3　副次的職業の分布（1064年と1992年） ······························ 185
表7-4　職場や職業変更の理由 ··· 187
図7-1　職場での水俣病隠し ··· 188
表7-5　仕事をする上での身体の不自由さ ··································· 189
表7-6　仕事にかかわる精神的負担 ··· 193
図7-2　職場・職業変更にともなう収入の変化 ······························· 195
図7-3　健康被害と生活被害の関連図 ······································· 196
表8-1　年度別の認定申請数、認定数、棄却数 ······························· 208
コラム表　全国連訴訟および関西訴訟における未認定患者原告の判決による認定率 ··· 222
補論表1　ふれあい館開館までの経緯 ······································· 237
補論表2　被害者の会および共闘会議が新規にはじめた活動 ··················· 239
補論表3　1995年以降に旗野秀人（安田町新潟水俣病患者の会）が展開してきた主な運動 ····· 241

凡　例

(1) 本書において、阿賀野川の下流域とは、新潟市、豊栄市を、中流域とは、横越町(旧横越村)、水原町、京ヶ瀬村、安田町、新津市、五泉市を、上流域とは、三川村、津川町、上川村、鹿瀬町を、それぞれ指す。1996年11月より、横越村は横越町となったが、本書では、本書の対象時期に対応した横越村という名称を使用する。

(2) 本書では、被害者団体の代表に言及する場合以外は、プライバシーに配慮して、被害者の固有名詞は原則として表記せず、各章ごとに、Aさん、Bさん等の表記を用いた。それゆえ、同一の表記でも章が異なれば、必ずしも同一人物を意味していない。

(3) 本書の各章において、「未認定患者統計調査」と略称して、引用されているのは、本研究グループが、1992年8月上旬に、100名の未認定患者の協力を得て実施したアンケート調査のことである。その結果についてのより詳細な報告は、別途まとめられている（飯島伸子・舩橋晴俊編、1993年、『新潟水俣病未認定患者の生活と被害——社会学的調査報告——』非売品）。

(4) 未認定患者統計調査の集計結果を表で表示する際、「N＝数字」は、各設問への有効回答数を表す。

(5) 本書の引用文中、[　]内はすべて、各章の筆者による補足を表す。

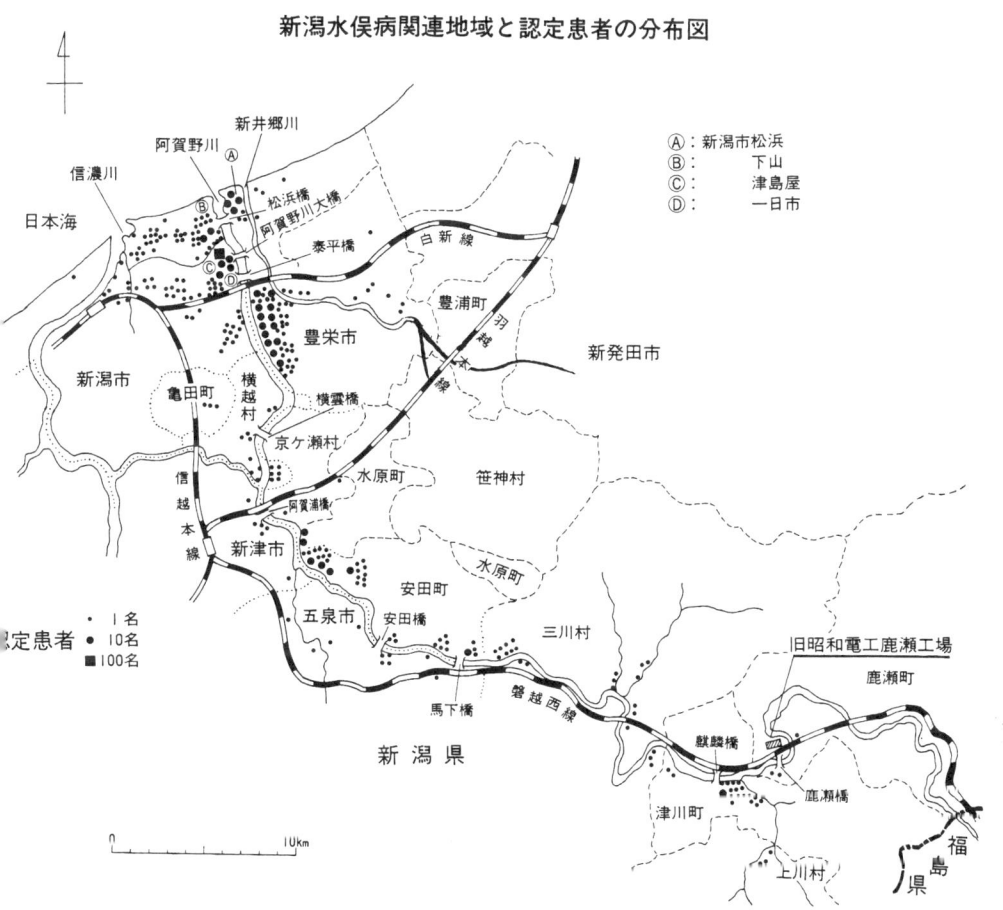

新潟水俣病被害者基本統計

表1 新潟水俣病の認定者数・二次訴訟原告数・解決協定一時金対象者数

2002年8月31日現在（人）

市町村名	認定数	棄却件数	棄却者数	二次訴訟原告数 1989.4	訴訟中認定された原告数	二次訴訟原告数[1] 1996.7	原告の内、医療事業未申請・不交付者数[2]	医療事業対象者もしくは同等の者(解決一時金対象者)[3] 二次訴訟原告	非原告	小計	患者総計
豊栄市	171	198	172	42	0	42	1	41	96	137	308
安田町	80	357	278	47	1	46	0	46	190	236	316
水原町	23	65	47	17	0	17	0	17	21	38	61
京ヶ瀬村	1	9	7	0	0	0	−	−	5	5	6
新発田市	0	1	1	0	0	0	−	−	0	0	0
笹神村	0	2	1	0	0	0	−	−	0	0	0
横越町(旧横越村)	18	38	34	3	0	3	0	3	7	10	28
五泉市	10	18	15	3	0	4	0	4	11	15	25
新津市	6	7	5	0	0	0	−	−	4	4	10
亀田町	3	3	3	0	0	0	−	−	0	0	3
三川村	23	46	38	7	0	7	1	6	7	13	36
鹿瀬町	3	19	17	3	0	3	0	3	4	7	10
上川村	3	9	7	4	0	4	0	4	1	5	8
津川町	25	50	42	4	0	4	0	4	13	17	42
その他県内	−	−	−	−	−	−	−	−	6	6	6
県外	−	−	−	−	−	−	−	−	16	16	16
新潟市	324	493	400	104	2	101	3	98	192	290	614
合計	690	1315	1067	234	3	231	5	226	573	799	1489

注 1) 1996年7月の原告数が、1989年4月の原告数より減少しているのは3名が認定されたことによる。
 2) 医療事業の未申請者は4名、申請者中の不交付者は1名。
 3) 原告(1996年7月)の内で医療事業対象者となった者は、すべて、解決協定の一時金対象者になっている。
出典）新潟水俣病共闘会議編、2002、『新潟水俣病ガイドブックⅡ 阿賀の流れに』新潟水俣病共闘会議、環境省資料。

表2　水俣病被害者の行政認定の状況

2005年5月31日現在(人)

	熊本県	鹿児島県	新潟県	計
申請	16597	5085	2139	23821
認定 (うち死亡)	1775 (1256)	490 (300)	690 (420)	2955 (1976)
棄却	11422	3552	1315	16289
取下	1924	325	133	2382
保留	12	4	0	16
未審査	1464	714	1	2179

出典）環境省資料

表3　水俣病総合対策医療事業の最終判定結果

1997年3月17日最終判定時(人)

	熊本県	鹿児島県	新潟県	計
申請者	10525	3281	947	14753
医療手帳該当者、すなわち、解決協定の一時金対象者	7992	2361	799	11152
保健手帳の対象者	842	345	35	1222
該当者合計	8834	2706	834	12374
非該当	1691	575	113	2379

出典）環境省資料

表4 新潟水俣病の認定申請棄却に対する行政不服審査請求の推移

年度	請求 単年度	請求 累計	取消し[1] 単年度	取消し[1] 累計	棄却・却下 単年度	棄却・却下 累計	取下げ[2] 単年度	取下げ[2] 累計	未処理
1976	0	0	0	0	0	0	0	0	0
1977	21	21	0	0	0	0	0	0	21
1978	81	102	0	0	12	12	2	2	88
1979	21	123	1	1	1	13	6	8	101
1980	7	130	0	1	6	19	3	11	99
1981	3	133	0	1	62	81	0	11	40
1982	9	142	1	2	15	96	1	12	32
1983	9	151	0	2	0	96	2	14	39
1984	2	153	0	2	0	96	0	14	41
1985	4	157	0	2	8	104	0	14	37
1986	2	159	0	2	0	104	2	16	37
1987	1	160	0	2	0	104	5	21	33
1988	0	160	0	2	4	108	0	21	29
1989	0	160	0	2	0	108	0	21	29
1990	0	160	0	2	0	108	1	22	28
1991	0	160	0	2	5	113	0	22	23
1992	0	160	0	2	0	113	0	22	23
1993	0	160	0	2	0	113	0	22	23
1994	0	160	0	2	0	113	0	22	23
1995	0	160	0	2	0	113	23	45	0
1996–2000	0	160	0	2	0	113	0	45	0
2001	2	162	0	2	0	113	0	45	2
2002–2004	0	162	0	2	0	113	0	45	2

注 1)「取消し」とは、認定審査会による棄却処分が取消しになることをいう。
 2)「取下げ」とは、本人が行政不服審査請求を取り下げることをいう。
出典) 環境省資料、新潟市資料

表5 二つの水俣病に関する行政不服審査請求の結果

2005年3月10日現在(人)

	審査請求件数	取下げ件数	裁決件数 却下	裁決件数 取消(内認定)	裁決件数 棄却	裁決件数 小計	未処理件数
新潟水俣病関係	162	45	0	2(1)	113	115	2
熊本水俣病関係	597	330	3	6(3)	197	206	61
内訳 熊本県	478	295	2	4(1)	149	155	28
鹿児島県	119	35	1	2(2)	48	51	33
合 計	759	375	3	8(4)	310	321	63

出典) 環境省資料、熊本県庁資料

新版　新潟水俣病問題
――加害と被害の社会学――

第1章 新潟水俣病問題の歴史と概要 〔飯島伸子〕

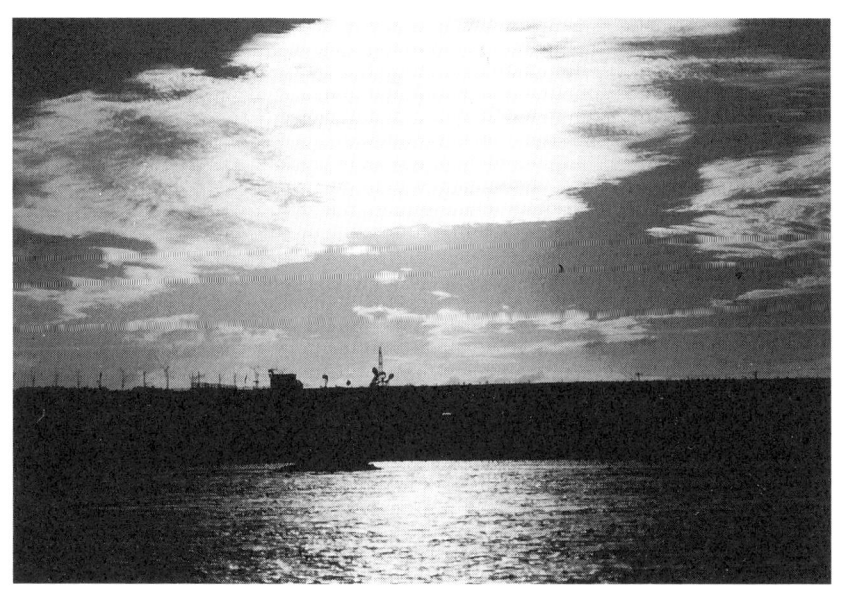

阿賀野川下流。坂東弁護士提供

4 第1章 新潟水俣病問題の歴史と概要

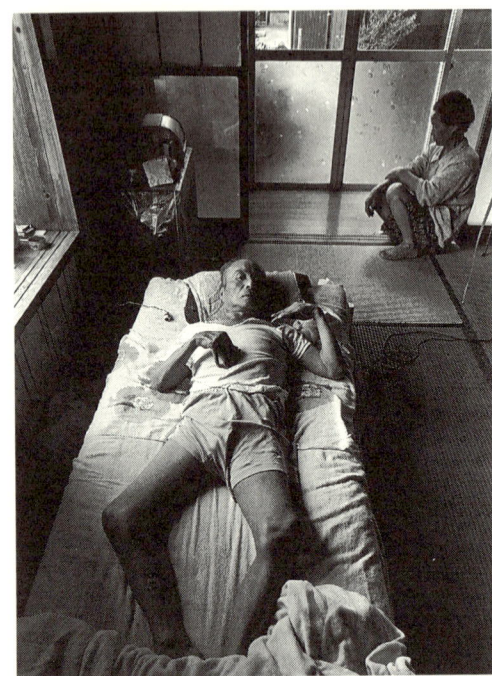

夫は認定患者で一次訴訟原告、妻は未認定患者で二次訴訟原告。同一の食事に起因する被害の家族集積性があるのに、ある成員は認定され、他の者は棄却されるという家族が数多く出現した。新潟水俣病共闘会議事務局提供(以下では「共闘会議」と略記)

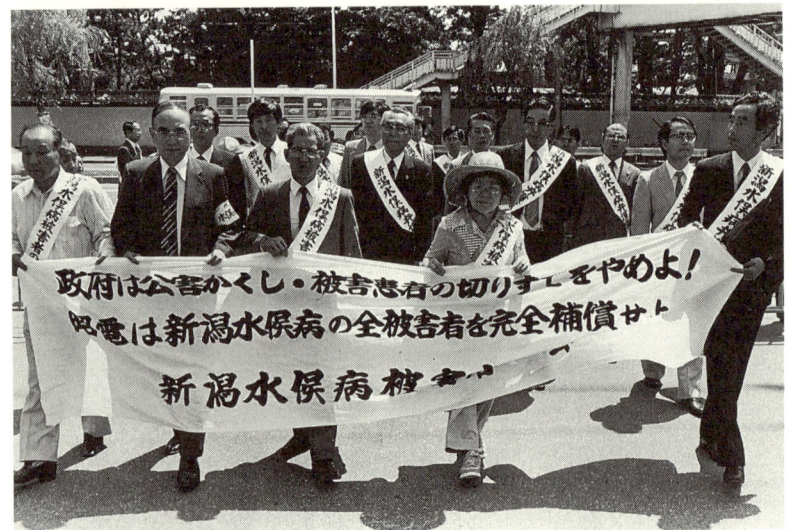

1982年6月21日、新潟水俣病二次訴訟第一陣94名が新潟地裁に提訴。1989年の第八陣までの総計で原告は234名となる。　　　　　　　　共闘会議事務局提供

1 はじめに──繰り返された水俣病と未認定患者の問題

(1) 新潟水俣病問題が意味すること

　水俣病患者は、公式には、日本国内で二度発生している。一度めは熊本県水俣市を中心として不知火海(水俣湾・有明海地域)沿岸で、二度めは、新潟県阿賀野川流域においてである。このほかに、第三、第四、第五番めの水俣病が発生したとの研究者たちによる問題提起があるが、日本政府は第三水俣病以降の発生は認めていない。政府が公式に認めた新潟水俣病患者数は、1996年7月の時点で690人である。この間に、新潟水俣病であるとの認定申請をして政府が委託した認定機関の認定審査会によって棄却された患者数は1064人となっている(巻頭表1参照)。認定患者数と棄却された患者数のこの大きな差が意味するところのさまざまな側面での社会学的分析が、本書の中心的な課題でもある。患者の分布は、図の通りである(巻頭の図を参照)。

　では、水俣病とはどんな病像なのか。医学用語をならべた官庁の説明は、医学専門家以外にはわかりにくいものではあるが、日本政府の公的見解を知ることはできるので、ここには環境庁発行文書からの引用を紹介しよう。

> 「水俣病は、メチル水銀により中枢神経を中心とする神経系が傷害される中毒性疾患である。腎臓等が障害される無機水銀中毒とは異なった病像を示し、神経系以外に障害が生じることは確認されていないことが定説となっている。臨床的には多様な症候が生じ、主要な症候は、四肢末端の感覚障害、小脳性運動失調、求心性視野狭窄、中枢性眼球運動障害、中枢性聴力障害、中枢性の平衡機能障害等である。また、母親が妊娠中にメチル水銀の曝露を受けたことにより、脳性小児マヒ様の障害を来す胎児性の水俣病も報告されている。水俣病の発生した初期にはこれら主要症候を揃えた患者もみられ、死に至る者もみられたが、患者の多くは主要症候の揃わない者である」(環境庁環境保健部、1992)。

　水俣湾沿岸で最初に発生したころの水俣病の劇症がどのようなものであったかは、入手しやすい市販の書物の中では、地元の著名な作家の石牟礼道子氏の一連の著作が適当であろう。なかでも、代表作『苦海浄土』は、もっとも初期の作品で名作であるが、患者の症状が温かい視線を感じさせる筆致で

記されているので、参照いただきたい。

　新潟水俣病も基本的には熊本の水俣病と同様の症状であるが、日常生活の中での症状の影響について記したものとしては、長年新潟水俣病患者を診察してきた医師斎藤恒氏によって、題名も『新潟水俣病』と記された労作が発表されている。新潟水俣病の症状について詳しく知っていただくには、この書物を参照いただきたい。

(2) 新潟水俣病問題の歴史の表と裏

　新潟水俣病問題の歴史は、公的には、1965年6月12日に、九州に続いて第二の水俣病が新潟県の阿賀野川下流域に集団発生したことが報道された時に始まる。表に見えない非公的な歴史は、1968年の政府発表で、発生基盤として公的に指摘された化学工業会社昭和電工が、福島県との県境の鹿瀬町という阿賀野川の上流域に立地した時（1928年に昭和肥料設立、鹿瀬にカーバイド・石灰窒素工場建設）に始まっている。昭和電工は、当時は昭和肥料が社名であり、その名が示すように肥料メーカーであった。阿賀野川は、広辞苑によると「福島県会津盆地から西へ新潟県北部を流れ、新潟市東方で日本海にそそぐ川。包蔵水力大で大きな水力発電所が多くある。長さ210キロメートル」（第4版）と解説されている通りに、日本有数の大河である。昭和肥料が立地するに際しては、阿賀野川の豊富な水力がふんだんに利用できることも重要な条件であった。福島県境に立地していたことから、昭和肥料は、行政上の立地県である新潟県よりも、立地上の近接県の福島県との交流の方が深かった。阿賀野川の下流域にまで行くための主要な交通機関は、阿賀野川を使った川船であるという交通事情が戦後も暫く続いたことも影響していた。新潟水俣病を発生させなければ、新潟県民の大部分からは、そのような会社が新潟県に立地していることもあまり意識されなかったと思われるほどに、日常的には新潟県民とは無関係な存在であった。昭和電工と社名を変えたこの会社は、第二次大戦後の化学工業全盛時代に、熊本の水俣病の発生源企業である新日本窒素と並んで日本の化学工業界の重鎮企業となる。そして、戦後の化学工

業が渇望されていた時期に先に大企業となって水俣病を発生させた新日本窒素肥料株式会社(のちのチッソ株式会社)の少しあとから同じ道筋をたどって新潟水俣病を発生させるにいたる。新潟県民から意識されない、つまり、見えないでいた時期に昭和電工がしていたことが、新潟水俣病を作り出し、1965年に、多くの人々に見える形で公表され、顕在化した新潟水俣病の歴史が始まっている。

　(3) 本書の意義——未認定患者問題の社会学的分析

　この本は、新潟水俣病未認定患者に対して社会学研究者が共同で調査した結果にもとづいて執筆されている。

　われわれは、新潟水俣病が発生したこと自体が、発生源企業や監督行政体に大きな責任のある社会問題であると位置づけている。しかし、それだけではない。本書の中で明らかにしていくように、発生源企業や各種行政組織、医療組織や学界、マス・メディアなどの新潟水俣病問題への対応が、被害を増幅させることに直接的間接的に大きく影響を与えている。そのような増幅された被害の中に、未認定患者がつくりだされた状況も含まれるのである。新潟水俣病をめぐる状況は、未認定患者が 1000 人以上もつくりだされてしまったというこの一事を取り上げるだけでも、いちじるしく社会的問題性のあるものである。つまり、新潟水俣病とは、医学や自然科学の問題である以上に、社会科学の問題であるとわれわれは捉えている。

　日本の公害・環境問題の歴史の中では、ここで位置づけたような新潟水俣病問題にも匹敵するほどの深刻な健康被害事件は、他にも幾例も発生している[1]。中でも九州で発生した水俣病問題は、互いにさまざまな面で深く関連しており、完全に切り離しては論じることができない。本書を執筆するにあたっても、九州で発生した水俣病問題はつねに意識しており、章によっては言及している。二つの水俣病問題は、両者を綿密に比較すれば、日本で発生した深刻な健康被害事件の社会的特徴の核心部分に触れることになるほどに、日本社会の根幹にかかわる特質を示す事件である。しかし、互いに密接

に関連している二つの水俣病問題のうちで、九州の水俣病問題については、すでに多くの作品や研究成果が発表され、社会科学的、人文科学的な視点からのすぐれた著作も知られている。一方、新潟水俣病問題については、一般的なものも含めてまとまった著作は少なく、研究書、それも人文科学や社会科学的視点からの書物となると、さらにまれである[2)]。この事実は、新潟水俣病問題をめぐって、われわれが社会学的な調査研究を実施したことの意味が、決して小さくないことを示唆している。また、われわれが共同して調査したのは未認定患者に関してであり、したがって本書の執筆は未認定患者にかかわる問題についてのものが中心的である。ただ、この章は、新潟県にとっても20世紀の3分の1におよぶ年月をその渦中で過ごすことになった新潟水俣病問題の歴史と概要を記し、そのことによってわれわれが焦点をあてて調査した未認定患者がつくりだされたことの社会的問題性の位置づけをも示すことを目的としている。そのため、未認定患者自体に関する記述は、この章では相対的に少ない。しかし、他の章は、未認定患者に関する分析を中心的なテーマに据えているので、未認定患者が抱え、苦しんできた環境や未認定患者を苦しめ続けた社会的存在、逆に、未認定患者をしっかり支え、ともに歩んだひとびとのありようなどについての詳細は、2章以下を参照いただきたい。

2 新潟水俣病発生前後の阿賀野川流域の自然と社会

(1) 阿賀野川と密着した流域の人々の生活

水俣病は、自然環境の異変と深くかかわって発生した。二つの水俣病に共通する特徴である。九州でも新潟でも、ひとびとの生活を取り巻く環境が汚染された状態に続いて、鳥や魚、そして猫などに異常が発生し、やがて人間にも同じように異常が生じるという経過を経て発生している。つまり、地域生活の自然環境の異変ののちに人々の健康への影響が顕在化している。具体

的には、九州の水俣病は水俣湾がチッソ株式会社水俣工場が排出した水銀で毒されて発生したのに対し、新潟水俣病は、昭和電工鹿瀬工場が排出した水銀で阿賀野川が毒されて発生している。新潟水俣病患者は、新潟県内だけでも数十キロメートルという長大な阿賀野川の流域に散在するいくつもの集落で発生している。新潟水俣病よりも早い時期から発生が指摘されながら、政府によって公式に因果関係が認められることに年数がかかった公害病事件に富山県婦負郡で川や土壌が汚染されたことで発生したイタイイタイ病があるが、新潟水俣病問題は、川もまた、汚染されることによって、海におとらず周辺の人々の生活と健康に著しい損害をもたらすものであることを、イタイイタイ病に続いて明確に示した例であった。

　新潟水俣病が発生するまでは、第6章で田所が詳述するように、阿賀野川は、流域の人々にとってさまざまな意味で恵みの川であった。この川の流域には、上流・中流・下流にそれぞれ集落があり、下流域は県庁所在地のある新潟市に近く、生活環境の都市化が進んだ地域であるのに対し、中・上流域は、自然環境が生産と生活の場として重要かつ中心的な地域であった。中・上流域の人々にとって、新潟水俣病問題が発生するまでは、この川は、子供の恰好の水遊びの場であり、大人にとっては釣りの楽しみと貴重な蛋白源を得るという実益を兼ねた場であり、主婦たちの洗濯や炊事の準備の場であり、あるいは川砂利採取のれっきとした仕事の場であり、このようにして、さまざまな生活の場面と密接にかかわりのある重要な川であった。一方で阿賀野川は、時に氾濫して流域の人々に水害をもたらすし、氾濫の結果、位置を大きく変えることもあって、そのことで、人々の生活に変化や影響を及ぼすこともあった(星野・弦巻、1991)。それでも、この川は流域の人々にとっては、貴重な蛋白源を供給し、下流との交通を確保する大事な愛すべき川であった[3]。

(2) 新潟水俣病発生の予兆——昭和電工の「毒水事件」

　これほどに身近な存在であったから、流域の人々は阿賀野川の変化には敏感であった。新潟水俣病発生前の時期に、阿賀野川に発生したつねならない

変化を、流域の住民は鮮明に記憶している。1959年の正月二日、阿賀野川のあちこちで、「沸き立つように」多数の魚が浮き上がった事件である。中流域の安田町のある主婦によれば、「川が近くて魚には比較的に恵まれていたとはいっても、これほど大量の魚を捕れることは滅多になく、近所中で先を争って捕りにかけつけ、おかげで、その日から暫くの間、食卓は豪勢だった」[4]ということであった。新潟市出身の作家の五十嵐文夫氏が著した著書には、下流域の人々のこの事件に関する行動が、つぎのように記されている。少し長くなるが引用しよう。

「昭和34年の正月早々、シベリヤおろしが吹きつける新潟市の阿賀野川河口付近に、土地の漁師たちが"ワキ"とよんでいる、めずらしい現象が起こった。"ワキ"というのは、魚の餌であるプランクトンやアカヒゲなどが集中的に異常発生し、そこに魚群が密集して水面上に盛り上がる現象をいう。川のあちこちで、一坪ぐらいの広さで、魚が幾重にも重なり合いピチピチ銀鱗をきらめかせる光景は、ちょうど漁船の船底に積み上げられた大量の獲物を思わせる。阿賀野川河口からほぼ六キロ上流にある新潟市一日市部落の男たちは、誰もが、この"ワキ"が起こっていることを知っていた。半農半漁の部落民は、一日たりとも阿賀野川から目を離したことがない。川の変化には本能的といえるほど敏感なのである。阿賀野川の豊水、渇水は、そのまま農作物の豊作、凶作につながるし、豊漁は彼らの家計を潤すのだ。阿賀野川を無視して、彼らの生活は成り立たない。だが、手掴みにできそうな魚群を目の前にしても誰ひとり、川へ出て行こうとはしなかった。白い牙をむく日本海の荒波が河口に打ち寄せ、阿賀野川下流一帯も荒れ模様が続いていたからである」(五十嵐、1971)。

先に、主婦の話を引用した中流域と五十嵐氏が描いている下流域の漁師の男性とでは、浮き上がった大量の魚に対する人々の対応が異なっていることがわかっていただけるだろう。中流では、先を争って捕りに行ったが、下流域は荒れる冬の日本海に近い河口付近であったために、おいそれとは捕りに行けなかったという違いがある。しかし、五十嵐氏は、さらに、のちに新潟水俣病患者と認定されて被害者運動の先頭に立つことになる近喜代一さんが、我慢しきれずに、ついに舟を漕ぎだして、2時間たらずの間に約30キロもの魚を捕って帰宅し、訪問客たちにふるまったことを記している。そして客たちが、滅多に手に入らない豪奢な食事をまさに食しようとした時、ラジ

オのニュースが箸を止めさせたとして、次のように描写している。

「——阿賀野川上流の昭和電工鹿瀬工場から、カーバイドの滓が川に流れ出たので、阿賀野川でとれた魚は食べないように——。それはニュースというより警告であった。『畜生、昭和電工が毒を流しやがった』。客のひとりが口走り、気味悪そうに食前のサシミに目を向けた。『あれは"ワキ"じゃなかったんだ。魚が毒で弱って浮き上がったんだ』。別の客が近さんにいった。そういえば、さっき阿賀野川の水は少し濁っていたし、魚の動きも、なんとなくにぶいようであった——。『どうりで、いっくら"ワキ"にしても、いっぱいこととれすぎると思ったわい。とんだ骨折り損だった。こん畜生！』。近さんは、そういって立ち上がると庭先へかけおり、ボテの中の魚を、かたっぱしから雪の中へ投げ捨てた」(五十嵐、1971)。

荒れる海の余波を受けた川に漕ぎだして、頑張って魚を捕ってきた下流の住人(近さん)は、ラジオのニュースを聞いたのち、捕った魚を全部廃棄しているが、先に紹介した中流域の女性の家ではニュースは聞いておらず、したがって一家でこれらの魚を食してしまっている。下流の近さん宅では、この数分のち、ラジオが、再度、はらわたを出して食べればさしつかえないと報道したので、棄てた魚を再度拾ってはらわたを取り出して食用に供しているのだが、中流域の女性の家庭では、すでにはらわたともども食していたのである。この女性は、この時に浮いた魚をせっせと食べたので身体の調子がおかしくなったのだ、とも訴えていた[5]。

この事件は「昭和電工の毒水事件」(佐藤・星野、1991)として人々に記憶されている。そして、この昭和電工の毒水事件では、昭和電工は、水銀を含むカーバイド残渣を流出させて、一時期、阿賀野川の魚類を全滅に近い状態に至らしめたことで、漁協に見舞金を支払っている(新潟水俣病共闘会議、1990)。補償金でない点が、九州の水俣病事件において、まさに、この同じ年の1959年に、発生源の会社の新日本窒素肥料株式会社(のちのチッソ株式会社)が患者に対して補償金ではなくて見舞金を支払った対応と酷似している。熊本におけるこの時の発生源企業の対応は「見舞金事件」と名付けられ、水俣病患者に対する発生源企業チッソの酷薄さを日本中に、そして世界に知らせる象徴的事件として記憶される[6]。

1959年の正月の時期に起きた昭和電工のカーバイド流出事件は、後になっ

て見れば、明らかに、新潟水俣病などの重大な事件が発生する予兆であった。カーバイド流出とそれに伴う大量の魚類の浮上現象、浮上した魚類の食し方に関して行政から示された規制などは、阿賀野川が化学物質などで汚染されれば魚に影響が生じること、それは、連鎖的に流域の人々の生活や健康に影響を与えることを明白に示唆する事件であったからである。しかし、この予兆が示す教訓の意味を、もっともはっきりと知り得たはずの、そして、もっとも明確に認識しなければならなかった昭和電工は、この予兆が示した警告を無視し、数年後に新潟水俣病を発生させることになる。こうして、新潟県民は、阿賀野川の上流に位置している化学工場の存在を、時々の事故の際に、「また昭電が毒を流したか？」とざわつく程度でほとんど気にもかけないでいた。しかし、その間に、いわば、県民の目の届かない事態を利用したかのように、自然が示した重要な警告「カーバイド流出事件」の教訓さえも無視して、大企業昭和電工は、水俣病発生において「悪しき先輩」であった新日本窒素肥料会社と同じ行動を取り続けた。すなわち、水俣市で水俣病が発生したのは、新日本窒素肥料会社の水俣工場が、可塑剤を製造する中間工程の製品のアセトアルデヒドを、アセチレンから水銀触媒を使って合成する過程で、水銀を含んだ工場排水を水俣湾に排出し続けたことが原因であった。昭和電工鹿瀬工場は、同じ工程で同じようにアセトアルデヒドを製造していたが、水銀を含んだ工場排水を水銀を無害化することなく、そのまま自然界(阿賀野川)に排出することまで先輩企業と同じ方法を取っている。昭和電工の工場が新潟市内の目立つ所に建設されていても、どうせ住民にはわからないからと、水銀を含んだ工場排水を阿賀野川に排出したかどうかについては、歴史の針を戻すことはできないので証明のしようがないことだが、水俣で工場排水が原因とみなされる深刻な健康障害が問題化したあとには、排水に配慮が払われる可能性もあったのでないかと思われる。とくに、カーバイド流出事件のような大事件が新潟市内で発生していれば、山奥に位置している場合よりは、その後の排水のしかたに配慮がなされた可能性は高い。発生源企業の責任は、そのことによっていささかも減じられることはないが、自然的

地理的関係も、新潟水俣病の発生源企業と被害者たちを不幸な事件で結び付けることに、このようにして関与していた。

3　新潟水俣病発生後から発生源の確定まで──関係機関の対応の特徴

　日本で二度目の水俣病が発生してしまったという不幸な事態に直面して、原因企業、担当自治体の新潟県、地元の医療機関などの関係機関が示した対応はさまざまであった。原因企業とみなされる可能性の高い製造工程で水銀を利用していた化学工業関係の工場は、阿賀野川流域や周辺地域に複数立地していた[7]が、それぞれの工場は、第二の水俣病の発生に無関係であることを証明するのに懸命であった。なかには、自分の工場が新潟水俣病発生に無関係であることを示すために、にせの証拠を作り上げた場合もある。いずれにしても、立地していた企業の中で、新潟県におそいかかった悲劇的なこの災害に対して、協力的な対応を示した企業は皆無であった。

　これに対して自治体は、新潟県衛生部を中心に、患者数を把握するために、職員を動員した大規模な調査を数回にわたって実施するなど、きわめて積極的に二度目の水俣病発生に立ち向かっている。ただ、その過程で、やむを得ない事であったかもしれないが、患者発生区域に関する誤った判断を示し、結果として、未認定の新潟水俣病患者を多数作り出す下地を用意してしまう過ちもおかしている。また、地元の医療関係者も、新潟大学医学部を筆頭に、新潟県と協力しつつ、独自に患者の発見につとめるなど、自治体と同じく、積極的な対応を示している。

(1) 因果関係確定をめぐる原因企業の一貫した責任否定

　二度目の水俣病であることは、発見当初から新潟大学医学部によっても新潟県衛生部によっても明らかにされていたからには、発生源の確定は、はじめての水俣病であった熊本県の場合よりも容易なはずであった。しかし、新潟における水俣病の原因者が「発生の基盤」とされたのは新潟水俣病の発生

が公表されてから3年後の1968年である。九州の水俣病は同じ時期に原因者がチッソ水俣工場に確定しているから、九州の場合よりは原因者突止めまでの時間が短かったとはいえ、二度目の発生にしては時間がかかりすぎている。しかも、昭和電工は、当初から、自社の工場中の水銀が原因であることを知っていた可能性がきわめて高いのである。にもかかわらず、昭和電工は、原因確定を可能なかぎり引き伸ばす工作を試みている。すなわち、原因確定に時間がかかった背景には、熊本県の水俣病をめぐって展開されたのと共通した発生源企業昭和電工や昭和電工と近い関係にあった一部の学者などによる原因確定を遅らせるさまざまな画策があった。

その代表的な例が農薬原因説である。新潟水俣病の原因は、昭和電工の工場からの排水中の水銀ではなく、新潟水俣病の発生が発表された前年に、新潟県下においては大規模な地震被害が発生したときに新潟港の埠頭倉庫から流出した農薬中の水銀であるとの主張を大々的に展開したのである。この説は、昭和電工側から出されたものであり、横浜国立大学工学部の北川徹三教授がこの説を支持して宣伝につとめたものだが、政府機関の通産省も農薬説を支持し、病気や健康の問題の担当省の厚生省も工場廃水原因説の発表にはきわめて消極的であった。昭和電工を新潟水俣病の原因企業ではないとするための防御壁は、政府の関係省までが複数関与して、じつに堅固なものに作り上げられていった。さらに、企業の内部では、昭和電工の労働組合も昭和電工を新潟水俣病の原因企業とみなすことには異論をとなえている。因果関係に関して政府の結論が出そうであるとの情報が得られると、ついに、昭和電工総務部長がテレビに出演して、「たとえ政府の結論が原因を昭和電工鹿瀬工場であると出ても、昭和電工は従わない」と強気の発言をしているが、昭和電工に不利な結論が出そうだとの情報にもとづいて、政府を牽制するためのテレビを利用した発言だったと言えよう。

このような画策や芝居じみた工作が、社会に対してリーダーシップを発揮する責任のある近代的大会社によってなされたのである。このようにして新潟水俣病の原因確定は、ずるずると引き延ばされた。1968年9月26日の政府

見解では農薬原因説は否定されたが、昭和電工鹿瀬工場の責任については、排出水が「中毒発生の基盤」であるとするのみで、未だ原因を確定していなかった。このあいまいな政府見解は、被害者や弁護団、支援団体から厳しく批判されたが、しかし、二つの水俣病について、この段階で政府見解が示されたのは、被害者の結束した抗議運動と支援運動、マス・メディアの報道などが、政府が態度を明らかにすることを強く求める世論を形成していたからだと指摘できるだろう。原因確定が引き伸ばされている間に被害者が原告となって新潟水俣病裁判が提起されており、この画期的な抗議運動を素材に、マス・メディアは、新潟水俣病裁判や患者の抗議行動について頻繁に報道し、世論を被害者に引き寄せることに貢献している。地元で、当初から近年にいたるまで新潟水俣病患者を診察し続け、患者や家族を励まし続けた医師斎藤恒さんは、新潟水俣病裁判を核とした被害者運動と支援組織による運動があって、政府結論はかろうじて迷宮入りしなかったのだと指摘している(斎藤恒、1996)。

(2) 政府の責任

新潟水俣病は、熊本県水俣市で発生した水俣病の原因究明が、政府の引き延ばし対策によって公式発表が遅れに遅れている間に、ついに新潟で発生してしまった、いわば当時の政府の失策、失政の結果としてつくりだされた被害である。1957年8月16日に、水俣病患者の発生拡大を予防するために有害物質を含む食品採取や販売を禁止した食品衛生法適用を熊本県が厚生省の見解を求めたのに対し、厚生省は一ヶ月後、適用不可と回答した。その厚生省は熊本県の水俣病が、チッソ水俣工場からの排水によるとの推察を翌年の時点で表明している(国会参議院社会労働委員会会議録1958年6月24日における厚生省公衆衛生局環境衛生部長答弁)。だが、この年7月初めに、チッソ水俣工場の排水中の重金属を原因とみなして処置を求めた厚生省に対し、通産省は対応していない(NHK取材班、1995)。国民の健康と生命を守る責任のある厚生省の求めを、工業の利益を守る通産省が無視したこの対応が、熊本と

新潟の二つの水俣病の被害がこれほどに重大化したことの、始まりの時点での重要な責任問題である。また、政府の責任が大きいからといって、発生源企業の責任が、それだけ軽くなるものではない。水俣病の発生源企業のチッソや新潟水俣病の発生源企業の昭和電工が所属している日本化学工業協会という業界団体では、早い時期にこれらの事実関係を把握しており、原因究明を遅らせるための数々の操作を試みている。そして、ここに多くの医学者や工学者が動員されている。この事実は、研究者の中ではもっとも早い時期から水俣病問題の解明に貢献した宇井純氏が、1960年代半ばに著した大部の報告書によって告発している(富田八郎(宇井)、1969)ことであり、のちには、新潟水俣病患者や水俣病患者によっておこされた裁判の過程で、より詳細に明らかにされていることでもある[8]。日本で二度目の水俣病であるということが意味するのは、新潟水俣病は、政府が熊本県で発生した水俣病の原因究明を迅速に進めて、同じような製造工程の工場に対策を指示していたならば、発生しないですんだ被害だということである。あるいは、また、たとえ政府が指示しなくとも、熊本県の水俣病の因果関係について情報を持っていた昭和電工が、自社努力で早めに対策を講じていれば発生しないですんだ被害である。そのいずれもなされなかったことによって、「人類が初めて経験した巨大な食中毒、間接的中毒」(原田、1979)と、医学者が報告したほどの深刻な健康被害が、10年ほどの間に二度までも、地理的には離れた地域で発生したのである。この事実だけでも、当時の政府と化学工業界が、経済成長に向けてひたすら進み続け、それと引き換えに、なにも知らされていない国民には、とりかえしのつかない犠牲を押し付けたありようがわかるであろう。この時からすでに30年以上が過ぎ、この間に未認定患者が多発し、未認定患者によっても裁判が提起されてそれが和解という形で終結するという大きな事態の変遷があった。昭和電工も、この時点では30年前とは対応を変化させ、社長が患者たちに謝罪するまでに至っている。しかし、ここに至るまでに昭和電工とそれにつらなる政府組織を初めとするさまざまな組織や個人がとった対応が被害者たちに与えた痛みの巨大さは、一片の謝罪文で消し去れ

コラム①　水俣病問題における科学者の責任　　　　　　　　［飯島伸子］

　公害・環境問題は、科学者、なかでも自然科学者の専門的知識が必要とされることが多い。九州と新潟で発生した二つの水俣病に関しても、患者の発見・発掘、因果関係の確定、患者認定などの社会的に重要な各場面で、自然科学者は活躍している。中には、科学者としての原則に照らして好ましくないタイプの「活躍」も知られている。ここでは、新潟水俣病問題に限定して、患者の発見・発掘、因果関係の確定、患者認定の三場面における科学者の関与で問題化した点について述べる。

　患者の発見や発掘、患者の認定は医療関係者が関与する分野である。新潟における患者の発見・発掘は、新潟水俣病患者の発生が発表された1965年から数年間は、地元の医療・医学関係者によって積極的に遂行されている。地元の国立大学である新潟大学医学部神経内科教室や公衆衛生学教室をはじめ、新潟県衛生部、保健所、さらに民主医療機関の医療関係者などの、新潟市内にある主立った医療関係機関が、いわば、総力をあげて患者の発見につとめている。しかし、こうした積極性は、第一次新潟水俣病裁判が患者・原告勝訴で終結した時を境に、いちじるしく変化している。最も明確に変化が現れたのは患者の認定をめぐってであった。それまでは、認定患者数は増加傾向を示していたのだが、1973年を境にして、認定患者数は減少しはじめ、かわりに申請を棄却される患者が増え始める。この変化に科学者として具体的に関与したのは、環境庁の委託を受けた県内の医療関係者によって構成された認定審査会の委員たちである。従来は、患者の発見や認定に積極的だった同一の医学者による認定棄却傾斜の傾向が現れたのである。その変化の背景には、原因企業の患者に対する経済的負担増を考慮するという世俗的な配慮が反映されている。いわゆる未認定患者の発生・増加現象が、原因企業の財政状態を懸念する権威ある医学者によって、現実的に用意されてしまったのである。

　認定患者数の減少にかかわっては、認定申請に必要な検診を担当する新潟大学病院における医療関係者によって認定申請患者に対するさまざまな場面での差別的対応も発生している。患者に対して絶対的に優勢的位置にある医療関係者による嫌がらせ的発言や、乱暴な対応は、認定を申請しようとする患者たちを脅えさせ、申請を断念する例が発生している。ここにも、医療関係者と未認定患者発生のあいだの社会的因果関係の存在がある。

　また、新潟水俣病の因果関係をめぐっては、工学関係の科学者の中に、原因確定を混乱させる行動が見られた。新潟水俣病の発生が公表された前年に新潟を襲った地震と関連させて、地震の際に倉庫から流出した農薬が阿賀野川に流入し、これが原因で新潟水俣病が発生したとの学説を力説したものである。初期の時点に患者の発見に貢献した医療関係者たちが新潟の居住者であったのに対し、関東圏から出張してきた工学者たちであり、主要な原因企業とみなされていた昭和電工と密接な関係にある科学者の行為であった。農薬原因説は、裁判所によっても取り上げられなかったが、裁判を長引かせ、原因確定を延引させる効果は持ったのである。科学者の中には、もとより、ここに述べた医学者や工学者を強く批判し、患者の発見や認定、因果関係の早期確定のために献身的に努力した科学者たちもいる。公害・環境問題のそれぞれの事例は、科学者としてのまことのありかたとは何かという問題をつきつける生きた事例でもある。

るようなものではないのである。ここに紹介したのは、その象徴的で代表的な対応の例である。

(3) 限定しすぎた発生地域——自治体と医療機関

　新潟水俣病は、阿賀野川という長大な川の全流域(上・中・下流域)で発生している。しかし、1965年に第二の水俣病が新潟県下で発生したことが新潟県によって公表された当初、県は、阿賀野川の下流域の漁獲規制、魚類の販売規制を行っている。規制は、その後まもなく中・上流にまで拡大させているのだが、最初の漁獲規制が下流域に関するものであったことから、新潟水俣病は阿賀野川の下流域に発生するとの誤ったとらえ方がゆきわたる。このことが、のちに阿賀野川の中・上流地域を中心に、未認定患者が多数発生することと密接に関連してくるのである。このことに端を発して、長い年月の間には他の社会的要因も加わって、九州の水俣病問題とも共通することだが、未認定患者が多数作り出されていく。

　さらに不幸なことに、新潟水俣病は、その発生が報じられた当初は、この長大な阿賀野川の全体の長さの10分の1にも満たない下流域14キロメートルほどの流域に多発したと発表されている[9]。その経緯はつぎのようなものであった。

　昭和電工のカーバイド流出事件から6年後の1965年6月12日、新潟大学医学部椿教授によって、新潟で有機水銀中毒患者が発生したことの新聞発表がなされた。県衛生部によると、5月31日に新潟大学医学部の椿、植木両教授から県衛生部に「水俣病類似患者が阿賀野川下流沿岸部落に散発している」との報告があったのが、新潟水俣病事件の端緒であったとされている(新潟県衛生部、1966)。当時の様子は県衛生部の記録にこのように残されている。

　　「当時、新潟大学病院で把握していた患者はいづれも新潟市の阿賀野川下流部落の住民であり、その数は4名であった。県衛生部では直ちに関係課長会議を開き、阿賀野川下流部落の現地調査を行うとともに原因については先づ農薬を疑いその使用状況を調査するとともに、水銀使用の化学工場を調査した。〔中略〕〔その結果〕患者発生地域は、ほとんどが阿賀野川河口から5～6Kの両岸部落に集中している

3 新潟水俣病発生後から発生源の確定まで──関係機関の対応の特徴　19

ことがわかる」(新潟県衛生部、1966)。

　第一発見者の新潟大学医学部椿忠雄教授は、1965年3月30日に東京大学から転任してきた日本における脳神経内科の権威者と言われていた学者であるが、新潟県のまとめた資料によると、新聞発表の半年以上前の1964年11月12日に原因不明で新潟大学脳神経外科に入院していた新潟市下山地区の患者を、1965年1月18日に診察して水俣病の疑いをもち、東京大学に毛髪水銀測定を依頼している。さらに、同年5月29日には、日本神経学会関東地方会において、「有機水銀中毒症の4例」と題して、新潟市下山地区の2人、上江口地区と豊栄町の各1人の患者に関する報告を行っている。これらの患者は、いずれも阿賀野川下流域の住民であったことから、椿教授らの報告を受けて県衛生部が実施したのも阿賀野川の下流域での調査であった。調査の結果、先述したように、河口から数キロのあたりが患者の集中発生地域であるとの結果が得られたのである。このようにして、新潟水俣病は阿賀野川の下流域の両岸に集中発生した魚介類を媒介とした有機水銀中毒症であるとのとらえ方ができあがっていった。九州につづく二度目の水俣病発生地域となった新潟県の県の担当部局である衛生部の対応は、新潟大学医学部との緊密な連携関係もあり、また、熊本県の先例の経験にも助けられて、この種の事件における行政体の対応としては敏速かつ積極的で問題発見的な姿勢が顕著ではあった。5月末日に新潟大学からの報告があってから6月12日に新聞発表をするまでに、新潟県、新潟市、新潟大学の三機関協力態勢を取り、原因究明、潜在患者の発見のための追加予算二百万円を決定しているし、新聞発表直後の6月16日に新潟県に「新潟県水銀中毒研究本部」を設置し、阿賀野川下流地域の住民の健康調査に着手している。また、同日、椿教授は「原因が川魚」との新聞発表をし、6月28日には、阿賀野川の下流水域(横雲橋以下14キロメートル)の7月1日から2カ月間の魚介類採捕規制について、また、7月12日には同じく横雲橋より下流の川魚の販売禁止についての行政指導を実施している。この迅速さは称賛に値する。しかし、最初に実施した魚介類採捕規制や販売規制を阿賀野川下流地域に限定したこと、そしてそのことがマス・

コラム②　阿賀野川下流への関心の集中　　　　　　　　　　［飯島伸子］

　新潟水俣病が新潟県下で発生したことが1967年6月12日に公表された当初、新潟大学医学部、新潟県衛生部、その他の新潟県内の医療関係機関など、この問題に関する関心を持つと同時に責任を負う組織や機関は、すべて、新潟水俣病は阿賀野川の下流流域に集団発生したとの認識を持った。その認識にもとづいて、新潟県は、河口から14kmのところにかかっている横雲橋までを、この場合の阿賀野川下流域とし、漁獲の規制指導(6月28日)や漁獲された魚介類の食用規制指導(7月12日)など、新潟水俣病患者の新たな発生を防止するためのさまざまな行政上の指示を、ここで定めた阿賀野川下流域に限定してつぎつぎと出して行っている。この行政指導措置は、新聞などでも報道され、阿賀野川流域で阿賀野川の魚類を漁獲し、日常的に食していた住民たちに広く知られている。

　問題さえなければ、新潟県が新潟水俣病の発生という大事件に直面して示したこの積極的な対策は、高く評価されるはずのものであった。しかし、新潟水俣病は、のちにわかってくるのであるが、実際には、阿賀野川下流の横雲橋から下流の区域のみでなく、中流域や上流域にも発生していたため、初期の対策において、阿賀野川下流域に患者発生地域を限定したことは、のちに大きな社会的問題を引き起こす基本的な要因となってしまったのである。

　新潟県が、初動時点で、患者発生地域を阿賀野川の下流に限定したのは、公表時点で確認されていた新潟水俣病患者の居住地が下流域であったこととの関連であって、厳格な検討があって定められたものではなかったようである。のちに、新潟県は、患者発生区域が阿賀野川下流に限定されてはいないことに気づき、下流域に限定しない行政措置に切り替えているが、範囲の変化に関しては明示しなかったことと、当初の報道の印象がきわめて強烈だったことがあいまって、流域住民に、変化が周知徹底しないままであった。われわれが、1990年代に実施した未認定患者に対する調査において、中流域と上流域の住民には、初期の時点の「下流域」措置の報道の情報が長い間信じ込まれており、漁獲や食用を継続した例が少なくなかったことが判明している。有機水銀に汚染された魚類を食し続けた中流・上流域の住民の間に発生した患者の多くは、問題の初期における「阿賀野川下流域での新潟水俣病患者の発生」や「阿賀野川下流域の漁獲規制」「阿賀野川下流域での魚類食用規制」措置が、その発病に間接的にではあるが、関与しているのである。この地域の住民たちの多くは、長い間、自分たちが、新潟水俣病に罹病する高い可能性を持っていることも知らずにいたのである。そのことが、やがて、未認定患者の多発現象を生むことになる。

　一方で、阿賀野川下流域の住民にとっては、新潟水俣病と言えば、阿賀野川下流域の問題であるかのような世論形成がなされてしまったこと自体が、重い負担であった。該当する地域一帯が、まるで新潟水俣病「汚染地域」であるかのような印象を他地域に与え、そのことが、この地域の住民に対する有形無形の差別を生み、差別へのおそれが、下流域の住民の新潟水俣病患者認定申請行為を遅延させてもいる。下流と中・上流では、行政による問題初期の「阿賀野川下流域」への対応の集中が、異なる方向からではあったが、同じく未認定患者を多数つくりだす重要な要因となったのであった。

メディアを通して知らされてしまったことが、結果としては、1970年代以降の未認定患者の多発の重要な要因のひとつとなっている。惜しい失点ではあるが、しかし、この失点は政府や発生源企業が、因果関係をすでに確定できていながら対策を怠って二度目の水俣病を発生させた故意の加害とは、明らかに異なっている。とはいえ、そのことによって未認定患者が多数発生する社会的要因を用意してしまったのも厳然とした事実なのである。

　初動時点で、脳神経内科の世界的権威と言われていた椿教授の指導によって、患者を発見するためのサーベイが、横雲橋から下流に限定されたものではあったが、新潟大学医学部と新潟県衛生部が連絡をとりあって密接に協力したことによって、阿賀野川下流流域ではかなりの数の患者が初期の時点で発見されている。患者の発見には、のちに新潟水俣病患者の実質的に唯一の支援団体として結成される新潟県民主団体水俣病対策会議(民水対)の母体の一つであった民主医療機関連合会(民医連)の医療関係者たちの献身的な協力も大きく貢献している。

　二番目の水俣病という衝撃的な事態に直面して、医療関係者や自治体の担当部局が懸命に患者発見に努めたその姿勢は高く評価されるに価する行為であった。しかし、その同じ医学が、のちには、患者の存在を否定することに、その権威を発揮する。初期のサーベイで一定数の患者が発見され、その患者の中から、昭和電工を被告とする裁判が提起されて勝訴したあとにそうした変容が生じるのである。

4 被害に耐えて抗議行動へ――第一次裁判提起までの動き

　(1) 被害の苦しみと加害者への怒りと
　新潟水俣病発生の被害者は、言うまでもなく罹病した患者と、その家族であり、降って沸いたような悲劇的な事態に見舞われたひとびとである。二度めであっても、その被害の悲惨さは、基本的に、はじめての水俣病発生地の

九州の水俣病患者や家族の被害の悲惨さと変わりはない。ただ、新潟の水俣病の被害者たちは、同じ時期の九州の水俣病被害者たちに比べて水俣病の犠牲者となったことに関する対応の仕方で明確に異なっていた。九州の水俣病の犠牲者は、問題発生以来9年めのこの時期には、さまざまな不幸な経緯ののちに、「チッソ城下町」と称される水俣地域社会の中で、水俣病患者として発言することにも有形無形の圧力を受けて、屈辱的な「見舞金契約」にも拘束されて、身動きできない状況であった。これに対して、新潟水俣病の被害者たちは、かなり早い時期から、加害者に対する怒りを明確に行動で示していた。それができたのは、次の項で述べるように、支援組織の後押しがあったからだということは否定できない。冒頭部分で述べたような昭和電工との地理的、経済的、社会的な距離が、新潟の被害者たちを九州の被害者たちよりも身軽にしていたということも大きいだろう。被害者が漁業者と農業者、あるいは半農半漁の人々に多かったということも、九州の初期の被害者が漁業者中心だったことに比べて、組織的な行動に有利に働いたのでないかと思われる。つまり、全体的に、新潟の被害者たちの抗議行動提起の妨害要因は、九州の水俣病患者よりも少なかったとの印象がある。しかし、だからと言って、そのことが、ただちに、新潟水俣病患者たちの抗議行動の力強さには結びつかない。新潟の被害者を、少々の妨害ははねのけてでも加害者に対する抗議行動へと駆り立てたのは、二度までも水俣病の悲劇を作り出した政府や企業に対する激しい怒りであり、国家と大企業によるこのような不正義を、被害者として明らかにしたいという思いだったのだとわたしは捉えている。そして、その怒りの根元には、水俣病に罹病したことによって生じた不利益や苦しみの経験がある。九州の場合も同じだが、新潟でも、劇症と言われる初期の急性水銀中毒患者は、患者自身の苦しみはもとより、介護をする家族にとっても、自分の身を切られるような苦しみであった[10]。一家全員が罹病し、家族の中で最年少の青年がもっとも激しい症状を示して死亡した家族もあった[11]。これほどでなくとも、新潟水俣病患者は、次のような苦痛に恒常的にさらされていた。心身の苦痛を初めとして、心身の不自由さがもとで生

じた職業上の不利益、その結果としての経済的な不安、かさむ医療費、検診と称して実験動物のような扱いをする一部の医療機関への不信、罹病がもとで家庭内に生じた不和、水俣病であることで生じたさまざまな差別などの巨大な被害である。このような苦痛や不安にさいなまれている患者たちに対して、原因企業といえば責任逃れに懸命であった。九州の被害者のように重い妨害要因に取り囲まれていなかったうえに、しっかりした支援組織が早い時点で作られていたことから、新潟水俣病の患者や家族、そして遺族たちは、昭和電工に対する怒りをそのまま行動に移すことができたのである。

(2) 人権と生の尊厳を求めて迅速な集団行動

新潟では、支援組織は、共産党系の団体がおもな構成団体となって、新潟水俣病患者を支援することを目的として民主団体水俣病対策会議(略称民水対)が1965年8月に結成されている。新潟水俣病患者の発生が報告されたのが同年6月であるから、じつに迅速な支援組織の結成である。この支援組織が、細部にわたって患者やその家族の相談にのり、対自治体交渉を引き受けて患者と家族を実質的に支援していたことに助けられて、同じ年の12月には、有機水銀中毒被災者の会が結成される。当時、患者であるとみなされていたほとんど全員の47人が参加しての発足であった。これも迅速であった。有機水銀中毒被災者の会の具体的な行動は民水対のそれと重なるが、二度までもこのような犠牲がつくりだされたことに関する行政の責任および原因企業とみなされる昭和電工の責任の追及、当面の生活の保証や医療費用援助などの要求などであった。

被災者の会の精神的バックボーンは、このようにも無残な経緯での突然の死が家族にもたらされている事態、患者に生じている心身の著しい変形などが、重大に人権に反するものであり、人間の生の尊厳を損なうものであるとの認識にあり、この認識は、やがて、日本の被害者運動の歴史に画期的な足跡を印す新潟水俣病裁判の提起に結びつく。新潟水俣病の発生が公表されたまる2年後の1967年6月12日付で、3家族13人による昭和電工を被告とした

コラム③　四大公害訴訟と新潟水俣病一次訴訟判決　　［田渕六郎］

　戦後の経済成長は、成長の負の側面として、日本全国に大気汚染、水質汚濁、騒音問題などの公害を多発させた。そのような背景のもとに闘われた四大公害訴訟とは、新潟水俣病訴訟(1967.6.12〜1971.9.29)、四日市公害訴訟(1967.9.1〜1972.7.24)、イタイイタイ病訴訟(1968.3.9〜1971.6.30)、熊本水俣病訴訟(1969.6.14〜1973.3.20)を指す(カッコ内は、提訴日と第一審判決日)。大阪空港騒音問題訴訟を含めて五大公害訴訟と言うこともある。

　四大公害訴訟は、法的には企業を相手とする損害賠償請求訴訟(民事訴訟)であるが、実質を見れば、公害発生源である企業の責任を追求することで、公害の再発を防ぐことも目的としていた。裁判はいずれも被害者住民の勝訴をもたらし、それは日本国内での公害対策の進展に大きな影響を与えることになる。

　四大公害訴訟の先陣を切った新潟水俣病第一次訴訟は、1967(昭和42)年には、患者3世帯13人を原告として始まったが、その後の追加提訴の併合により、1971(昭和46)年1月19日の第8陣提訴まで、原告77人、請求総額5億2276万4000円に及んだ。なお、訴訟の途中、1970(昭和45)年2月1日には「公害に係る健康被害の救済に関する特別措置法」が施行され、それに基づいて、同年2月26日には認定審査会が設立された。認定制度の始まりである。

　裁判ではいくつかの争点が見られた。まず、水銀中毒の原因となった川魚の汚染源について、昭和電工鹿瀬工場の排水に求める原告側の「工場廃液説」に対して、昭電側は新潟地震の際に流出した農薬だとする「農薬説」を主張した。また、原告側は、昭電の過失責任を主張するとともに、生命・身体に対する侵害については財産的・精神的損害を総合して賠償額を定型化した一律請求をすることが正当であるとした。これに対して、昭電側は、過失を否定するとともに、患者を少数の段階に区分した上で各段階ごとに一律請求するという方法を不当として、対立した。口頭弁論の過程では、双方の側に多数の科学者が登場して、汚染源や生物濃縮のメカニズムなどをめぐって、相対立する証言を繰り広げ、化学工業の公害事件を法的に解決することの難しさを浮き彫りにした。これは四大公害裁判や薬事訴訟に共通する点でもある。

　新潟地裁の判決は、工場廃液説を採用し、企業の過失を認め、一律請求を採用した。その点では、基本的には原告の勝利を意味していたが、賠償額は請求の半分の2億7024万9800円しか認めないなど、被害者の救済については、問題を残した。昭和電工は控訴を放棄し、その後の交渉の結果、1973年6月21日に、「新潟水俣病被災者の会」および「新潟水俣病共闘会議」と、昭和電工との間で補償協定が結ばれるに至る。補償協定は、一時補償金を死者および重症者に1500万円、一般認定患者に一律1000万円、すべての生存患者に対して、物価スライド条項を付した年金を一律50万円支払うものとし、また、原告に限らず認定患者全体を対象とするものであった。被害者側は、補償協定によって、判決の内容を大幅に上回る内容の補償を獲得した。

　新潟水俣病第一次訴訟は、日本で初めての本格的公害訴訟として、世論の注目を集め、その後の公害裁判のモデルとなり、公害問題および被害者運動の歴史に大きな足跡を残した。その意義は今日でも大きい。

民事訴訟、新潟水俣病裁判が起こされる。原告は、こののちも数回にわたって増えており、最終的には、34家族77人の原告による裁判となる。判決は1971年9月29日に、昭和電工の責任を指摘して下され、原告、新潟水俣病患者・家族は勝訴をかちとる。この勝訴は、不自由で苦痛な身体症状を抱えながら数年間の裁判運動をまっとうした原告の患者や家族の努力なくしては得られないものであった。それとともに、当初は、先祖からの言い伝えで裁判をタブー視していた患者や家族(飯島、1969、桑野、1996)に対して、裁判の提起を薦めることからはじめて勝訴判決を得るまでの3ヶ年3ヶ月余の期間を、一貫して献身的に行動した弁護士集団と支援組織の存在を忘れる訳にはいかない。支援団体は、1970年1月26日付けで、民水対を発展的に改組して新潟水俣病共闘会議と改名し、新潟県評、地区労、社会党、共産党など、民水対よりも幅広い母集団の上に形成されており、この、さらに強力になった支援組織による下支えもまた、患者たちにとって欠くことのできない重要性を帯びていた。新潟水俣病第一次訴訟の勝訴は、新潟水俣病患者とその家族、弁護士集団、支援組織の新潟水俣病共闘会議の結束がもたらした結実だったと言えよう。

　第一次新潟水俣病訴訟は、このように被害者、弁護団、支援団体が結束して行動した結果の勝訴であったが、判決が示した補償額は遺族や患者本人にとって、あまりに低額であった。このため、判決後も、新潟水俣病被災者の会と新潟水俣病共闘会議そして新潟水俣病第一次訴訟弁護団は昭和電工と交渉を続け、2年後の1973年6月に補償協定を昭和電工との間に締結する。それは、認定患者に対する一時補償金、物価スライドによる年金給付、医療給付、工場への立ち入り調査権等を含むじつに画期的なものであった。

(3) 九州の水俣病被害者運動との相互交流の効果

　二度目の水俣病発生地域の患者・家族のこうした活発な抗議行動は、原因企業チッソの強力な地域支配のもとで、チッソに対して抗議行動をするなど思いもよらなかった九州の水俣病患者たちや、その患者たちを支援したいと

願いながら、患者たちと同じように、チッソの強力な地域支配がゆきわたっている雰囲気のもとでは、表立った支援ができないでいた人びとに大きな影響力を持った。その明確な影響の一つに、九州の水俣病患者に対する支援組織が水俣市内に結成されたことがある。1968年1月に、裁判提起がマス・メディアに大きくとりあげられて日本全国に存在を知られた新潟の患者たちが九州の水俣病患者を訪ねることになった時、九州の水俣病患者を支援するための組織が、新潟からの賓客の到着に間に合わせて発足している。

新潟からの訪問者にとっても、九州の水俣病患者とは、同じ企業災害の被害者だという共通点でしっかりと結ばれた関係がある。第一の水俣病患者やその支援者たちとのはじめての顔合わせは、新潟の患者にとっても、九州の患者にとっても、いつまでも記憶に残る出会いであった[12]。九州の水俣病患者たちも、数年遅れてではあるが、熊本水俣病裁判を提起しているが、1968年に、それまで 10 年近く続いた閉塞的な状況を投げ捨てたのちの九州の水俣病患者とその支援組織の行動力は、新潟水俣病患者たちのパワーを上回るまでに至る。そして、九州の患者たちの、めざましい行動力が、また、新潟の患者や支援者に力を与える。1968 年の最初の出会いの時以来、九州と新潟の被害者、弁護士、支援組織の間には互いに刺激しあい、励ましあう協力関係が築かれている。

5. 新潟水俣病問題第二期——未認定患者の多発と患者・支援者の行動

(1) 患者認定審査会の方向転換と未認定患者の多発

新潟水俣病の患者たちは、歴史的な裁判の原告であることで、裁判の係争中から全国にその存在を知られていたが、1971年にこの裁判で勝訴したことでいっそう伝説的な存在になっていく。裁判での勝訴は、それまでは、水俣病の症状が出ていても、自身や家族の結婚や仕事への影響を初めとするさまざまな差別へのおそれがあって、患者であることの公表にためらいを持っ

コラム④　水俣病の類型と症状　　　　　　　　　　　　　　　［舩橋晴俊］

　政府が組織した「公害の影響による疾病の指定に関する検討委員会」の1970年3月の見解によれば、「水俣病の定義は、魚貝類に蓄積された有機水銀を経口摂取することにより起こる神経系疾患」である。そして、「有機水銀中毒、アルキル水銀中毒、メチール水銀中毒等は経気、経口、経皮等によっても惹起されるが、水俣病は上記定義の如く魚貝類に蓄積された有機水銀を大量に経口摂取することにより起る疾患であり、魚貝類への蓄積、その摂取という過程において公害的要素を含んでいる。このような過程は世界の何処にもみないものである。この意味においても水俣病という病名の特異性が存在する」と説明されている。

　このような把握は、水俣病とは何かということの基本的把握として広範に共有されている見解である。さらに、同時に狭義の神経症状以外の健康障害も引き起こすことから、全身病であるという主張が、白木博次氏（元東京大学教授）らによってなされている。より一歩立ち入って見ると、水俣病の症状にはさまざまな類型があり、それら諸類型との関係において、個々の住民を水俣病患者と見るかどうかについて、社会的には見解の対立が続いてきた。

　熊本でも新潟でも初期の被害者の発見は、ハンター・ラッセル症候群を示す急性劇症型の患者から始まった。これら被害者においては、四肢の感覚障害、難聴、振戦、構音障害、運動失調、求心性視野狭窄などの臨床症状が共通に認められた。その後、これらの症状のすべてを必ずしも示さない慢性水俣病が発見され、患者数も膨大に上ることが明らかになっていく。原田正純（熊本大学助教授）によれば、慢性水俣病は、①症状の進行経過が非常に緩やかであること、②症状がきわめて多彩であり、また症状が不揃いで一定の症候群を示しにくいこと、そして、各症状の程度も軽いものから重いものまでさまざまなこと、③その発生メカニズムや発見の経過に特殊な社会的な背景があること、という特徴を持つ。

　1971年の環境庁事務次官通知においては、水俣病の諸症状のうちいずれかの症状があり、魚介類に蓄積された有機水銀の経口摂取の影響が認められる場合は、水俣病の範囲に含むものとされた。この基準によって、71〜72年にかけて多くの慢性水俣病患者も認定された。しかし、1973年の熊本及び新潟での補償協定の締結後、認定審査会による認定基準の運用は、実質的に厳格化し大量の慢性水俣病患者が未認定とされるようになった。1977年、環境庁は、後天性水俣病の判断条件について、感覚障害と他の症状（求心性視野狭窄、運動失調等）の組合せが必要という見解を示し、さらに1978年には「水俣病である蓋然性が高いと判断される場合」という条件を付け加えた。認定患者数を大幅に抑制するような方向への、このような認定基準の変化の社会的背景と要因は、本文中（第8章）で分析したところのものである。

　具体的な個々の住民が水俣病患者であるかどうかという問題は、水俣病であることのミニマムの条件は何かという問題と絡み合っている。原田正純氏によれば、感覚障害だけの水俣病が存在することは、1966年の第63回内科学会で、医学的には、決着がついている（原田、1994、『慢性水俣病　何が病像論なのか』実教出版、60-62頁）。しかし、認定審査会の認定基準は、それを否定することにより、大量の未認定患者を出現させることになった。これに対して未認定患者の起こした新潟水俣病第二次訴訟とそれに対応する熊本水俣病の各地の訴訟において、1987年から1994年に出された6つの地裁の判決は、審査会で棄却された原告患者のほとんど（86％）を水俣病患者として認めるものであり、認定審査会の認定基準を不適切としたのである（コラム⑪参照）。

ていた被害者にみずからが新潟水俣病患者であることを示す勇気を与える。それは、判決を境に、患者であると自己申告する数が急増したことによく反映されている。しかし、患者として自己申告する人数が急増した事実は、患者認定の鍵を握る「権威ある」医学者たちによって構成された新潟水俣病認定審査会の、新患認定数の抑制という反応を呼び起こす(舩橋・渡辺、1995、本書の第2・8章〔舩橋〕、第3章〔渡辺〕)。こののち、20数年間にわたって問題化する未認定患者をめぐる問題の始まりであった。

　未認定患者という位置は不安定なものである。いったん水俣病に認定されることを申請して、棄却された患者たちが未認定患者であるが、彼らの症状自体は、認定された人々とほとんど変わらないのである。違うのは、認定審査会が認定しなかった点である。しかし、この差違の影響は大きい。第一次訴訟の原告の新潟水俣病患者たちが受け取っている昭和電工から支払われる補償金の受給者となれないことを初めとして、患者であれば受けられるその他の公的援助も、すべて、なされない。しかも、同じ集落の中には、その大部分が第一次新潟水俣病裁判の原告だった認定患者たちも住んでいる。認定患者たちは、裁判ののちに、新潟水俣病共闘会議と弁護団とが原告の患者たちとともに昭和電工に対して交渉をし、昭和電工との間に、新潟水俣病と認定された患者に対して一時金と年金とを認定患者本人が生存している間、昭和電工は支払い続けるとの内容を含む協定を交わしている。これも新潟水俣病患者運動の結実であるのだが、この協定があることで、認定患者たちは、経済的には、未認定患者たちよりも、平均して安定している。未認定患者たちは、本章の4(1)で新潟水俣病患者たちの苦痛や不安について述べたのと同じような苦痛や不利益にさいなまれ、そのうえ、認定されていないというだけで、あらゆる公的援助や原因企業からの補償金を受け取れない。患者であることを自己申告すると大学病院での診察を受ける必要があるが、ここで、「にせ患者扱い」をされる。この状態におかれているだけでもストレスがたまるような、じつに不安定な位置づけに、長期間耐えなければならなかったのである(飯島、1994)。

5. 新潟水俣病問題第二期——未認定患者の多発と患者・支援者の行動　29

　未認定患者たちが、未認定の不安定な状態に長年にわたってさらされている期間に、大学病院やその他の医療施設、職場や地域でどのような差別的な環境におかれていたかについては、本書の執筆者の全員が、共同で実施した未認定患者に対する調査を通して詳細に聞き取っている。その実態はすでに報告書として公表している (飯島・舩橋、1993) が、本書においても、各章で言及していることである。

(2) 阿賀野川中流地域での未認定患者たちの草の根の集団行動

　新潟水俣病第一次訴訟の勝訴判決の興奮がしだいに納まりはじめたころから、勝訴の成果からも画期的な補償協定からも完全に取り残された新潟水俣病未認定患者が、阿賀野川流域で数を増しはじめている。

　阿賀野川の中流域、平野が広がる地帯に、新潟水俣病未認定患者によって行政不服審査請求が、他の地域より目立って多くなされた地域の一つの北蒲原郡安田町がある。ここには、安田町の未認定患者たちから頼りにされている旗野秀人さんが住んでいる。旗野さんは、昔風の言い方では大工さんであるが、仕事で地域の家庭を訪問することが多いことから、未認定患者という不思議な位置におかれることになった人々が増え始めたことに、いち早く気づいたのである。そのうちに旗野さんは、新潟水俣病認定の申請を環境庁によって棄却された未認定患者たちに、棄却を不服として審査を請求する行政不服審査請求という方法があるのだということを伝え、やってみようという患者には煩雑な手続きを代行して援助するようになる。1974 年ごろのことである。

　当時、安田町には、初期のころの集団検診を受診できなかった阿賀野川の川船船頭の家庭が 100 軒ほどあった。行政不服審査請求行動を助け合って進める過程で、この川船船頭集団の中に、地元で集団検診をしてもらう運動もしようではないかとの動きも出て、その名も「地元で水俣病の集団検診を実現させる会」という団体が結成される。1976 年 1 月のことである。そして粘り強く行政と交渉した結果、ついに、地元で集団検診を実現させてしまう。まさに草の根の運動であった。未認定患者たちによる行政不服審査請求が集団

的になされた地域は、安田町以外にもう1個所ある。安田町より下流に位置する豊栄町である。ここでは、患者自身が発案して行政不服審査請求運動を開始している。裁判と言い、行政不服審査請求と言い、素人には手におえない煩雑な事務処理が必要である。未認定患者たちが不自由な健康状態を押して、あえて、大事業の行政不服審査請求に自ら挑戦した動機の中には、認定患者たちが第一次訴訟の勝訴とその後の昭和電工との補償協定によって、ある程度安定した生活を勝ち得たのに対し、未認定患者たちは、認定審査会からはもとより、行政からも、地域からも忘れ去られたような存在になっていることへの耐え難い不安と焦燥があったのである。

　また、1974年には、安田町のやや下流にあたる水原地域で「未認定患者の会」がつくられている。阿賀野川流域の中流地域には、このように、1970年代に、いくつかの集落で、未認定患者による自主的な草の根の集団行動例が見られたのである。中流域でのみ、どうしてこのような動きが見られたのかについては、四つほどの理由が考えられる。一つは、新潟水俣病第一次裁判時点からそうであったのだが、強力で組織力のある支援団体は阿賀野川のもっとも下流の新潟市に本拠をおいており、日常的な患者との接触は下流地域に集中しがちなため、中流域より上流は、支援運動から相対的に遠い位置にあり、自力での集団行動が必要な条件下にあったということである。二つ目の理由は、中流域は、安田町の船頭集落の例が顕著に示すように、初期の患者発見のための集団検診を含む行政や医学の救済措置からもこぼれ落ちていたという点である。本章で指摘したように、初期の時点で新潟水俣病発生地域を下流地域に限定して発表したことの派生的影響がここにも現れていると見ることもできよう。三つ目は、中流域は、阿賀野川の流域で下流域についで人口が多く、上流域は人口自体が少ないという点である。人口が多いことは、人材の多さとある程度相関することは周知の議論である。四つめは、上流地域は、昭和電工鹿瀬工場の地元だという社会的制約が強く存在したが、中流域は、そうした拘束から自由だったという点である。

　こうして、1979年4月の時点で認定申請を棄却された患者の数は1000人近

くになり、行政不服審査請求は 300 人に及んでいる。しかし、未認定患者たちの懸命の行動の甲斐もなく、すでに厚く高いものに変じていた認定審査の壁によって、行政不服審査請求の結果、水俣病と認定されたのは、わずかに 1 人という患者にとっても、終始、患者を支えていたひとびとにとっても苦い結末に至った。

(3) 新潟水俣病未認定患者の法廷闘争——新潟水俣病第二次訴訟の提起

未認定患者たちの行政不服審査請求がことごとく棄却されていった背景には、環境庁が、1971 年に「疑わしきは救済する」を基本方針とした環境庁事務次官通知の方針から 78 年の「水俣病の蓋然性が高いと判断される場合」という門を狭める方針に転換したことがある。さらに、この方針転換を受けて、新潟水俣病認定審査会が審査を厳しくしたことによる無残な結末であった。

環境庁の方針の転換は、第三(有明町)、第四(徳山)、第五(関川)水俣病の発生が疑われ、認定基準を「疑わしきは救済」の方針で進めると、水俣病の発生地がさらに拡大し、水銀パニックが日本全体をおおうのでないかとのおそれを国が持ったためだったと、新潟水俣病問題を内側から見ていた人々は指摘している[13]。環境庁の方針の 180 度の転換は、たしかに、いっぽうに水銀による健康への影響に日本全国が神経質になっていっていた傾向があり、他方では新潟水俣病訴訟における患者・原告の勝訴の後に認定申請患者数が急増したという事態との関連なしには理解しがたいものである。

未認定患者たちは、行政不服審査請求がほぼ全面的に却下されたことから、1982 年 5 月 26 日に新潟水俣病被害者の会を結成し、1982 年 6 月 21 日には、その中から第一陣 94 人が原告となって、国の責任を追及し、新潟水俣病患者として認定されることを求め、被害賠償を求めた裁判を国と昭和電工に対して提起する。第二次新潟水俣病裁判の提起である。原告の未認定患者たちも弁護団も支援組織も、この裁判がそれほど長引くとは予測していなかったと思われる。79 年 2 月には水俣病の認定業務促進に関する臨時措置法が施行さ

コラム⑤　関川水俣病問題　　　　　　　　　　　　　　　　［渡辺伸一］

　「関川水俣病」問題とは、1973年5月、有明海のいわゆる「第三水俣病」問題の浮上とともに、日本各地でその発生を疑われた一連の水俣病疑惑の一つである。

　新潟県の高田平野を流れる関川は、妙高火山群に発し、矢代川や渋江川など26の支流を合わせて上越市の直江津で日本海に流れ込む。流域には、日本曹達二本木工場(カセイソーダ製造)、大日本セルロイド(ダイセル)新井工場(アセトアルデヒド製造)、信越化学直江津工場(カセイソーダ、塩化ビニール製造)があり、水銀を含んだ廃水を関川及びその支流に流していた。73年7月の新潟県調査によると、ダイセルの未回収水銀量は、53.9トンで、同じアセトアルデヒドを製造していた昭和電工のそれが約50トンと推定されるのに匹敵している[1]。また、三工場の合計210.6トンは、チッソ水俣工場の水銀損失量の推計値[2]と対比しても、非常に大きな量であり、流域8市町村は大きな衝撃を受けた。

　しかし、関川の水銀汚染は、実は遥かそれ以前から客観的な数値によって示されていた。59年11月、水俣病原因についてのアミン説で有名となる清浦雷作東工大教授が、熊大の有機水銀説に対する反論として、「水俣湾の魚よりも水銀が多い北陸の某地区でさえ奇病の発生を聞かないから、水俣における奇病の原因は有機水銀ではない」との報告書を通産省に提出する。この「北陸の某地区」とは実は関川流域なのだが、公式には明らかにされることはなかった。また、県も新潟水俣病が発見された65年には既に関川の魚介類から高濃度の水銀を検出するなど汚染の事実をつかんでいた。ところが、73年の漁獲・食用規制の実施まで何らの対策もとらなかったのである。水俣病の存在が疑われる中、上越市で行われた新潟水俣病認定審査会会長・椿忠雄新潟大学教授による検診では、全員が"シロ"と診断された(73年7月)。また、県が73年9月から74年1月にかけて行った「関川水系水銀汚染健康被害調査」でも、結論は「視野狭窄を呈するものはなく、臨床医学的に水俣病と診断しうる患者はいなかった」というものだった。しかし、多数の新潟水俣病患者を診察してきた斎藤恒医師は、75年の上越市での検診で、川魚多食者42人中16人を「水俣病類似患者」と診断している。うち8人は、県の調査から漏れた人々であったが、県は以後、調査を一切行わず、「関川水俣病」の存在は公式には否定されたままとなっている。

　有明海の第三水俣病は、問題顕在化の3カ月後、椿新大教授がこれまた会長を務める環境庁の健康調査分科会によって否定される。否定の結論は予め環境庁によって用意されていたことが明らかとなっているが[3]、こうした国の方針が「関川水俣病」の否定を大きく規定していたと考えられる(新版での加筆：汚染は継続しており、03年度調査でも関川のニゴイと渋江川のウグイから基準値(総水銀 0.4ppm、メチル水銀 0.3ppm)を超える個体が見つかっている)。漁獲・食用規制も水系の一部を除き解除されていないのである[4]。

注　1) 河辺広男は、総計50.86tと推計している（河辺広男、1991、『水銀汚染を追って18年──新潟水俣病研究会からの報告』河辺医院附属環境医学研究室、9頁）。
　　2) チッソ水俣工場について、通産省は1959年に、1958年までの全損失水銀量を176〜220tと試算しており、有馬澄雄は後に、1932年以後36ヵ年の全操業期間の総計で、380〜450tと推計している（有馬澄雄、1979、「工場の運転実態からみた水俣病―チッソ水俣工場からの水銀の流出」有馬澄雄編『水俣病― 20年の研究と今日の課題』青林舎、153-198頁）。
　　3) 武内忠男、1992、「水俣病における ガリレオ裁判──水俣病研究史の報告」『公害研究』Vol.21(3)：62頁。
　　4) 上越市産業環境部環境企画課、2004、『平成16年版 上越市の環境』29-30頁。

れ、3月28日には、熊本地裁が、水俣病の第二次訴訟で、原告未認定患者14人中12人を水俣病と認める患者にとっては画期的な判決を出すなど司法的解決に希望を託す可能性が少なからずあるように受け取れたからである。もちろん不安な状況も一方に存在していた。1980年にはいってからは、環境庁の行政不服審査請求に対する裁決は、ほとんどすべての認定申請に対して棄却だったからである。

だが、未認定患者たちは、ずいぶん前から、ただ待たされることには耐えられない状態になっており、その訴えを受けた坂東克彦弁護士や新潟水俣病共闘会議は、二度目の新潟水俣病裁判提訴に向けて準備を進めてきていた。前進するほかの道は残されていなかった。こうして、なかば早期解決への期待、なかば長期化への不安をないまぜて第二次新潟水俣病裁判ははじめられている。

その後、新潟水俣病第二次訴訟は、第八陣まで追加提訴され、最終的には234人の原告で構成される大規模原告団となった。弁護団長は、第一次訴訟のときに弁護団幹事長だった坂東克彦弁護士である。新潟水俣病共闘会議は、この第二次新潟水俣病裁判でも、一貫して患者・原告を支援している。

しかし、未認定を不当とする裁判であるため、各原告が認定されるべき症状であることを証明することが中心的な争点になる裁判であり、当初のなかば期待した早期解決とはことなる時間がかかる裁判となった。第一次新潟水俣病訴訟はよる4年で勝訴にいたったが、第二次新潟水俣病裁判は、234人の原告のうちの第一陣の91人に対する判決が、提訴以来10年目にはじめて出ているのである。1992年3月31日のことである。

判決内容は、国に対する請求は棄却、訴訟後認定された3人を除き、水俣病かどうかが裁判で争われた91人の原告のうち88人は水俣病罹患を認められるが、3人は認められないというものであった。第一陣の判決を得るまでに10年間かかった第二次裁判は、原告・患者たちにとっても、弁護団にとっても、支援団体にとっても、それぞれに、一次の裁判よりも、さらに、つらく長い年月であった。だが、被告昭和電工は、この判決を不服として控訴し、

早期解決を願い続け要求し続けた原告・患者側も、ある意味ではやむを得ない状況のもとで控訴し、1992年4月には、長期化のおそれがある裁判の日々が、ふたたび始まっていく。

(4) 記録映画『阿賀に生きる』

　阿賀野川流域の上流に近い個所に三川村がある。ここにも未認定患者が存在しているのだが、阿賀野川をはさんで、両岸におだやかな田園地帯が広がっている。この一隅に、1990年代になって、映画撮影の一団が住み込んだ。阿賀野川と新潟水俣病患者の関係に焦点をあてて記録映画を作製するためである。この一団は、「阿賀に生きる」と題した映画を、新潟水俣病第二次訴訟の判決が出た翌月の1992年4月、数年がかりで完成した。

　阿賀野川のゆたかな自然環境が、じつによく描き出されているのだが、その大きな特徴は、新潟水俣病未認定患者を主人公にしていることである。われわれが聞き取り調査で何回もお会いした未認定患者さんたちが何人も出演して、阿賀野川と深くかかわった日々の生活を紹介している。カメラは、阿賀野川の水銀による汚染が阿賀野川流域のひとびとの生活や健康状態に及ぼした影響を、未認定患者の日常を淡々と映しながら明らかにしていく。阿賀野川を中心とした人々の生活と、未認定であっても症状は新潟水俣病であることに変わりのない実態を、川をとりまく風物詩の画像の美しい情景の中に描き出している。この映画は、こののち、映画監督新人賞を初め、いくつもの賞を獲得するが、その過程で、多数の観客に、阿賀野川流域の自然と溶け合いながら不自由な身体をいたわりあって暮らす未認定患者たちに関する情報を効果的に伝えていく。新たな角度からの新潟水俣病未認定患者を支援する動きであった。この映画が判決の前に完成していても判決にまでは影響を及ぼすことはなかったかも知れないが、世論形成には十分に影響力を持ったと考えられる。

コラム⑥　現在の阿賀野川と人々　　　　　　　　　　　　　　［田所恭子］

　新潟水俣病問題がおきてから30余年の月日が過ぎた。流域の人々は、現在阿賀野川に対してどのような思いを抱いているのだろうか。約70名の人々に聞いてみた。
　かなりの人が口にしたのが「死の川」「死んだ川」という言葉であった。この「死」という言葉にはさまざまな意味が込められている。「親や兄弟が水俣病で亡くなった」（男性、50代）という怒りに通じる死、生業である川漁ができなくなった無念さに通じる死、今までしてきたことができなくなるというせつなさにも通じる死である。
　水銀汚染のイメージは強く、「人の命をとった川」（男性、50代）と言った人もいる。川の持つ生活機能が一つずつなくなっていくにつれ、川との関係も希薄になり「自分の感覚の中に阿賀野川の存在がぴんとこなくなった」（男性、70代）と言う人もいた。
　昔は、「生活の一部」（男性、60代）であり、「あって当たり前」（女性、50代）であった。小さい頃から共に生き、生を支える川でもあった。同時に自然災害もあり「阿賀の洪水はいちばんこわく」（男性、70代）、川でおぼれたら助からないことは人々の共通の認識でもあった。それでもなお阿賀野川は「母なる川であり父なる川だ。恐ろしい川だけど上手に対応すれば」（男性、80代）ともに生きてこられたのであり、人々は自然の持つこわさを十分に熟知しつつその恵みを受けてきたのである。
　阿賀野川は高度経済成長、さらに新潟水俣病問題によってその持つ豊かさを喪失した。今もまだ「死」に代表される負のイメージをまとい続け、「豊かな阿賀野川」は喪失されたままなのか。
　決してそうではない。確かに多くの人々の中で、阿賀野川はプラスからマイナスへとそのイメージを転換させた。川漁の話は古き良き思い出話となった。しかし、その話は今、人々をいきいきとさせる。阿賀野川で結びついている人々の豊かな関係性がそこには存在している。
　また景色のすばらしさを語る人もいる。「［今でも］水銀はあるかもしれないけど、阿賀野川の流れを見ていると心が澄んでくるんですよね」（女性、50代）と語る人、「堤防にのぼれば海と山と川の三つがみえ、すばらしい景色で、これだけは今でも自慢できる」という人もいる（女性、40代）。
　水俣病になり多くの悲しみやつらさから、死のうと夜中、阿賀の土手に立った人もいた。暗い川面を見続けるうちに心が落ちつき家に戻ったという。家族の誰も知らない出来事であった。
　風景は人々の生の歴史とともにつくられていく。大きな危機的な出来事を経験しても、人々ははるかに密度の濃い豊かな時間を川とともに生きてきた。
　阿賀野川は単純にプラスのイメージからマイナスへと変化したのではない。人々は阿賀野川を愛し、そして憎しみをむけつつも、やはり今でも共に生きているのである。生活の中での阿賀野川の存在は以前と比べると確かに希薄だが、人々の生活世界においては、基底的存在あるいは根源的存在となっている。阿賀野川はそのマイナスの意味をも包み込むくらい豊かな存在であり続け、人々の心に流れ続けている。

6 新潟水俣病第二次訴訟の終結と患者たちの新たな未来

(1) 第二次訴訟判決と早期解決への期待

　未認定患者たちが提起した新潟水俣病第二次訴訟は、提訴以来10年を経て、1992年3月末日に、ようやく第一陣に対する判決が出たことは、先にも述べた通りである。早期解決を待ち望んでいる高齢化が進んでいる原告たちにとって、国の責任が認められないのは許し難いにしても、それでも、認定棄却の適否が争われた91人の原告の88人までが新潟水俣病と認められるとの判決は、控訴しないで一審判決を受け入れてもよいぎりぎりの内容のものであったと言えよう。

　提訴後3年めの1985年ころから、裁判の進行と平行して、原告未認定患者たちと弁護団、新潟水俣病共闘会議とは、未認定問題の早期解決を要求する10万人から20万人規模の署名を集め、政府や被告昭和電工に圧力をかける運動を展開してきていた。裁判の進め方自体でも、1989年には、被害者の会臨時総会が第一陣を分離して早期判決を得るとの方針を確認するなど、早期解決は、未認定患者問題の解決を望むすべての関係者の願いであった。1990年の秋には、熊本水俣病訴訟では、東京、熊本、福岡の順に解決勧告や和解勧告が出され、早期解決への期待は高まっていた。その上に出された1992年の新潟地裁の上記の判決である。判決の直後から、原告・未認定患者たち、弁護団、新潟水俣病共闘会議は、最終交渉段階とも位置づけられる被告昭和電工本社との直接交渉にはいっていく。徹夜の交渉で得られたのは、早期解決への努力の約束と上訴権の保留という内容を含む確認書であった。

　その5日後、昭和電工は東京高裁に控訴する。早期解決の期待を裏切られた原告・未認定患者たちも4月13日、控訴に踏み切ったのである。

(2) 政府による総合対策医療事業の提示と患者の動揺[14]

　控訴審がはじまった同じ年の5月、環境庁は総合対策医療事業実施要領を公表する。四肢末端性感覚障害という水俣病の症状を持つ患者に対して医療救済、療養手当てを支給する事業であったが、ただし、この事業を受給すると水俣病の認定申請権は放棄しなければならないことが条件として含まれていた。

しかも、92年7月から実施するという慌ただしく決断を迫るものであった。

　被害者を救済し、環境を改善するための法規制の実施などでは、悠然と構えて牛の歩みを示す国が、総合対策医療事業に関して示したこの異様なすばやさは一体なにをめざしたものなのか。未認定患者たちに考える余裕を与えず、目の前にぶらさがった「にんじん」に空腹の馬が食らい付くように、控訴審の開始で早期解決の希望を奪われ、追いつめられた未認定患者たちが、ひきかえに認定申請権を失うことになるこの事業に飛びつくのをねらったものとしか考えられない。たとえ、この解釈が読み込みすぎだとしても、未認定患者をまことに救済しようとする施策でないことはたしかであった。まことに救済しようとする施策であるためには、罠が多すぎる施策であった。新潟水俣病被害者の会は総会でこの事業について検討し、受け入れがたいことを確認する。

　しかし、一見するとおいしそうな条件をそなえた総合対策医療事業を見せられ、それをあきらめた未認定患者たちは、早期解決への渇望にいっそう苦しめられる。なんと国は、未認定患者たちに対して、幾重にも残酷な対応をしてきたものであろうか。司法がたとえ国を裁かなくとも、天が裁くのでないかと思われるほどの仕打ちである。

(3) 苦渋の和解勧告申し入れと第二次訴訟の終結

　昭和電工や国に対して、その後も、早期解決を迫るさまざまな要求行動をつづけたのち、新潟水俣病第二次訴訟控訴審の原告団91人は、1995年5月10日、東京高裁に対して、この時点ですでに死亡している原告39人の氏名も示して和解勧告の申し立てを行う。いわば、位牌を突きつけての、じつに重く、苦渋に満ちた和解勧告申し立てであった。

　この和解勧告申立書に氏名が示された亡くなった原告の中には、われわれが1992年の時点でお会いして話をお聞きした方々が何人も含まれている。1982年の提訴以来13年、原告の平均年齢は、この時、70歳を超えている。

　この時の首相は、数十年ぶりに社会党の村山富市氏であった。村山首相は与党解決案で早急に政治決着をめざすと意見表明し、環境庁長官も、可能なかぎりの早期解決を約し、それぞれに、歴代の保守的首相や環境庁長官より、

はるかに率直に問題解決に向けて協力する。全国的な公害被害者運動の圧倒的な支援行動にも力づけられて、未認定患者たちは昭和電工本社前での座り込み抗議行動も実施する。1995年12月11日、ついに、新潟水俣病被害者の会および新潟水俣病共闘会議と昭和電工の間で協定書に調印が実施される。翌1996年2月、新潟水俣病第二次訴訟は第一陣が東京高裁で、第二陣から第八陣までが新潟地裁で和解する。14年間に及ぶ苦しみに満ちた、しかし、多くの心ある仲間たちに、互いに巡り合う楽しみも伴った闘いの終結であった。

新潟水俣病共闘会議議長の清野春彦氏は、第二次訴訟の闘いの記録である『阿賀よ忘れるな』の巻頭部分で述べる。

「わたしどもは、厳しい条件のもとにおいて可能な限りの成果と勝利をおさめたものであり、原告被害者たちとともに、誇りと確信をもつものであります。かえりみれば、第二次闘争に立ち上がって以来の13年余は、原告被害者たちが、うねりのような幾多の困難を乗り越え、生命と健康を守り、公害を根絶し、何よりも人間が大切にされる世の中をつくりだすために闘い続けた壮大なドラマでもありました。いのちをかけて闘った原告被害者たちには、これで終わりではない。同じ苦しみと悲劇を繰り返させないためにも自分たちの闘いの足跡を形に残して、のちの世代への教訓としたいという熱い思いがあります」(新潟水俣病被害者の会・新潟水俣病共闘会議、1996)。

その言葉の通りに、裁判終結後も、かつての未認定患者たち、いまは実質的に新潟水俣病であると認定されたのに等しい患者たちと新潟水俣病共闘会議は、後世に経験を伝えるための工夫を、さまざまに検討しはじめている。被害者と支援者とが、力を合わせて実現する新たな時代の始まりである。

注

1) 四大公害病として知られている水俣病、新潟水俣病、イタイイタイ病、四日市公害ぜん息を筆頭に、亜砒酸鉱山周辺での砒素中毒、日本各地の大都市や大工業地帯の大気汚染による気管支疾患、亜鉛精錬所周辺でのカドミウム中毒などの公害病。戦前から1960年代まで続いた鉱山や化学工場を中心に発生した労働災害や職業病。危険な物質が食品に混入した事件として、天ぷら油によるPCB中毒事件、乳児たちに被害が起きた砒素ミルク事件、薬害事件のサリドマイド、スモン、コラルジルなど、1国でこれほどに産業に原因がある深刻な健康被害事件が起きた国は、世界のどこにも存在しない。1970年以降の日本人の生活水準の向上は、こうした多数の人柱の存在によって支えられている。
2) 巻末の文献集には、自然科学系の雑誌論文、裁判関係文献および患者支援組織の出版物がほとんどである。
3) 阿賀野川中流域安田町の川船船頭の経験者Aさんと、その妻Bさんの談。両者とも当時は未認定患者。
4) 阿賀野川中流域の安田町の主婦Cさんの談。当時は未認定患者。

5) 4）に同じ
6) この経過についても、石牟礼道子『苦海浄土』は詳しい。同書には、ここに触れた悪名高い「見舞金契約」の本文の掲載もされている。
7) 阿賀野川に工場排水が流される可能性のある周辺の 13 工場のうち、水銀を流出する可能性があったのは３工場であった。新発田市の北興化学新潟工場、新潟市松浜の日本ガス化学松浜工場、そして鹿瀬町の昭和電工鹿瀬工場である。
8) 日本化学工業協会の中心的な人物の大島竹治理事は、水俣病の原因が工場からの有機水銀であるとの発表が 1959 年に厚生省研究班によってなされたとき、これに反論して戦時中に水俣湾に捨てられた爆薬が原因だと主張して原因究明を遅らせた一人である。この大島理事が、のちに新潟水俣病裁判で証言した中に、爆薬説は、新日本窒素肥料会社の社長に頼まれて出したものであると述べている。大島理事が爆薬説を発表した日、チッソは、自社の工場排水によって実験中の猫が水俣病症状を発生する実験結果を得ている。政府が水俣病の因果関係を公式に認めたのは 1968 年だが、その９年前に新日本窒素肥料会社は、原因が自社の排出した有機水銀であることを知っていたのである。そして、この事実は、昭和電工にも、政府にも日を経ずして伝えられていたのであろうことは十分に考えられよう。
9) 1965 年に新潟水俣病の発生が報じられたが、新潟県衛生部などの発表を受けて、新聞は、こぞって「阿賀野川下流域の横雲橋下流流域に発生」と報じている。
10) 「Ｅ男は、元気で本当に良い子だった。それが昭和電工の毒水であんなに苦しんで死んでいったのです。毒が入った魚を、それと知らんで、Ｅ男の好物だからと刺し身にして、毎日病院に届けて食べさせました。知ってさえいたら、あの刺し身を食べさせなかったら、Ｅ男は死なないでよかったかもしれないのです。わたしがこの手でＥ男を死なせたようなものです。それを思うと……。昭和電工は絶対に許せません」Ｄさんの聞き取りから。1968年８月。一日市のＤさん自宅で。
11) Ｄさん一家の例。
12) この時の出会いについて、新潟水俣病裁判の弁護団の幹事長だった坂東克彦弁護士や有機水銀中毒被災者の会の会長近喜代一さん、また、水俣市会議員で 1968 年１月に結成された水俣病患者支援組織の中心的なメンバーの一人だった日吉フミコさんの感想を聞く機会があったが、３人３様に、この出会いに強い感銘を受けた様子が伝わってきたものである。
13) 斎藤恒・萩野直路・旗野秀人 (1981)、旗野秀人 (1996)、斎藤恒 (1996) などに、明記されている。
14) ［新版での舩橋晴俊による補筆］本項の記述については、1986 年に開始された「特別医療事業」と 1992 年に実施された「総合対策医療事業」についての混同がある。この混同については、高野秀男氏（共闘会議事務局）より指摘をいただいた。したがって、記述の訂正が必要であるが、新版の時点で筆者の飯島伸子氏は死去しているので、本文は初版のままとし、この注で、訂正すべき論点を簡潔に追記するにとどめる。

　本文(37 頁 10-11 行目)では、被害者団体が、環境庁が企画した事業に対して否定的な態度表明をしたことが記されているが、これは 1986 年に開始された「特別医療事業」についてはあてはまるが、1992 年に実施された「総合対策医療事業」にはあてはまらない。

　「特別医療事業」は認定申請棄却者のうち四肢の感覚障害を有する者に医療費を支給する制度であるが、認定を再申請した場合は適用をはずすとされていた。また熊本水俣病のみに適用され、新潟は適用対象外とされていた。共闘会議は、この事業を内容の乏しさにおいても、新潟を対象外とした点でも批判し、抜本策の確立をもとめた。

これに対して、1992年から実施された「総合対策医療事業」は、1991年11月の中央公害対策審議会の環境庁に対する答申に基づくものである。この事業は通常のレベルを超えるメチル水銀の曝露を受けた可能性があり、四肢の感覚障害を有する者に、健康管理事業と医療事業を行い、療養費(医療費)と療養手当(一ヶ月あたり16000円～20000円)を支給するものであり、新潟も対象とされた。ただし、認定申請をしている者は対象にはならない（環境庁公害健康被害補償制度研究会編、1994、613-618頁）。

　共闘会議は、86年7月の「特別医療事業」の開始以後、その内容の改善と新潟への適用を要求してきたのであり、92年からの「総合対策医療事業」は、共闘会議にとっては長年の運動の結果「かちとった」ものと意味づけられている（新潟水俣病被害者の会・新潟水俣病共闘会議、1996、128-130頁）。

文　献

飯島伸子、1969、「地域社会と公害」『技術と人間』技術と人間社。
飯島伸子、1970、「産業公害と住民運動——水俣病問題を中心に」『社会学評論』21巻1号、有斐閣。
飯島伸子編著、1977、『公害・労災・職業病年表』公害対策技術同友会。
飯島伸子・舩橋晴俊編、1993、『新潟水俣病未認定患者の生活と被害——社会学的調査報告』(非売品)。
飯島伸子、1994、「新潟水俣病未認定患者の被害について——社会学的調査からの報告」『環境と公害』24巻2号、59-64頁、岩波書店。
五十嵐文夫、1971、『新潟水俣病——おそるべき昭和電工の水銀公害』合同出版。
NHK取材班、1995『NHKスペシャル戦後50年　その時日本は　3巻』日本放送協会。
環境庁環境保健部、1992、『水俣病　その歴史と対策』20頁。
環境庁公害健康被害補償制度研究会編、1994、『公害健康被害補償・予防関係法令集（平成6年度版）』中央法規出版株式会社。
桑野清三、1996、「第一次闘争をふり返って」新潟水俣病被害者の会・新潟水俣病共闘会議『阿賀よ忘れるな』新潟水俣病被害者の会・新潟水俣病共闘会議、92頁。
佐藤真・星野和枝、1991、「聞き書き『漁協私史』」石田芳英他編『AGA草紙③ 阿賀野川の川漁』、阿賀に生きる製作委員会、40-55頁。
斎藤恒、1996、『新潟水俣病』毎日新聞社。
斎藤恒・萩野直路・旗野秀人、1981、「新潟水俣病患者と認定の問題」『公害研究』10巻3号。
富田八郎(宇井純)、1969、『水俣病』水俣病を告発する会。
新潟県衛生部、1966、『阿賀野川沿岸部落に発生した有機水銀中毒症の概要』7月
新潟水俣病共闘会議、1990、『阿賀の流れに』。
新潟水俣病被害者の会・新潟水俣病共闘会議、1996、『阿賀よ忘れるな——新潟水俣病第二次闘争の記録』新潟水俣病被害者の会・新潟水俣病共闘会議。
旗野秀人、1996、「第二次訴訟の前に行政不服の闘いがあった」新潟水俣病被害者の会・新潟水俣病共闘会議『阿賀よ忘れるな——新潟水俣病第二次闘争の記録』新潟水俣病被害者の会・新潟水俣病共闘会議
原田正純、1979、「水俣病医学研究の歩みと今日の課題」有馬澄雄編『水俣病——20年の研究と今日の課題』青林舎、3-22頁。
舩橋晴俊・渡辺伸一、1995、「新潟水俣病における集団検診の限界と認定審査の欠陥——なぜ未認定患者が生みだされたか」『環境と公害』24巻3号、54-60頁、岩波書店。
星野和枝・弦巻英市、1991、「聞き書き　サケの地曳き網漁」石田芳英他編『AGA草紙③　阿賀野川の川漁』阿賀に生きる製作委員会、68-75頁。

第2章 加害過程の特質

〔舩橋晴俊〕

——企業・行政の対応と加害の連鎖的・派生的加重——

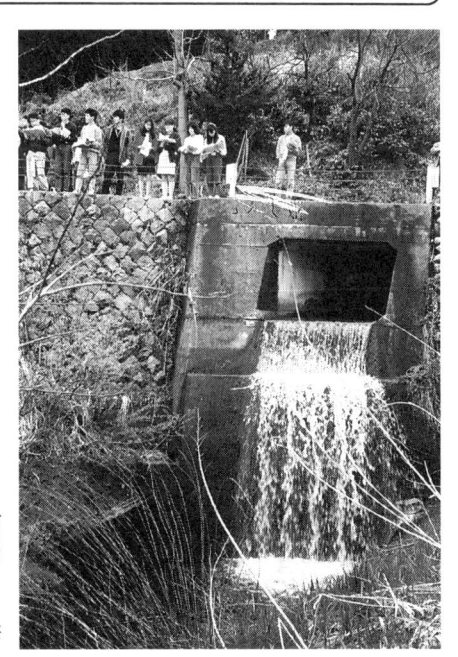

旧昭和電工鹿瀬工場の排水口。ここから水銀を含んだ排水が阿賀野川に流された。事件発生当時は素掘りであったが、今はコンクリート製になっている。
坂東弁護士提供

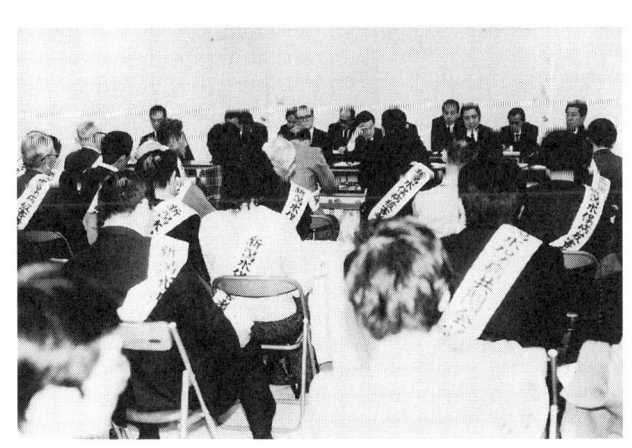

1988年3月、昭和電工と被害者側との交渉。東京昭電本社にて。共闘会議事務局提供

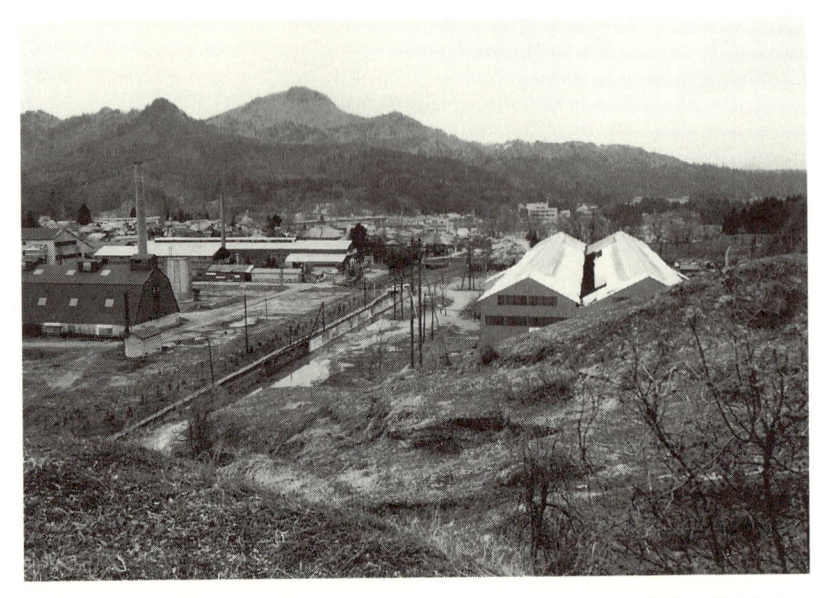

昭和電工鹿瀬工場跡地。原因となったアセトアルデヒド工程は1965年秋に撤去された。
坂東弁護士提供（1995年撮影）

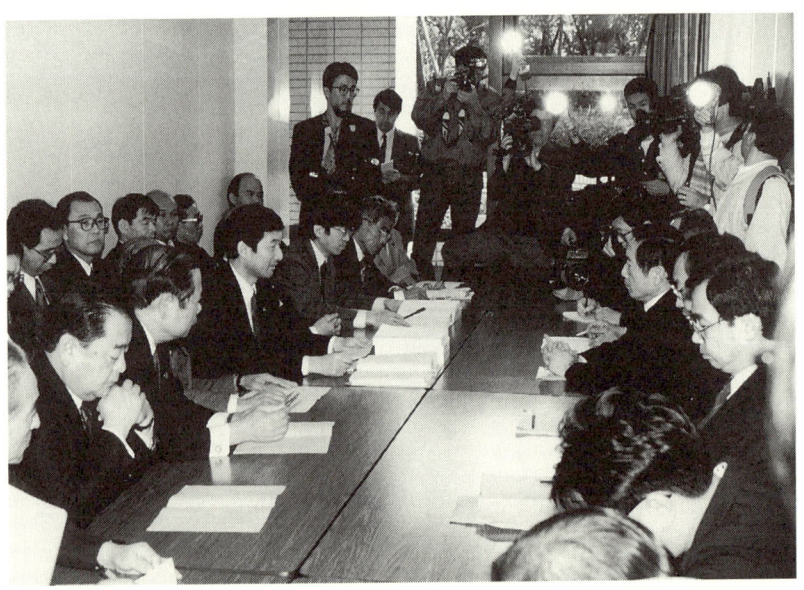

1992年4月2日、第二次訴訟第一陣判決直後の被害者原告側（左側）と環境庁（右側）との交渉。
共闘会議事務局提供

本章の課題は、新潟水俣病によってもたらされた「広義の被害」を生じさせた社会的過程、すなわち「広義の加害」の社会的過程とはどのようなものであったかを把握し、その特徴を検討することである。そのためには、まず、「広義の加害過程」とは、何を意味するのか、それには、どのような加害過程の諸契機が含まれるのかを、明らかにし(第1節)、ついで、それぞれが加害過程としてどのような特色を持つのかを検討することにする(第2節以下)。

1 「広義の加害過程」の諸契機

　通常、公害の加害過程とは、公害発生源となった主体の環境破壊の行為を指す。新潟水俣病の場合は、昭和電工という企業が、メチル水銀を排出した行為が、それにあたる。

　だが、被害者にとっての苦痛の総体とそれを生み出した社会的因果連関に注目するならば、より広い範囲のさまざまな主体が、「加害性」を持っていることを認めなければならない。公害の被害は、直接的には環境破壊による身体的被害として現れるが、それから派生して家族、職場、地域といった生活上の諸局面において、さまざまな苦痛と不利益が連鎖的に引き起こされ、地域社会全体に対して、打撃と傷を残す。したがって、被害は、連鎖的に派生する諸被害も含めた「被害構造」として把握されなければならない(飯島、1984)。すなわち、被害は身体的な被害にとどまらず、「広義の被害」として把握されなければならない。被害の社会的過程と、加害の社会的過程とは、うらはらの関係にあるから、「広義の被害」に対応して、加害過程も、原因となる毒物の排出という意味での直接的加害のみならず、さまざまな派生的加害も含む「広義の加害過程」として、把握されるべきである。

　そこで、本章では、「広義の加害過程」を、水俣病の被害者に対して、有機水銀中毒による健康被害、ならびに、それから派生して本人およびその周辺の人々に生ずる身体的、精神的な苦痛や生活上の不利益を、直接的にあるいは間接的に生み出し、加重する要因となるような行為や言辞の総体、とし

て把握することにしよう。

　この「広義の加害過程」の中には、狭義の加害過程、すなわち「直接的加害」の他に、「再発防止義務の不履行としての加害」「巻き添えとしての間接的関与」「派生的加害」「追加的加害」「随伴効果の引き起こしとしての加害」が含まれる。これらのさまざまな加害の意味を、まず簡単に説明しておこう。

　「再発防止義務の不履行としての加害」とは、熊本水俣病という先行事例がありながら、その原因究明を妨害し、被害者を泣き寝入りさせ、適切な再発防止策を怠ることによって、結果的に新潟水俣病を発生させた企業と行政組織の行為を指す。

　「巻添えとしての間接的関与」とは、住民が日常的に行っている川魚の販売や贈与や摂食奨励を通して、意図せずして、有毒化した川魚の経口摂取に間接的に関与することになり、発病を生み出す要因連関に巻き込まれてしまった行為を言う。それは、例えば、それと知らずして、家族に、有毒化した魚を食べさせてしまい、「知らないこととはいえ、悪いことをした」という後悔と自責の念を引き起こすような過程である。

　「派生的加害」とは、家族や職場や地域の日常生活の中で、人々の相互作用を通して、水俣病被害者に新たな苦痛や不利益を加えるような行為や言辞の総体を指す。例えば、身体的不調に起因する家庭内の不和、職場での冷たい仕打ち、地域社会における忌避など。

　「追加的加害」とは、水俣病の発生と解決に責任のある主体(すなわち、発生源企業、行政及び認定審査会)が、被害者の正当な権利回復と被害補償要求に直面した時、それを妨害し、拒絶することによって、また長期にわたる無権利状態に被害者を閉じ込めることによって、被害者の苦痛を加重させるような行為と言辞のことである。

　さらに「随伴結果の引き起こしとしての加害」とは、発生源企業の当初の汚染という行為が、それを起点として、地域社会内に連鎖的にさまざまな被害と加害を発生させ、また人々の間に対立と不和を作り出すこと、それゆえ、そのような苦しめ合いの連鎖を随伴結果として伴うという意味で、加害性に

ついての新たな意味を付加的に帯びることを指す。

　本章では、これらの諸契機を含むものとして、「広義の加害」という言葉を使用したい。それは、法律用語としての加害よりは、ずっと広い対象を指し示すが、日常用語として、加害という言葉がもっとも広く使われる場合に対応すると思われる。

　すなわち、「加害」という言葉は、狭い意味では、被害の発生に対して、①法律上の有責性がある行為や言辞を指すが、本章では、この狭義の用法に加えて、「加害」という言葉を、②法律上の違法性がなくても、倫理的あるいは道義的責任が問題になる行為や言辞、③他者から倫理的・道義的責任を問うことはできなくても、本人自身には自責の念が生ぜざるを得ない行為や言辞、をも含むかたちでより広い意味で使用する。

　「広義の加害」に注目する基本的理由は、冒頭に述べたとおりであるが、補足的説明を加えておきたい。

　第一に、「広義の加害」に注目し、そのメカニズムを解明することの必要性は、二次訴訟の存在そのものが要請していることである。新潟水俣病第一次訴訟では、直接的加害責任を究明することが訴訟の焦点であり、その結論は一次訴訟判決として明確に出され、発生源企業もその限りでは、責任をとる姿勢を示した。もし、水俣病問題における加害ということが、直接的加害に尽きるのであれば、二次訴訟は不用だったはずである。だが、二次訴訟をせざるを得なかったということは、一次訴訟によっては解決することのできなかった加害のメカニズムが、存在することを示すものである。

　第二に、一次訴訟においても、二次訴訟においても、法律的な有責性を問うことのできる加害行為の範囲は、被害者の被る苦痛のほんの一部に留まっている。「加害」を法律的な意味での有責性の領域だけで論じることは、公害問題の実態において多くの重要な問題点を無視することになるのである。社会学的視点は、被害者と加害者を二つの焦点にした社会的相互作用の総体に注目し、加害／被害にかかわる事象を、より広い文脈において検討することを可能にする。

では、このような広義の加害と、差別とはどのような関係にあるだろうか。「差別」を、「ある集団ないしそこに属する個人が、他の主要な集団から社会的に忌避・排除されて不平等、不利益な取扱いを受けること」(見田宗介他編、1988、『社会学事典』弘文堂、337頁)と定義するならば、生活上の諸場面で派生するさまざまな苦痛と不利益は、水俣病患者に対する差別(患者差別)という特徴を帯びている。また、企業や行政が、被害者のうちの一定部分の人々を、患者ではないとみなして、その正当な補償要求を拒絶することも、差別という特色を帯びている。それゆえ、本章で言う派生的加害と追加的加害は、水俣病被害者に対する差別と言われるものと(完全にではないが)大きく重なるものである。以下の各節では、このような「広義の加害」に含まれる諸契機を順次、検討していきたい。

2 「再発防止義務の不履行としての加害」──熊本水俣病における企業と行政の無責任性

(1) 熊本水俣病への対処における「再発防止義務の不履行」

新潟水俣病は、第二の水俣病であり、第一の水俣病である熊本水俣病という先行事例が存在するにもかかわらず、なぜ、防げなかったのであろうか。ここで、問題になるのが、企業と行政による「再発防止義務の不履行」である。

1956年5月熊本水俣病が顕在化し、その原因は、1957年春には水俣湾産の魚介類の有毒化であることが明らかになり、1959年11月12日の食品衛生調査会の厚生大臣あての答申は、その原因を「ある種の有機水銀化合物」であると指摘していた。当時、研究者の間では、その排出源が、新日本窒素㈱(現在の社名は、チッソ㈱)水俣工場であるとの判断のもと厳密な因果関係の解明努力が継続され、寺本熊本県知事も、同社が原因であろうと内心では考えていた(寺本、1976)。しかし、同社と日本化学工業協会は、それを否定し、政府レベルでは通産省もそれに歩調を揃え、その結果、原因究明は完遂されず、結局、1959年12月の「見舞金協定」をもって、被害者運動は鎮静化させら

れてしまう。社会問題としての熊本水俣病は、きちんとした解決のないまま、放置されたのである(宇井、1968)。

熊本水俣病の加害企業であるチッソが自らの犯した誤りを認めず、熊本大学医学部研究者による有機水銀説に執拗に反論し、政府の原因究明を迷宮入りにさせてしまったこと、排水中の有機水銀の除去を完遂せず垂れ流しを続ける一方で、化学工業の他社に教訓を伝えなかったことは、熊本水俣病被害者に対する加害行為であると同時に、新潟水俣病の発生を準備するという加害効果を発揮したのである。

また総体としての政府と自治体(熊本県、水俣市)の行政組織は、原因究明も完遂できず、加害者に償いをさせることもせず、類似工場に対して再発防止対策を指導することもしなかった。このような無責任な対応は、熊本水俣病に関しての広義の加害行為であると同時に、新潟水俣病の発生を準備したのであり、新潟水俣病についての「再発防止義務の不履行としての加害」あるいは「準備性の加害」という意味をも帯びているのである。

(2) 「不作為の役割効果」と「加害者擁護の役割効果」

このような行政の無責任な対応を、「役割効果」という視点を導入して、より詳細に検討してみよう。ここで、「役割効果」とは、一つの組織において、ある個人や部局の認識や価値判断や意志決定や行為が、その個人や部局の担当している役割課題の遂行に関しては、その組織全体の認識や価値判断や意志決定や行為に転化すること、である。

熊本水俣病において、病気の原因を究明し、健康を守る努力をする役割は、厚生省や熊本県食品衛生課が担当していた。また、漁業の利益を守り、漁業被害に対処する役割は、水産庁や熊本県水産課が担当していた。これらの、本来は水俣病被害者と被害漁民の立場を代弁すべき諸部局は、行政組織内で十分に、その役割を果たすことができなかった。そこには「不作為の役割効果による行政組織全体のマヒ」と言うべき現象が見られる。その顕著な例は、1957年夏に問題化した、漁獲禁止問題である。水俣湾産の魚介類の摂食に

より猫が水俣病を発病することを確かめた熊本県は、食品衛生法の適用による漁獲の禁止の方針を打ち出し、その了解を厚生省公衆衛生局に求めた。しかし、公衆衛生局長名の回答 (1957年9月11日) は、「水俣湾内特定地域の魚介類のすべてが有毒化しているという明らかな根拠が認められないので」食品衛生法の適用による漁獲禁止はできないというものであった (水俣病研究会、1996、670 頁)。このような厚生省公衆衛生局の判断とそれにもとづく不作為は、役割効果を通して、政府全体の無為無策を生み出し、自治体の有効な対策を阻止することになった。そのような担当部局の「不作為」自体は、担当者の洞察力の欠如、感受性の欠如、無気力を基盤にした上で、漁獲禁止が引き起こすであろう補償問題を回避したいというミクロ的利害関心によって、規定されていた。

　他方、経済成長と産業の育成を政策目標としていた通産省や経済企画庁は、企業の利害を防衛しようという利害関心から行為し、原因究明をあいまいにする作用を果たすとともに、的確な対策をとることを妨げた。経済企画庁は、1958 年 12 月に制定された水質二法を水俣湾水域に適用することを回避し続けた。通産省軽工業局長らは、食品衛生調査会の原因究明努力に反論し、それを無効化する過程で積極的役割を果たした。食品衛生調査会は、「ある種の有機水銀化合物」が原因であるという答申を厚生大臣に提出したが (1959 年11月12日)、その翌日の閣議で、池田勇人通産大臣は、「こういう調査は慎重に取扱ってほしい。工場の廃液だと即断されて、一部の思惑にのり、つまらぬ論議を背負いこみかねない」(読売新聞、1959 年 11 月 14 日) と発言し、有機水銀説を葬る役割を果たした。しかも、通産省軽工業局自らは、真剣な原因究明努力をせず、したがって、企業の排水浄化に対する効果的な指導もしなかった。このような、通産省や経済企画庁の態度は、「妨害の役割効果による、政府としての原因究明のあいまい化」「加害者擁護の役割効果による政府としての加害の黙認」を帰結したのである。これに対して、厚生省や水産庁は、経済成長政策の中心的な担い手である経済官庁に対する力関係の落差ゆえに、原因究明の主導権を維持できず、また効果的な対策を通産省等に取

らせることもできなかった。

3 「直接的加害」を生み出した企業の経営姿勢と時代背景

(1) 新潟水俣病を生み出した昭和電工の態度

　熊本水俣病の発生以後、同様のアセトアルデヒド製造プラントを持つ昭和電工はどのような態度をとったろうか。熊本水俣病の原因究明が進み、有機水銀とチッソの工場排水との関係いかんが、原因究明の焦点となりつつあった1959年秋、通産省軽工業局長は、アセトアルデヒド(6社7工場)と塩化ビニール(13社16工場)の製造工程を持つ全国の工場に対して排水中の水銀について、「秘扱いにて」水質調査を指示し、11月30日までに回答するように通達した(1959年11月10日)(水俣病研究会、1996、701-702頁)。このような調査がなされたことは、当時、まったく秘密にされ、しかも今日にいたるまで、その調査結果は廃棄を理由に公表されていない。

　この調査依頼は、同種工場において排水中の水銀に注意を向けさせるきっかけとなった。深井純一氏によれば、「各工場のうち電気化学・青海や大日本セルロイド・新井、日本瓦斯化学・松浜の各工場では1960－65年にかけて排水処理施設の新設ないし改良を実施しているが、セメント工程に全量混入させた青海の場合を除いては水銀の完全回収を実現できなかったと見られ」る(深井、1982、27-28頁)。だが、昭和電工・鹿瀬工場では、排水処理施設を一切つくらなかった(富田、1969、483頁)。

　通産省指示の水質調査について見ると、昭電は「分析例も総合排水で[昭和]34年に一度やったきりでその時は水銀は検出できなかった。従って0.1ppmの検出限界以上の排出はしていない」と主張している。しかし、宇井氏によれば、昭電の総合排水の中では、0.02ppmに薄められていると推定され、検出されないのは当然である(富田、1969、483-487頁)。水銀を使用していた化学企業の中で昭電の対応は、検査面でも対策面でも、あまりにも安易であっ

たのである。結局、昭和電工鹿瀬工場のアセトアルデヒド部門は、水銀除去のなんらの対策もとらないまま生産を続け、1965年1月に閉鎖される。しかも、閉鎖直前には大増産を続け、1964年には、1.6万tの能力で、19631tの無理な生産をしていた(**表2-1**)。その当時の閉鎖間際の工場において、廃棄物の大量

表2-1 昭和電工鹿瀬工場の
アセトアルデヒド年産量

年(暦年)	生産量
1957年(8-12月)	2784t
1958年	6630t
1959年	9142t
1960年	11800t
1961年	15552t
1962年	17735t
1963年	19042t
1964年	19631t(生産量のピーク)

注)1965年1月10日にアセトアルデヒド製造設備稼働停止
出典)有馬澄雄編、1979、『水俣病 20年の研究と今日の課題』青林舎、836-861頁。

放出に無関心になることによって、汚染が加速された可能性が強く、「工場閉鎖の直前に、アルデヒド貯槽をはじめ設備を水洗して、洗い水をそのまま放流したという労働者の証言がある」(富田、1969、486頁)。

(2) 昭和電工の経営姿勢と時代背景

熊本水俣病の先例から教訓をくみ取ろうとせず、同じような汚染を繰り返した昭和電工の態度は、同社の経営の歴史の中で偶発的なできごとではない。昭和電工は、新潟水俣病以前にも以後にも、再三にわたって、公害問題を引き起こしているのであり、阿賀野川流域にとどまらず、各地で被害を続発させてきたのである(コラム⑦参照)。

昭和電工は、新潟水俣病以前に、再三、鹿瀬工場の操業によって、阿賀野川を汚染していた。代表的な事例としては、1953年に阿賀野川川原に捨てた工場廃棄物から有毒物を流出させ57年9月に下流の漁協に50万円の補償金支払いをした事件や、1959年1月にカーバイトかすの捨て場の崩壊による大量の残滓流出により、阿賀野川本流の魚を全滅させ、2400万円の補償金を下流の漁協に支払った事件がある。さらに、昭和電工は、新潟水俣病の後にも、いくつもの重大な公害問題を引き起こしている。長野県塩尻市の昭電塩尻工場においては、粉塵公害と職業病(塵肺)の加害者として、1977年に住

コラム⑦　昭和電工の関与した他の公害事件　　　　　　　　　　[舩橋晴俊]

　昭和電工は、新潟水俣病以外にも、川崎公害訴訟、塩尻粉塵公害訴訟、トリプトファン食品公害事件の原因者として責任を問われ、それぞれ解決金を支払っている。

【川崎公害訴訟】川崎公害訴訟は、1982年3月18日、川崎市川崎区、幸区の大気汚染被害者が、国、道路公団、民間企業12社及び国鉄(その後、国鉄清算事業団とJR東日本に改組)を被告とし、二酸化硫黄、二酸化窒素、浮遊粒子状物質の排出の差止と人体被害・健康影響の損害賠償を求めて提訴した。原告は4次提訴までの合計で440人に上った。

　1994年1月25日の川崎公害訴訟の判決において、昭和電工は、第一次結審分の128人の原告について、他の民間企業12社とともに、4億6000万円の損害賠償金の支払いを命じられた。1996年12月26日、被告企業14社と原告との和解が成立し、和解金31億円のうち、昭和電工は、2億7900万円を支払った。

【塩尻粉塵公害訴訟】　昭和電工は、戦前(1932年)より長野県塩尻市に工場を建設し、フェロクロム等各種の合金鉄を製造していた。操業に伴い、重金属や硫黄酸化物を含む粉塵が、工場内外の環境を汚染するようになり、土壌の汚染、農作物の被害、住民や従業員の健康被害を引き起こした。

　1977年7月、塩尻工場の元従業員と周辺住民212人(後に、追加提訴で、224人に増える)が、昭和電工を相手として、約21億8000万円の損害賠償を求めて提訴した。原告側の主張は、塩尻工場から発生する有毒ガスや粉じんによって、周辺住民や従業員における、慢性気管支炎、じん肺等の呼吸器系の疾病、および、ガン死亡者の多発が引き起こされたというものである。昭和電工側は、健康被害と粉塵の因果関係について争い、裁判は一審段階のみで12年にも及び長期化したが、1989年2月、昭和電工が、原告に対して、「解決金」として1億9000万円を支払うことを条件にして、和解が成立した。

【トリプトファン食品公害事件】昭和電工が日本国内で製造し、米国に輸出したL-トリプトファンを使用した健康食品(商品名はローヤルトリプトファン等)が、1988年以降、米国を中心に、大型食品公害事件を引き起こした。摂取者に好酸球増多筋肉痛症候群という健康被害が生じた。被害者は米国を中心に1543人、うち死者38人(全員米国人)に達した。日本でも数例の被害が報告されている。その症状は、好酸球の増多、筋肉痛、呼吸困難、咳、皮膚の発疹、四肢のむくみ、筋力低下、発熱などである。トリプトファンは必須アミノ酸であるが、米国で被害が多発した理由は、健康食品の大量摂取という生活様式を背景にして、トリプトファン栄養補助食品が大量に販売されたからである。米国のトリプトファン市場は、日本企業6社によって占有されていたが、昭和電工の製造した製品には、製造工程中に生じた不純物が、他社より、量・質とも多かったといわれる。

　この事件をめぐって、米国では、製造物責任訴訟が、850件以上提訴され、1990年ごろより和解がなされるようになった。昭和電工が米国におけるトリプトファン事件の解決のために費やした費用は、1990年から1996年のあいだで、2085億円にのぼり、そのうち、和解金は1433億円である。解決までの期間の短さ、解決金の金額のいずれをとっても、新潟水俣病問題の解決に比べて、顕著な差異を示している。製造物責任を厳しく問う米国の法律体系のもとでは、加害企業がより厳しい形で責任をとらされているのである。

民と従業員212人に告訴され、さらに1989年ごろよりアメリカにおいて、Lトリプトファン食品公害事件を引き起こし、その被害者は約1500人に上った。

　このような環境無視の経営姿勢は、熊本水俣病の原因企業であるチッソにも共通のものであるが、両者の経営姿勢は、孤立して存在していたものではなく、むしろ、当時の産業界の一般的姿勢を表現し、経済成長最優先という政府の政策上の関心に対応するものである。

　二つの水俣病事件が発生し拡大したのは、戦後復興期から空前の急成長を実現した高度経済成長期の前半期にかけてである。この時期の産業政策と社会的通念、とりわけ産業界の指導者や行政組織の首脳部に共有されていた通念は、生産拡大至上主義とも言うべきものであった。1960年代後半に公害問題の全社会的激化に至るまで、経済成長政策は、政府レベルでも自治体レベルでも最優先の政策として推進された。同時にこの成長政策は、産業の各分野ごとに技術革新と近代化を推し進め、それを実現するための強蓄積を要請するものであった。化学工業各社も、高度成長を担う中心分野の一つとして、経営拡大に全力を注いでいた。

　このことは、水俣病と化学工業の関係という、より限定された文脈でみると、次のような意義を持っていた。

　1950年代後半から1960年代にかけて、化学工業各社は激しい競争をしながら新しい技術である石油化学工業に参入しようとしていた。チッソも昭和電工も、旧式のカーバイドアセチレン工業によってアセトアルデヒドを大増産し、その収益で新式の石油化学工業に進出することに全力をあげていた。通産省はそのような転換を、国際競争力の維持からも、産業政策の柱として積極的に指導していた。経営陣、技術陣の主要な関心は、石油化学工業への転換計画に向けられ、そのための増産と資金捻出に集中した。当時、水俣病問題が化学工業の責任であることを明らかにし、工場排水に対する規制を強化することは、企業及び通産省の利害関心にとって、真っ向から対立するものであった。そのような「通念」に拘束されて、企業経営者も経済官庁も、二つの水俣病問題の持つ重大な意味を見誤ったのである。

(3)「巻き添えとしての間接的関与」

このような背景のもと、昭和電工によって、新潟水俣病の直接的原因となる加害行為がなされた。それは、メチル水銀の排出により魚を有毒化させ、それを摂食した人々の健康を破壊したことである。この過程に絡まりあっているのが、有毒化した魚の流通と消費を広範な地域住民が、それと知らずして媒介したという恐ろしい事実である。そのような媒介行為は、心ならずも、人々が「広義の加害過程」に巻き込まれてしまったことを意味している。それを「巻添えとしての間接的関与」と言うことにしよう。

1965年当時、阿賀野川流域住民が、自ら川魚を獲り自分や家族が食べると同時に、それを近隣の友人や親戚に配るということ、あるいは、行商をしている顔なじみの漁師やその家族から川魚を買うということは、日常的に広範になされていた。肉類が高価な当時にあっては、川魚の摂食は、最も有力なたんぱく質の補給源であり、病人や妊産婦に対しては、それが、より積極的に推奨されたりした。後から見れば水俣病で倒れた人に、その周辺の人々が、元気になるようにとの意図で、他ならぬ有毒化した魚を食べさせてしまったという場合や、乳飲み子を抱えた母親に母乳がよくでるようにと、家族が魚をたくさん食べさせたという事例がいくつも存在する。「巻添えとしての間接的関与」とは、そのような善意の相互作用が、魚の有毒化により、その意味と機能がまったく別のものに変容させられることを意味している。

このような善意の魚のやりとりを、誰も倫理的に批判することはできないだろう。しかし、家族や親族や友人や近隣住民に、自分が、食べさせたり、贈与したり、販売したりした魚が、知らないうちに有毒化しており、それを食べた人が水俣病を発病したという事実は、当事者の心に深い傷と負目を残している。そのような傷を与えたこと自体も、汚染発生源企業によるもう一つの加害と言わなければならない（随伴結果の引き起こしとしての加害）。

また、これと関係しているのは、新潟大学医学部における最初の有機水銀患者の診察（1965年1月）と、新潟水俣病の公式発表（1965年6月12日）との間にほ

ぼ5カ月を要したことである。この期間に、有機水銀中毒で入院中の息子に、元気が出るようにと川魚を食べさせてしまった家族がある。その父は、息子は「俺が殺したんだ。その年の一月に水俣病の第一号がでたのに、公表さえ早ければ殺さずにすんだのに」と涙ながらに語っている(斎藤、1996、50頁)。公表が遅れたことに対して、被害者の家族は抗議したが、県当局の答弁は「まだ発表すべきでなかったと思う、行政は社会秩序に責任があり、対策がはっきりしないまま発表すれば混乱をひどくする」というものだった(斎藤、1996、48頁)。また、新潟大学で中心的に取り組んでいた椿忠雄教授は、公表の遅れた原因について、次のように述べた。「一月に最初の有機水銀中毒を発見したとき三つの原因が考えられた。一つは水銀農薬、二つ目は皮膚病に使う水銀軟膏であり、三つ目が工場排水による水俣病である。水俣病の場合には問題が大きく、一人ということはないので、五例まとまったら公表しようと思っていた」(斎藤、1996、48頁)。

県行政の慎重さは行政の通念を表現しているものである。椿教授の見解は、原因不明の病に直面した時に、医師がとる慎重さの理由を、一応、説明するものである。これらの慎重さは、他の問題事例の文脈においては、適切な常識的態度として評価されるかもしれない。しかし、新潟水俣病においては、そのような常識に基づく慎重さを関係者がとることによって、公表が遅れ、人々が「巻添えとしての間接的関与」という形で「広義の加害」の過程に巻き込まれるという状況が存在したのである。

4 原因究明の妨害と補償要求の拒否──第一の「追加的加害」

(1) 加害企業による追加的加害

被害の発生後、被害者の苦痛は、直接的健康破壊にとどまらず、さまざまな社会的相互作用を通して、派生し拡大して行く。被害者の苦痛を派生的に加重する第一の段階は、加害企業による原因究明の妨害と、補償の拒否であ

4 原因究明の妨害と補償要求の拒否——第一の「追加的加害」

る。行政組織の一部(通産省)は、そのような加害企業の態度と同一歩調をとってきた。この態度は、熊本水俣病においては、原因究明を迷走させて原因をあやふやにし、「見舞金協定」によって被害者の補償要求を黙らせるという結果をもたらした。被害者は病苦と貧困の中で泣き寝入りを強いられたのであり、そのような悲惨な状況に被害者を閉じ込めた過程は、「追加的加害」と言うべきである。

新潟水俣病の場合にも、原因究明を妨害し、補償を拒絶し、それによって被害者の苦痛を加重するという追加的加害が、昭和電工と通産省の事件発生後の行為の中に見いだされる。ただし、新潟水俣病の場合には、被害者支援運動の強固さもあって、追加的加害に対する抵抗力を被害者が発揮し、熊本水俣病で見られたように、追加的加害によって、被害者運動が押しつぶされるということはなかった。

新潟水俣病の発生後、昭和電工の対応はどのようなものであったか。既に65年6月の段階において、被害者の一部には、これまでの阿賀野川汚染の実績からして、加害源は、昭和電工であろうという推測が存在した(五十嵐、1971、51-52頁)。研究者の一部では、早くも65年7月の段階で、「原因はほぼ上流の昭和電工鹿瀬工場の排水にまちがいない」との判断がなされた(富田、1969、461頁)。同年9月11日、各紙は、国立衛生試験所が、鹿瀬工場の排水溝付近や構内のボタ山から高濃度の水銀を検出したことを報道し、ここに昭和電工への容疑は公然のものとなった。これに対して鹿瀬工場の谷本工場長は、水俣病の原因とされる有機水銀は使用していないと反論した(五十嵐、1971、57-58頁)。65年10月19日、厚生省は、鹿瀬工場の反応塔より検体を採取するようにと新潟県衛生部に指示した。もし反応塔からメチル水銀が採取されれば、決定的な証拠になるという重要な調査課題であった。しかし、県は立ち入り調査についての工場の了承をとろうとしたが、それに手間取るうちに、工場は11月よりプラントを解体撤去してしまった(北野、1990、44-46丁)。結局、反応塔からの検体採取はできなかった。また、製造工程図も焼却された。

このように昭和電工は、原因究明に協力しようとせず、むしろ証拠隠滅を

図って調査を困難化させた。そして、原因は他にあるという説を繰り返し主張し、補償も拒否した。昭和電工の主張の骨子は、農薬説の提唱と工場排水説の否定である。農薬説とは、新潟港埠頭の倉庫から、新潟地震(1964年6月16日)の時に農薬が流出し、それが塩水クサビによって、阿賀野川を遡上し汚染を広めたというものである。工場廃水説の否定は、昭和電工によれば、操業以来30年間同種の事故がなかったのに、急に1964～65年に発生したことや、60キロも離れた下流だけに被害が集中発生していることは不自然であることを、主要な論拠としていた。

このように加害責任を全面否認する昭和電工の態度は、日本化学工業協会(略称、日化協)の代表者にも共有されている態度であった。熊本水俣病についての工場廃水説を否定するために爆薬説を唱えた日化協の大島竹治専務理事は、新潟水俣病が発生した直後の65年夏に、「工場と有機水銀の結びつきを証明した人はいない」と言って熊大の研究成果を否定し、入鹿山教授によるチッソ工場からのメチル水銀検出については、「それはウソだ。検出されたらこっけいだ。実験の誤りで、そのような説は問題にしない」とまで論じた(大石、1965、95頁)。このような主張をする大島理事の動機は明瞭である。「産業界で重視するのは、こんなことで昭電が原因とされては、補償問題があちこちでナダレ的におきてくる。それを恐れるからだ」(西岡、1967、91頁)。ここには、二つの水俣病を引き起こした化学工業のあり方に対する反省は何も見られない。

昭和電工と化学工業協会の態度は、1967年の一次訴訟提訴後も続き、1971年の判決まで一貫して維持されるのである。一次訴訟においては、昭電は水銀排出の事実も存在しないという主張さえした。しかし、実際には、昭電幹部は、水銀の排出事実を自覚しており、裁判対策上の虚偽の主張であった。そのことは、寺本亘二昭和電工化学品技術部長の「こんな大河に少しぐらい出したって、そんな心配はありませんよ」という発言からも裏付けられる(宇井、1967)。

(2) 支配／被支配関係への行政の加担

この追加的加害の局面において、水俣病の加害者と被害者の関係は、支配／被支配関係という特徴を露呈し、被害者は「被支配問題」として被害を経験するようになる。ここで、支配／被支配という言葉の意味は、支配する側の意志が、被支配者側の意志に優越し、被支配者側は、自分が望まない事態を押し付けられ、それを甘受せざるをえないということである。

「被支配問題」の特徴は三つある。第一に、健康や生命の破壊、経済的収入の途絶という形での苦痛や損害が押しつけられるということ(受苦性)である。第二に、この苦痛の防止や補償のためには、政治システムの中で支配者から譲歩を引き出すことを必要とする(階層間の相剋性)。しかも第三に、この階層的な対立において、被害者は弱い政治力・経済力しか持たないため、解決のための主導権を握れず、加害者側の勢力の巨大さの前に、翻弄され、不本意な妥協を強いられることである(受動性) (舩橋、1980、221-222頁)。

これに対し、加害企業にとっては公害問題の解決とは、「支配問題」として体験される。支配問題とは、いかにして支配秩序を維持しながら、自分の受益上の既得権を守るかという問題である。例えば、加害企業の問題定義は、公害被害者の異議申し立てに直面した場合に、いかにして大きな譲歩をすることなく公害紛争を終結させるかという形をとる。

原因究明、汚染防止、被害補償といういずれの課題も、支配／被支配関係の中で、このような対照的で異質な問題定義を前提にして取り組まれるのである。このように加害企業と被害者住民の間に対立関係、支配関係が存在する状況で、行政組織の態度が問われる。行政組織は、汚染発生源を徹底的に究明し、被害再発の防止や被害補償に的確に対処しようとするのか、それとも逆に、被害者の要求にもかかわらず、原因究明努力を放棄したり、被害者の悲惨を放置しようとするのか。熊本水俣病における総体としての行政組織は、後者の態度をとることにより、被害者を従属させている支配／被支配関係に、支配者として加担してしまった。

新潟水俣病においては、新潟県は原因究明に積極的に努力したが、通産省の態度は、熊本水俣病に対する態度と本質的には同一であり、通産省の歴史に汚点を残すものとなった。というのは、自らは真剣な原因究明努力をせず、厚生省研究班の研究結果のあらさがしに終始したからである。原因究明に際して、通産省が、加害企業を擁護し、熊本水俣病と同じように原因究明を迷走させようとしたことは、被害者の権利回復を妨害するものであり、追加的加害という意味を持つのである。

5　生活諸領域における「派生的加害」

(1) 派生的加害の意味

前節までに見たような直接的加害と追加的加害に対して、被害者たちは、被害者運動を組織化し、加害責任の明確化、加害者からの補償、自分達が公害病患者であることの認定を、昭和電工と行政に要求した。1971年9月の一次訴訟の判決と、1973年6月の補償協定によって、これらの被害者の要求を満たす解決の枠組みが、一応は確立された。しかし、その解決の枠組みによっても、解消されない被害者の苦痛が、さまざまに存在したのである。

身体被害は、派生的に、生活の諸領域で、他者との相互作用の中で、さまざまな苦痛と不利益を引き起こす。それらを、派生的被害と総称するとすれば、「広義の加害過程」の中には、「派生的被害発生過程への関与」と言うべきものが含まれており、それを「派生的加害」と言うことにしよう。それは、他の人々が被害者と相互作用する過程で、結果的に、被害者の苦痛を増すような方向への効果を発揮してしまうような言動の総体である。派生的加害においては、そのような派生的苦痛を被害者に与えていることが、原因となっている当事者に自覚される場合もあるし、自覚されない場合もある。また、被害者を「水俣病患者である」と認識した上で、そのような行為がなされる場合もあるし、その認識を欠如したままの場合、さらには、被害者を「水俣

病患者ではない」と思い込んでいる場合もある。「水俣病患者差別」「ニセ患者差別」と言われるものの多くは、このような派生的加害という性格を持つ。

派生的被害／派生的加害は、生活上のもっとも基本的な場面である家族、職場、地域社会のそれぞれにおいて、出現する。一次訴訟判決と、補償協定は、医療費、一時金、年金を加害企業に負担させる枠組みをつくりだしたが、「派生的加害」によって生じる「派生的被害」の多くは、金銭的補償では、癒されないという性格を持っている(第4章参照)。

(2) 家族における人間関係の悪化

健康破壊はまず、家族という生活のもっとも基礎的な場面に大きな影響を及ぼす。しかも、水俣病は魚の摂食を媒介にして発病するゆえに、食事を共にする家族の中に複数の患者が存在することは、むしろ常態である(被害の家族集積性)。何人もの病人の出現という苦難に直面した時、一方で家族成員は、いたわりあい、力を合わせながら、この生活危機に立ち向かおうと努力する。しかし、他方で、身体不調をきっかけとして、家族内部の不和や対立が増幅され、家族成員が相互に傷つけあうという事態も生じて来る(第5章参照)。

人間関係には、一般に、「正の相互作用」と「負の相互作用」の両契機が可能性として存在しているが、水俣病による健康破壊は、しばしば、家族内の人間関係における負の可能性を、増幅しつつ顕在化させる。この時、家族は、派生的被害／派生的加害の発生の場へと変容してしまう。

例えば、病苦ゆえに家事が円滑にできなくなった主婦に対し、周囲の者がつらくあたる。自営業で、家族が協力して一日中作業をしなればならない家族において、患者である妻が充分仕事ができないことに対して、夫から「ノメシ病だ」(ノメシとは、「なまけもの」の意)という非難が投げかけられる(二次訴訟原告Aさんの陳述書、1989年)。患者である夫が、身体の苦しさをまぎらわすために、酒を多飲し、酔って暴力的になったり、攻撃的な言辞を繰り返し、同じく患者である他の成員を苦しめる。そのような患者の一人は、妻として「わたしは離婚を選ぼうか死んでしまおうか、そう思わない日は一日とてな

かった」と苦悩の日々について回想している(未認定患者Bさんよりの聞き取り、1991年7月)。

(3) 「職場の論理」にもとづく派生的加害

水俣病患者は、次に職場においても、人間関係における「負の相互作用」に、苦しめられる。身体の不調は、ただちに、職場での仕事が円滑にできなくなるという結果をもたらす。以前は難なくできていた仕事が、手足のしびれや手先の感覚の喪失、めまいやたちくらみ、身体がフラフラする、目がよくみえない、耳がよくきこえない、耳なりや頭痛などの多数の症状により、できなくなるのである。それでも、多くの被害者は、歯をくいしばって、なんとか仕事を続けようとする。しかし、職務能力の低下は食い止め難い。

例えば、ある患者は、手足のしびれががひどくなり、用具を頻繁に落とすようになった。「お客様には、何してるんだと何回もしかられて、手が悪いとかなんて言われないので[弁解もできず]、なにのめしこいているんだ、ということでしかられました」(二次訴訟原告Cさんの本人調書、1989年3月)。

職務が一人前にできず失敗ばかりしている従業員を、同僚や上司が非難・叱責するということは、普通の職場で通常行われていることである。しかし、このことは、身体の不調に耐えて、懸命に仕事をしようという被害者の苦痛を加重する。しかもそのような非難・叱責は、多くの場合、水俣病ということを知らないままなされている。身体の不調があっても、本人は、職場で、解雇等の不利益を恐れて水俣病であるということを隠そうとするからである[1]。周囲の人々は、無自覚的に「派生的加害過程」に手を貸すことになってしまう。

身体の不調による職務遂行の困難さが周囲の目にはっきりとした場合、配置転換さらに、退職への圧力という形での、不利益が起こってくる。

身体が不調で、職務を一人前に遂行できなくなった従業員を、どう処遇すべきか、具体的には配置転換や退職勧奨をすべきかどうかという問題は、なにも水俣病を前提にしなくても、一般に職場において起こってくるものである。その際、暖かい配慮が示される場合もあれば、冷たい仕打ちがなされる

5 生活諸領域における「派生的加害」

場合もあるであろう。どちらの可能性が前面に現れるかについては、経営者や上司や同僚の人柄、職場の雰囲気、労働組合の有無などが、影響を及ぼすであろう。

　仕事がうまくはたせなかった水俣病患者の場合においても、一方では、職場で、はげましや暖かい配慮を受けているケースがある。「仲間が、もう悪かったら面倒見てやるから勤めれ、……と言われて、そういうあれに励まされて」勤めをやめなかった人もいる (二次訴訟原告Dさんの本人調書、1989年6月)。また、工場長の配慮で、職場での苦境が緩和された人もいる。ある女性患者は、次のように回想している。仕事がうまくできないで、上司に叱られ、「思いあまって辞表を出しました。……けれども、工場長が『……どうしても働かなきゃいけないんだし、……よその会社で苦労するよりここにいなさい。……私はこの辞表は受け取らないで、破いてボイラーにくべるからな。我慢しなさい』と言ってくれたんです」「そのあと工場長のはからいで、簡単な仕事にまわしてくれて、今はあまりいやな思いをしてません」(Bさんからの聞き取り、1991年7月)。

　しかし、反対に、露骨な格下げという形で配置転換がなされ、退職を申し出るように仕向けられたりした患者もいる。Eさんは、身体の不調が職場に知れ渡るようになってから、一つの会社で、2回にわたって配置転換された。最初の配転の時は、身体の調子からみて今までの仕事は無理ではないか、「危ないんじゃないか」という説明だった。2回目の配転では、「ほんとの楽な仕事」にまわされたが、Eさんは、その1カ月後に自分から退職している。というのは、2回目の配転の際、あなたの仕事は別の人がやることになったので、他の仕事にまわってくれ、という言い方をされ、「はじめて感じたの。あ、俺こと辞めさせる気だな、ってことを」。直接「辞めろ」とは言われなかったが、「真綿で首を絞めるというかね」「自発的に辞めるのを待ってたんだ」(未認定患者Eさんからの聞き取り、1991年8月)。

　また、Fさんは、身体不調で入院・欠勤した際の診断書に、医師が水俣病と書いた。すると一週間もたたないうちに、同僚が「おまえの椅子無いなっ

ぜ、代わりが入ったぜって」知らせてくれた。退院して、役員に会ってみると、「おまえ、体の調子がよくねえから、まあ、だから雑役にまわってくれというわけさ。クビってことは言わねすがね」（未認定患者Fさんからの聞き取り、1991年8月）。この職場では、雑役とは、停年後、5年間の再雇用をされた人が、さらにその後でするような仕事であり、Fさんのような当時停年前の人がまわる仕事ではなく、著しくFさんの誇りを傷つけるような配置がえであった。この処遇に、嫌気がさしたFさんは、自分から辞表を提出する。

　これらの事例は、企業の側での「不当解雇」というようなことが問題になるケースではない。企業の側にも、「職場の論理」という形での言い分があろう。身体の不調な人を配置転換して、軽度の作業を割り当てるということは、通常行われることであり、企業としては当然の処置だ、等々。

　だが、これらの事例は、格下げ的な配置転換の繰り返しの中で、水俣病患者が企業という受益圏から排除されていく過程を、典型的な形で示している。実際、企業が、充分に働けない人に対して、「自発的退職」を申し出るように、さまざまなやり方で働きかけるということは、水俣病問題に限らず、広範に見られることであるとしても、上述の患者の排除の過程は、表面的には穏やかだが、ある種の冷たさと陰湿さを帯びてしまっている。派生的加害の過程では、このように、陰微な形での受益圏からの排除というメカニズムが、再三見いだされるのである。

(4) 地域社会における派生的加害

　では、地域社会における人間関係においては、どのような形で、被害者の苦痛を増すような行為や言辞が見られたのであろうか。

　このことは、地域社会の人々が、水俣病と水俣病患者をどのようなものとして認識しているかに、深く関係している。細かく見れば、地区のちがいに応じて、人々の態度に、さまざまなニュアンスの差があるが、1965年の事件発生当初、1971年の一次訴訟判決後、1974年の未認定患者の大量の出現後という段階に応じて、以下のような態度が傾向的に示された。

まず、事件発生当初においては、熊本および新潟の劇症型患者の悲惨な病状が伝えられ、そのイメージに、偏見と恐怖感が絡まることによって、患者に対する強度の忌避が生じた。水俣病は、恐怖の病であり、水俣病になったら、嫁の来てもないし、孫子の代までたたる、と信じられた。水俣病にはなってはいけない、水俣病にかかわってはいけない、という態度が広範に見られた。水俣病は伝染病だという誤った情報が、この忌避を促進した。

　忌避は、人々の自己防衛のためであるが、結果的に、近隣住民の間に差別を生み出した。「子供だって、そこのお母さんが認定になっていると、学校行ってももうその子供は、仲間はずれにされたりしましてね」（未認定患者 Gさんからの聞き取り、1991年8月）。

　この忌避の態度は、一次訴訟が始まった段階になると、原告に対する反感という形で現れる。「まずね、手っとり早い話、あの人と口きくな、まで言ったんだもん。てめえが魚食ってさ、裁判起こすなんて、まーバカなことだと」「あの時分、昭和電工っていえばさ、まあ、この辺まで鳴り響いたもんだしね。勤めに行けば行かれたもんだからね。……だからそんな昭和電工相手に［裁判］するようなバカども、というようなものだったんです」（下流、Eさんからの聞き取り、1991年8月）。

　一次訴訟の判決が出された後には、この延長上の反応が地域社会に起こった。それは、一次訴訟原告が補償金を獲得したことに対する、ねたみや反感である。「裁判に参加した患者が、いやたいしたことなかっただの、いや外見から見れば、あんまり体も具合いが悪くないのに金が欲しいといって裁判に入ったとか、なんだかんだ、そこ一点に集中して、煮え立ったんです」（Dさんからの聞き取り、1991年7月）。

　地域社会において、陰口やねたみという形での否定的相互作用は、多かれ少なかれ、たいていの地域においても見られるものだろう。だが、被害地域においては、補償金の獲得を焦点にして、それが、極端に増幅されたのである。そのような態度は、一次訴訟原告に留まらず、以後、増大する認定患者にも向けられる。認定患者は「お金が入るから、結局お金のひがみなんだわ」

(Gさんからの聞き取り、1991年8月)。

　1974年以後、未認定患者が増大し、1982年より二次訴訟が始まると、別の形での反感が表明されるようになる。それは、認定申請を棄却された未認定患者は「ニセ患者」であり、その運動も不当なものだという反応である。「結局ね、一次訴訟が勝ったから、今また裁判起こして、野郎ども味を覚えてやってんだ、とそんなもんです」(Eさんからの聞き取り、1991年8月)。運動のために、「近所回ってね、署名頼みに行ったら、『お前たちの金もろうのに、おら手助けしてらんねえから』って断わられた」未認定患者もいる(Dさんからの聞き取り、1991年7月)。

　このような忌避と排除の態度は、認定患者であれ、未認定患者であれ、特に患者家族の結婚に障壁を生み出してきた。ある未認定患者は、息子に3回縁談があり、いずれもお見合いまで進んだが、どの話も、まとまらなかった。露骨にそう言われたわけではないが、親が水俣病であるということが大きく影響して破談が続いたと、この患者は確信している(Fさんからの聞き取り、1991年8月)。縁談の相手家族に不治の病人がいる場合、それを縁談のマイナス材料として考えることは、「配偶者選択の常識的基準」の一つである。しかし、そのような常識的基準の採用は、結婚についての受益圏から水俣病患者とその家族を排除する傾向を生み、結果的に、派生的加害という効果を発揮してしまうのである。

(5) 「自分自身がつくりだした障壁」——隠すことの必要性と、その意図せざる帰結

　以上、見てきたように、派生的加害は、家族、職場、地域社会において、頻繁に生起するものであるが、さらに、被害者自身の一定の態度選択が、結果的に自分を苦しめる効果を生むというメカニズムも存在するのである。

　水俣病の存在を知られることは、職場や地域でさまざまな不利益を生じさせるから、それを回避するために、「個人として水俣病を隠すこと」は、各地で行われた。例えば、水俣病になりたくない、という思いから集団検診に参加しなかったり、集団検診でわざと元気なようにふるまったり、身体の

5 生活諸領域における「派生的加害」

異常を自覚しても子供が結婚するまでは認定申請を差し控えたという人は多数にのぼる。

極端な事例として、集団検診の実施に協力しながら、警戒心ゆえに自分たちは検診を受けず、自分たちが水俣病であることを発見するのが、極めて遅れた家族さえ存在する。そのような経過を、下流域にすむGさんは次のように語った。

水俣病に対する忌避がきわめて強い頃であったけれども、「ウチの父ちゃんは人がいいから」、毛髪検査の会場に自宅を貸してあげた。しかし、自分の家族に対しては「おめえたちは絶対検査は受けるなって言ってね、畑行けって言ってね」、検査は受けさせなかった(Gさんからの聞き取り、1991年8月)。

悲劇的なことに、この家族は川魚を常食しており、この父親本人は、数年間、水俣病の典型的な症状を示した後、1974年に突然死し、さらに複数の家族が患者となっていたことが明らかになったのである。しかし、申請が遅かったことから、この家族は、誰一人認定されていない。

「水俣病を隠すこと」は「地域の住民集団の利益」のためにもなされた。その典型は、漁民の多い新潟市松浜地区である。松浜では、魚が売れなくなるのを防ぐために、地域ぐるみで、「川魚は食べていないことにしよう」という申合せがなされた(Dさんからの聞き取り、1991年7月)。この申合せは、認定申請をしないようにという規範として作用し、地域住民の認定申請を抑制する障壁となってしまった。思いあまって最初に申請した自営業の家には、以後1年ほど、お客がよりつかないという帰結を生じた。認定申請する者は、こっそりとせざるを得ず、そのことは個々の被害者を孤立させ、運動の組織化を困難なものとした。

「水俣病を隠すこと」は、個人としても地域社会としても、一方で自らの利益を守るために、とらざるを得なかった行為である。だが、それは他方で、被害者自身が、補償獲得のための回路に障壁を作り出し、意図せずして、自らをより苦しめるような過程を促進してしまうことを帰結した。このようなメカニズムも、被害者の苦境を促進するものとして作用したのである。

6 未認定患者の大量創出とその「長期的放置」——第二の「追加的加害」

(1) 棄却による未認定患者の大量の創出

　以上のような、派生的加害から生ずる苦痛を防ぐことは、1973年の補償協定という解決の枠組みによっても、きわめて困難なものである。これに加えて、さらに、補償協定と認定制度の運用をめぐって、新たな「追加的加害」が発生した。

　補償協定という解決の枠組みができることによって、それまで潜在化していた患者が次々に申請に踏み切るようになり、認定申請者は、1973年後半から急増するようになる。ところが、それにきびすを接して、認定審査会の審査における認定基準の過剰厳格化とも言うべき事態が発生し、1974年以後は、大量の未認定患者が生み出されることになった。そのような事態が生じた背景には複雑な要因連関があり、それについては、第8章で詳しく検討したい。

　「過剰厳格化」とは、本来は被害者であり、補償を受ける権利を持つ人が、それにもかわらず、補償を受ける権利がないと判断され、棄却される事態を指している。それは、まず、当事者からみて、不当な申請棄却と感じられることを意味しているが、「過剰厳格化」と言うべきなのは、より客観的な理由がある。

　認定審査会は、認定申請者が少ない1972年以前の時期には、症状として感覚障害のみを持つ人も水俣病患者として認定していた。しかし、1973年の補償協定以後、認定審査会は、川魚喫食の疫学条件があったとしても、感覚障害が存在するだけでは、水俣病患者と認定しないように認定制度の運用のしかたを実質的に変更したのである。これに対して、このような認定基準の運用が、対象者を過剰に狭くしてしまっているという批判は、司法によってもなされている。例えば、後の新潟水俣病第二次訴訟第一陣判決において

は、審査会によって申請を棄却された未認定患者原告の大部分(91人中88人、96.7%)が、裁判所によって、水俣病患者と認められており、審査会の棄却とその背景としての審査基準が適切でなかったという判断が裁判所によっても示されているのである。

(2) 認定制度の運用における大学病院の態度

棄却と表裏一体になっているのは、大学病院の検査における冷たい仕打ちである。認定制度の一環としての新潟大学病院における検査は、本来であれば、被害者の補償獲得の回路として、被害者の苦痛を軽減するものとして機能するはずであった。しかし、補償協定以後、認定基準の過剰厳格化と平行して、大学病院の申請者に対する扱いは、攻撃的、侮辱的なものとなるようになった。「大学へ行っていやな目して、検査検査をして挙げ句の果てに棄却です。……『それが聞こえないのか』とか『そんなのが見えないのか』とか言うんです。わたしらがいい加減な事を言っているみたいに受け止めるんです」(Bさんからの聞き取り、1991年7月)。

このような経験は例外ではなく、未認定患者統計調査によれば、「大学病院での検査でイヤな思いをした経験」のある人は、68.8%(有効回答数N＝96)にも上っている。検査で「イヤな思い」を体験した人の中で、そのために検査を途中でとりやめ、認定申請を取り下げてしまった人も、9.4%(N＝64)存在する。このような大学病院の冷たい仕打ちは、追加的加害の一環を成すものである。

(3) 未認定患者の長期放置

このようにして生み出された大量の未認定患者は、長期にわたって、無権利状態に閉じ込められることになる。そのような状況を生み出した大きな要因は、環境庁が、認定審査会の大量の棄却を正当化するような判断基準を、1977年、78年に示したことである。以後、ますます、水俣病患者として認定される者は、新潟でも熊本でも少数になっていく(コラム④参照)。

棄却された患者が、行政担当者に理由を聞きに行ったとしても、説得的な理由を提示されることはなく、逆に侮辱的取扱いを受け苦痛は加重するのであった。「県庁のお偉方が四人ずらっと並びまして、私を見るなり、水俣病でなくてよかったね、いいと思いなさい、というようなことを私に言いました」「でも病名がいったい何だか、分かったら教えてくださいと私が言ったんです。そしたら、これは水俣の検査だから、水俣病でないと、ほかのお医者さんで調べてもらいなさい、そうきついことを私に言ったんです」(二次訴訟原告Cさんの本人調書、1989年3月)。

たった一人だったCさんはそれ以上言い返すことができず、無念の思いを抱いて逃げるように退出したのであった(1976年)。

棄却に対する対抗手段としては、行政不服審査請求がある。安田町においては、大量の行政不服審査請求がなされたが、巻頭の表4・表5に記してあるように、それによって認定されたのは、わずか1人であった。

かくして、未認定患者は、日々の苦痛と、補償請求の努力にもかかわらず、昭和電工と行政から、一切の補償や給付を受けることなく、長期間放置される。最後の頼みの綱は、第二次訴訟であったが、1982年の提訴から第一陣の判決が出された1992年3月まで、およそ10年かかっている。新潟の第二次訴訟の判決や、それに対応する熊本水俣病第三次訴訟の判決で、提訴した未認定患者の大部分が水俣病と認められるという流れの中で、行政(環境庁と各県)は、水俣病総合対策医療事業を開始し、未認定患者にも医療費と療養手当を支給するようになったが、それは、ようやく1992年6月からのことであった。さらに、控訴を経て、昭和電工と共闘会議の間で、ようやく最終的な解決協定が成立したのは、1995年12月であった。

補償の権利を持つ者を、本人の請求にもかかわらず、長期にわたって、放置し拒絶し、無権利状態におくことは、「追加的加害」とも言うべき事態である。73年の補償協定がただちに適用された認定患者でも、事件発生後8年かかっているが、未認定患者の場合は、総合対策医療事業の開始まで、27年間、最終的な和解まで、30年以上も放置されたのである。

6 未認定患者の大量創出とその「長期的放置」——第二の「追加的加害」

　長期間の放置は、患者家庭を経済的に没落させる要因としても作用する。健康破壊により、仕事ができなくなった患者は、収入が途絶し、家族の中に他の働き手がいない場合は、医療費と生活費のために資産の切り売りをせざるをえないところに、追いつめられて行く。「○○さんのうちは、もう田圃全部無い。△△さんのうちは、おそらく、今年の稲刈ったら、おそらく無いでしょうね。それから□□さんは、来年一年か再来年か、もう一、二年は持つでしょう。一反で、300万から400万、大体一反一年ですね」(Eさんからの聞き取り、1991年8月)。

　100人より回答を得た未認定患者統計調査によれば、「水俣病関係にかかった費用のために預貯金を取り崩した」家族は、25.6%(問IV-8)、「自分が身体を悪くしたことで、資産(家や土地など)を売ったことがある」家族は、8.0%に上っている(問IV-15)。

　これに対して、認定による補償の獲得は、経済的窮乏化に対する歯止めになる。「この人のうちはね、おじいさんが認定にならなければバンザイするとこだったんです。……田地相当売ったんです」「ほんと、切り売りしてたんです」「それで、じいさんが認定になってから、全然売らないようになった」(Eさんからの聞き取り)。

　では、長期間の放置の間、既存の社会保障関連の諸制度は、被害者を支える力を持たなかったのだろうか。実際、生活保護制度も、身体障害者手帳も、未認定患者の経済的没落と苦痛を改善するものではなかった。

　その理由は、生活保護は、資産を持っている家族には適用されないからである。「住居はあってもいいけれど、田畑があるあいだはだめだ、ということですよね、[身体が]悪かったら、[田畑を]売りなさい、売ってなくなったら、生活保護しますよ、ってことです」(Eさんからの聞き取り)。

　身体障害者手帳については、認定患者の場合、本人の申し出によって2級から6級の手帳を交付されている者は何人もいる。それぞれに応じて、さまざまな権利が保証されている。しかし未認定患者に対しては、行政は、意識的にその交付を拒絶してきた。例外的な一例はFさんである。Fさんは、医

師の診断書に、水俣病ではなく、「水銀中毒」と書いてもらい、その結果、「水銀中毒による四肢の機能障害」と記された、五級の身体障害者手帳を、1987年9月に新潟県庁より交付されている。Fさんは、その手帳を示して、新潟県や昭和電工との交渉の際、認定するようにと迫り、交渉の場面では、昭和電工社員より「これは認めねば」という発言さえひき出したが、県衛生部と認定審査会とは別だということで、結局、認定には結び付かなかった。それ以後、他の未認定患者で身体障害者手帳の交付を申し込んだ者もあったが、県は絶対に出さなくなった。Fさんは、未認定患者として身体障害者手帳を獲得した稀有な一例となった。

7 加害の連鎖的加重性と「随伴結果の引き起こしとしての加害」

(1) 随伴結果の引き起こしとしての加害

　前節までに述べたような、水俣病問題に見られる広義の加害過程は、連鎖的加重性ともいうべき特徴を持っている。そのような加害と被害の連鎖的発生の根源となったという意味において、企業による有毒物の排出という直接的加害行為には、さらに「随伴結果の引き起こしとしての加害」という意味が加重するのである。企業の端緒の汚染は、以上に記した派生的加害と追加的加害を連鎖的に引き起こしたという点でも、責任を問われなければならない。

　さらに前節までの論述ではまだ触れていない「随伴結果の引き起こしとしての加害」として、「地域社会の分裂と不和の促進」という作用がある。当初の汚染、及び、その後の紛争の過程で、阿賀野川流域住民の中には、水俣病被害者とそうでない人々という区別が生み出され、さらに前者の中に、大きくは、六つの立場のちがう集団が作り出された。それは、①一次訴訟原告として運動に参加し判決をかちとった人、②一次訴訟判決の後で補償協定の前に認定された人、③補償協定の後に認定された人、④未認定患者で二次訴訟原告となって運動を担った人、⑤未認定患者で二次訴訟の原告にはならな

かったけれども解決協定書の対象となった人、⑥認定申請を何もしていなかったけれども最終的には解決協定書の対象となった人という区分である。

　これらの複数の立場のちがう集団は、被害者運動と加害企業・行政との間の紛争の歴史的進展に応じて、運動の主役の位置を、順次入れ替わってきた。それは同時に、そのつど、他の集団の傍観や沈黙や反発を伴うものであったゆえに、これらの集団の間には、微妙な反目と不和とが見いだされるのである。どの時点でも、運動の前面に出ている人々に対する周囲からの反発があり、また、どの段階においても、金銭補償を獲得した人には、そうでない人々からの、ひがみや陰口が起こった。逆に、より早い段階で、自らを顕在化させ、苦労しながら被害者運動を担った人々は、補償協定あるいは解決協定書という形で補償の枠組みができた途端に、自分達の運動の成果だけは享受しようとする「後から来た者」に対して、苦々しい気持ちを抱かざるを得ない。

　「同じ公害病の被害者なのだから、お互いに連帯しよう」ということは、運動の理念として掲げられ、それを態度として示してきた被害者も多いし、新潟水俣病共闘会議の運動は、被害者団体と支援組織の連帯を長期にわたって実現してきた。けれども、そのつどの被害者運動は、地域社会の中の「不和と反目と苦しめあい」という障壁の中で、悪戦苦闘を強いられたのである。

　(2) 加害の特徴についてのまとめ
　最後に、本章を通して検討してきた広義の加害過程の総体には、次のような四つの特徴があることを確認しておきたい。
①加害の影響連鎖の時間的長大性
　広義の加害過程の第一の特色は、その影響の時間的長大性である。発生源企業は、1965年1月には、アセトアルデヒド生産を中止しているから、工場操業に伴う有機水銀の新たな流出は、その時点で停止している。しかし、有毒物を排出することは、ある時点で止まっても、派生的被害は、30年以上経過した今日にいたるまで、以後、延々と続いているのである。そのことは、派生的な広義の加害行為、すなわち、職場からの排斥、家族員も含めた結婚

の拒絶、ニセ患者よばわり、補償金に対する妬みや陰口、未権利状態への閉じ込め等が、30年以上、続いて来たことを意味している。

②「広義の加害過程」への広範な第三者の巻き込み

社会関係の広がりという点では、広義の加害過程は、端緒的・直接的加害者とは異なる多数の第三者が、心ならずもそれに、巻き込まれてしまう過程である。家族、職場の同僚や上司、近隣の人々が、水俣病であることを知ったゆえに、あるいは知らないままに、被害者の苦しみを加重する行為や言辞を繰り広げてしまう。認定審査会と行政組織は、被害者の実態とずれた硬直した判断の継続によって、大量の未認定患者を生み出し、それらの組織で仕事をしている人々を、追加的加害という形で、広義の加害過程に巻き込んでしまった。水俣病の恐ろしさの一つの面は、そのようにして、地域社会内に、「不和と苦しめ合いの連鎖」を作り出し、広義の加害過程に広範な第三者を巻き込んでしまうところにある。

③日常的・常識的行為の機能変容としての派生的加害

広範な人々が広義の加害的行為に巻き込まれてしまうのであるが、それは、好んで加害的行為を人々が選択したからではない。むしろ、職場からの排斥、結婚相手としての忌避などの例に見られるように、人々が自分の利益を求めて選択する日常的・常識的行為が、結果的に、被害者の苦痛を加重するように作用してしまうのである。

④派生的加害に対する端緒の原因者による制御不能性

広義の加害過程の中でも、負の相互作用の連鎖的生起を通して、被害者を傷つける言動がなされる「派生的加害」の過程は、直接の汚染の原因者の手から離れた形で展開される。ちょうど、いったん排出された毒物が、その後、もはや、原因者によっても制御できなくなるように、同様に、いったん発生した公害病から社会的に派生する負の影響連鎖は、端緒の原因者のいちいちの関与なしにも生起し、原因者自身の制御可能な範囲をはるかに超えた帰結を生みだす。

以上の①から④の特質は、いずれも、端緒の原因者が「取り返しのつかな

いことをしてしまった」という意味を加重するのである。

　新潟水俣病問題において、被害者が、法的な加害責任を追求してきた範囲は、企業の直接的な加害責任と、政府の間接的な加害責任であり、実際に、それが、司法によって確定したのは、一次訴訟における、企業の加害責任のみである。だが、それは、社会学的に見た場合、社会全体の中で、被害者を苦しめるように作用してきた直接的・間接的な行為や言辞の総体の一部にとどまる。社会問題としての水俣病問題を把握するためには、毒物の排出という端緒的・直接的加害過程が、本章で検討してきた社会的メカニズムを通して、連鎖的にさまざまな広義の加害過程の諸契機を生み出してしまうこと、それを通して地域社会に、はかり知れない破壊的影響を及ぼすことを、公害発生の社会的帰結として、認識すべきなのである。

　　注
　1) 公害被害者が被害を隠さざるをえないということは、つとに、田中正造により、足尾鉱毒事件に即して指摘されている。田中正造全集編纂会編、1978、676頁以下。

　　文　献
飯島伸子、1984、『環境問題と被害者運動』学文社。
五十嵐文夫、1971、『新潟水俣病』合同出版。
宇井純、1967、「阿賀野川を汚したのは誰か」『文芸春秋』1967年8月号。
宇井純、1968、『公害の政治学——水俣病を追って』三省堂。
大石悠二、1965、「新潟・水俣病を追及する」『朝日ジャーナル』1965年8月8日号。
北野博一、1990、「新潟二次訴訟証言」(2月13日)。
斎藤恒、1992、『新潟水俣病』毎日新聞社。
田中正造全集編纂会編、1978、『田中正造全集第二巻』岩波書店。
寺本広作、1976、『ある官僚の生涯』非売品。
富田八郎（宇井純）、1969、『水俣病』水俣病を告発する会。
西岡正、1967、「新局面に入った新潟・水俣病」『朝日ジャーナル』、7月9日。
深井純一、1982、「水俣病をめぐる国の責任」、『公害研究』11巻4号21-28頁。
舩橋晴俊、1980、「協働連関の両義性——経営システムと支配システム」現代社会学問題研究会編『現代社会の社会学』川島書店。
水俣病研究会編、1996、『水俣病事件資料集　上巻・下巻』葦書房。

コラム⑧　五大公害訴訟提起後数年間の主要関連訴訟(年次別)　　[飯島伸子]

◎は五大公害訴訟

1967. 6.12	◎新潟水俣病訴訟第一陣提起。原告、家族13人。
1967. 9. 1	◎四日市公害訴訟提起。原告、公害患者9人。
1968. 3. 9	◎イタイイタイ病訴訟提起。原告、患者9人、遺族19人。
1968. 7. 8	◎新潟水俣病第一次訴訟第二陣提起。
1968. 8.28	加治川水害訴訟提起。
1968.10. 8	◎イタイイタイ病第二次訴訟提起。
1968.11.17	大宮市・三菱原子炉設置差止め請求訴訟を提起。
1969. 2. 1	カネミ油訴訟提起。
1969. 6.12	◎新潟水俣病第一次第三陣提起。
1969. 6.14	◎熊本水俣病第一次訴訟提起
1969. 6.28	群馬県安中市民、東邦亜鉛の違法工場増設行為に対する行政不服訴訟を提起。
1969. 7. 7	大宮市民約1800人、三菱原子炉撤去請求訴訟提起。
1969.12.15	◎大阪空港公害訴訟提起。
1970. 4.17	◎新潟水俣病第一次第四陣訴訟提起。
1970. 5. 7	大分県臼杵市風成地区の漁業者、臼杵市と臼杵漁業に対する漁業権確認訴訟提起(大阪セメント進出反対裁判)。
1970. 8. 8	熊本水俣病未認定患者、行政不服審査請求訴訟提起。
1970.11. 6	富士市民、ヘドロ公害訴訟提起。
1970.11.16	カネミ油症マンモス訴訟、原告、8府県の患者。
1971. 5.28	薬害スモン第一次訴訟提起。全国スモンの会会長らによる代表訴訟。被告、国、製薬会社、医師、病院。
1971. 6.30	イタイイタイ病裁判第一次訴訟で、原告患者側勝訴判決。被告三井金属は控訴し、原告や原告側弁護団、世論の厳しい批判を浴びる。
1971. 7.20	大分県臼杵市風成地区から提起された漁業権確認請求訴訟に判決。原告漁業者勝訴。被告、大阪セメントが控訴。
1971. 7.21	薬害スモン第二次訴訟提起。岡山県井原市民2人が原告。
1971. 9.29	新潟水俣病第一次訴訟で原告患者側勝訴判決。
1971.11. 5	薬害スモン第三次訴訟提起。19都道府県の患者155人が原告。
1971.11.20	薬害コラルジル訴訟提起。
1971.12.14	スモン第四次訴訟提起。
1972. 3.10	スモン第五次訴訟提起。原告患者405人のマンモス訴訟。
1972. 4. 1	安中公害裁判提起。原告、安中の土壌汚染被害者108人。被告、東邦亜鉛
1972. 4.25	新幹線認可取消し請求訴訟。原告、東京都江戸川区民。
1972. 7.24	四日市公害訴訟で、原告患者側勝訴判決。
1972. 7.27	伊達火力建設差止め請求訴訟提起。初の環境権訴訟。
1972. 8. 9	イタイイタイ病裁判控訴審で被告三井金属の控訴に棄却判決。原告および弁護団の三井金属本社との交渉の結果、第一次から第七次訴訟の原告、および原告以外のイタイイタイ病患者、要観察者すべてに対する補償の約定を得る。
1972.12.26	スモン分離派第一陣、全国スモンの会大阪支部が訴訟提起。
1973. 1.20	熊本水俣病第二次訴訟提起。原告は新認定患者と未認定患者31世帯141人。
1973. 3.20	熊本水俣病第一次訴訟に判決。原告患者側勝訴。
1973. 4.10	森永ヒ素ミルク中毒の被害者、国と森永乳業に対する損害賠償請求訴訟提起(森永ヒ素ミルク民事訴訟)。
1973. 5. 9	新幹線事業認可取消し請求訴訟提起(徳山市)。
1973. 8.21	九州電力の豊前火力発電所建設差し止め請求訴訟提起。原告、福岡・大分両県の環境権訴訟を進める会。
1973. 8.24	森永ヒ素ミルク民事第二次訴訟提起。
1973. 8.27	四国電力の愛媛県伊方原子力発電所設置許可取消し請求訴訟提起。住民代表による環境権訴訟。
1973.10.19	大分県臼杵市漁業者提起の漁業権確認請求訴訟の控訴審に判決。第一審と同じく、原告勝訴
1973.12.17	大阪府泉南郡の住民61人、関西電力多奈川第二火力発電所建設差し止め請求訴訟提起。

第3章 被害者潜在化のメカニズム
〔渡辺伸一〕
――集団検診の受診と認定申請をめぐる困難の分析――

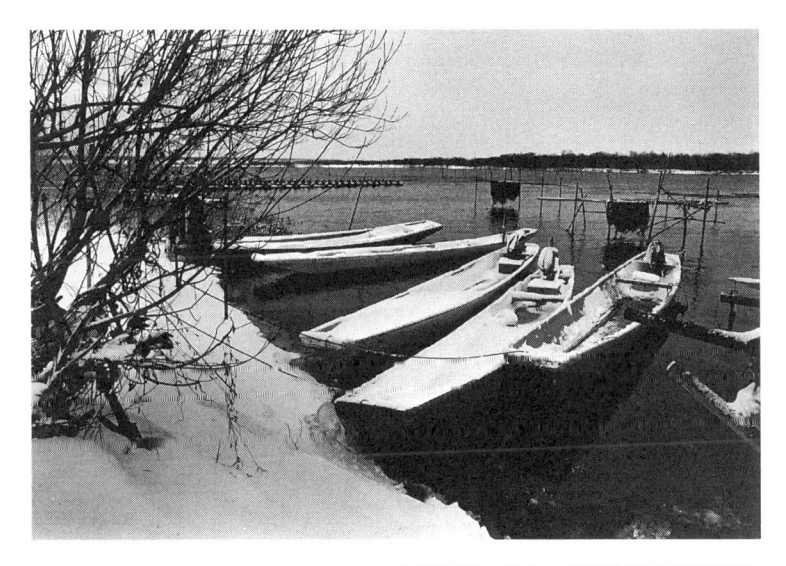

阿賀野川の川舟。共闘会議事務局提供

76 第3章 被害者潜在化のメカニズム

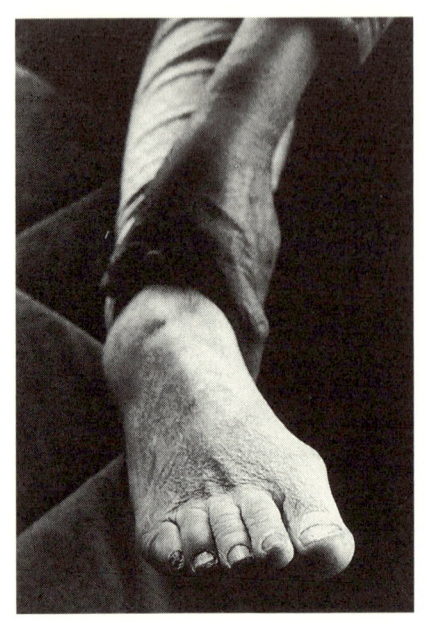

ある未認定患者。痺れた足をさする。　撮影、田中史子(1990年)

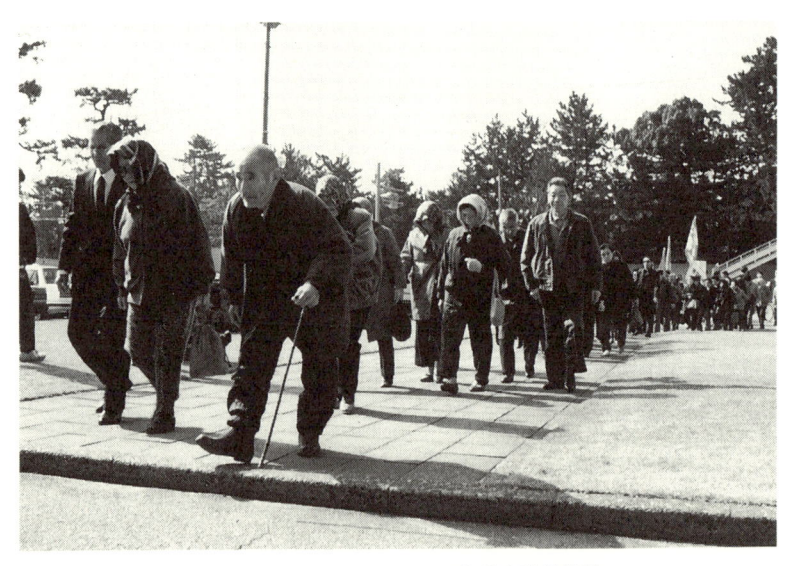

法廷(新潟地裁)に向かう二次訴訟原告団。共闘会議事務局提供

新潟水俣病が阿賀野川流域において問題化した当初、新潟県は、被害者の発見に対し積極的であり、そのための集団検診を何回も組織化した。また、その後は、公式の制度として、個別的な診断によって異常を発見された被害者が、認定申請し、大学病院で検査を受け、水俣病と認定されれば、補償協定による補償が受けられる、ということになった。にもかかわらず、実際には、認定されず、補償も受けられない未認定の被害者が大量に生み出されてきた。大量の未認定患者の生み出しの制度論上の根拠は、認定審査会における認定基準が時間の経過とともに変更され過度に厳格化したためである(第8章参照)。しかしながら、大量発生を結果的に準備してしまったのは、多くの被害者による①集団検診の未受診と②認定申請の遅延という事態であった。こうしたいわば被害者の潜在化とでもいうべき問題は、なぜ、そして、どのような理由によって生じてきたのか。言い換えれば、被害の社会的な顕在化はどのような社会的要因によって阻害されたのか。

本章での課題の中心は、この「被害者潜在化のメカニズム」なるものの解明である。

ところで、このことは、別の面から言えば被害を受けた個人が被害者として名乗りをあげる際の諸困難を明らかにする、ということであるが、後半では、今度は、申請以後において、未認定患者が直面することになった問題、すなわち「大学病院の検査での困難」、「認定棄却という処分」などについても検討する。

1 被害者潜在化の実態──集団検診の未受診と認定申請の遅延

(1) 集団検診の未受診[1]

新潟県は、1965～67年にかけて、新潟水俣病の被害者発見のため、新潟大学、関係市町村、保健所の協力を得て、集団検診を幾度も実施している(第1回一斉検診)。検診の対象とされた阿賀野川流域の関係市町村は、3市5町3

表3-1 第1回一斉検診の受診状況(1965～1967)

			第1次調査 '65.6.16-26 (下流域)	第2次調査 '65.6.24-25 (下流域)	第3次調査 '65.8.23-9.18 (全流域)	第4次調査 '67.6.26 (鹿瀬町)	総合
1段階	個別訪問調査	対象者	21054人 ↓	8076 ↓	39057* ↓	1128 ↓	69315 ↓
2段階	精密検査	該当者 受診者 受診率	? 120 ?	284 82 28.9%	1384 135 9.8%	44 3 6.8%	1712 340 19.9%

出典) 新潟県資料より作成
注) *新潟県環境保険部環境衛生課でのヒアリング(1992年3月)によれば、第3次調査における個別訪問調査の受診率は、約50％である。

村(149集落)で、世帯数は、13483にも及んだ。また、県は、この検診による実態把握が完全でないことを認識すると、1970～72年にかけて、第2回一斉検診をも組織化している。こうした一斉検診の早期実施に見られる積極性は、熊本水俣病との比較において、行政指導による川魚の採補・食用規制といった対策などと同様、高い評価が与えられている(原田、1971、深井、1985など)。にもかかわらず、現実には、一斉検診の受診率はきわめて低く、結果として行政の用意した被害者の発見→援助のルートから漏れる人が多発してきたのである。

　詳しく検討してみよう。まず、第1回一斉検診からみていくと、この検診は、第1次から第4次までの4つの調査から成り立っており、その方式は2段階という形をとっている(表3-1)。第1段階は、阿賀野川流域集落で該当する患者の有無を調べるために行われた個別訪問調査(保健婦、新潟大学医局員、インターン生、学生らによる)であり、第2段階が、異常を発見された人々による大学病院で精密検査の受診である。

　第1次から第2次調査までは、横雲橋（おううんばし）という河口から14km余り上流にかかっている橋から下流域(新潟市、豊栄市、横越村、京ヶ瀬村)で行われたのだが、中上流域にも水俣病と疑われる患者が発見されたことから、第3次以降は新潟市以外に中上流域(新津市、五泉市、水原町、安田町、三川村、津川町、鹿瀬町)にも拡大されて実施されたものである。さて、県の資料では、

1 被害者潜在化の実態——集団検診の未受診と認定申請の遅延　79

表3-2　第2回一斉検診の受診状況(1970〜72)

			一斉検診 '70.10-12	補助検診1 '71.10-11	補助検診2 '72.5-6
1段階	アンケート	対象者 回答者 回答率	11936人 11006 92.2% ↓	449 417 92.9% ↓	
2段階	現地での診察	該当者 受診者 受診率	2714 1013 37.3% ↓	2117* 1288 60.8% ↓	
3段階	精密検査	該当者 受診者 受診率 有所見者	113 98 86.7% 60	431 297 68.9% 174	134 83 61.9% 68
		認定者		138	32

出典）新潟県資料より作成
注）*1970年度の未受診者のうちの1645人を含む

　第1段階の調査回答率については、残念ながら明記されていないのでわからない。だが、我々のヒアリングによると、第3次調査の回答率だけしかわからないのだが、約50％という情報が得られた。仮にこの数字を信じるとしたなら、20000人にも及ぶ人々が受診していないことになる。また、第2段階での精密検査の受診率の極端な低さも注目される。受診者は、「健康異常を訴えた人」(1712名)の中で、20％にも満たない(340名)のである。

　他方、第2回一斉検診の場合はどうであろうか。この検診では、阿賀野川流域住民で「第1回一斉検診において川魚を摂取したと答えた者」及び「漁業従事者」を対象にして、1970年10月から行われ、まず①アンケート調査を行い、次いで②現地での診察を経て、③精密検査を行う、という3段階による新方式が採用された(表3-2)。ところが、結果は、第2段階での「現地での診察」の受診率が37.3％ときわめて低率であった。そこで1年後以降、70年の未受診者1625人を含めた形で検診(補助検診という)が再度行われることとなった。今度は、受診率が前回よりも上回ったとはいえ、ここでも各段階で受診をしなかった数百人に上る人々の存在が見て取れるのである。しか

も、確認すべきは、この一斉検診の中には、第1回一斉検診を受診しなかった少なくとも20000人以上と考えられる人々が初めから対象にさえなっていないという点である。

(2) 認定申請の遅延

前述のような形で、実際に、大量の集団検診未受診者が生み出されてきたとはいえ、たとえ集団検診を受診しなかったとしても、それで、補償への道が閉ざされてしまったわけではない。個別的診断を契機とする認定制度の利用という方法(本人申請主義と呼ばれる)があるからである(図3-1、図3-2)。しかし、集団検診を受診せず、認定への道を逸した人々も、次なる機会である認定制度の利用に関しては問題が生じず、したがって、認定申請を速やかに行ないえたのか。

ここで我々が行った未認定患者統計調査を参照すると、未認定患者は、身体の異常の自覚があってから、相当の年月が経過(平均 8.2 年)してから認定申請にふみきっている。そして、「事情が許せば、もっと早くに申請していたか」と問うたところ、ほとんどの人(86 %)の回答は「そう思う」であった。

表3-3 を見ていただきたい。この表は、新潟水俣病に関わる全体としての認定申請者数、認定数、棄却数、及び、我々の調査対象者の第1回認定申請数を年度別に示したものである。注目すべきは、申請者の急増が 1972 年に見られ、ピークが 1973 年であるという点である。1972 年と言えば、中上流域で初めて認定患者が出た年である。また、1973 年の3 月には、熊本水俣病訴訟の第一審判決があり、6 月には新潟においても、第一次訴訟判決後の交渉の結果、新潟水俣病共闘会議と昭和電工との間に補償協定が結ばれている。すなわち、熊本においても新潟においても被害者の要求の正当性が、広く社会的に認められるようになり、加害企業が被害者への補償を受け入れるようになった時期である。したがって、認定申請が急増したこの時期から、認定制度を利用して補償を獲得しようという機運が強まったことを読みとること

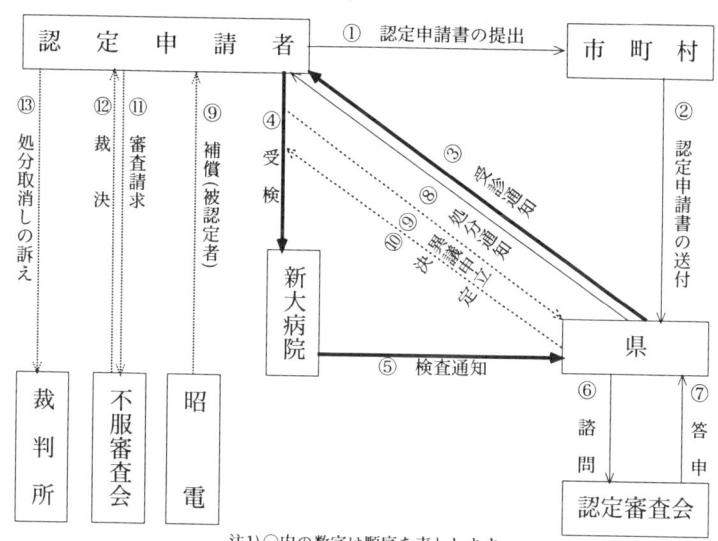

1 被害者潜在化の実態——集団検診の未受診と認定申請の遅延　81

図3-1　水俣病認定業務の流れ

注1）○内の数字は順序を表わします。
　2）⑧処分通知は、認定の場合は市町村経由となります。

出典）新潟県資料

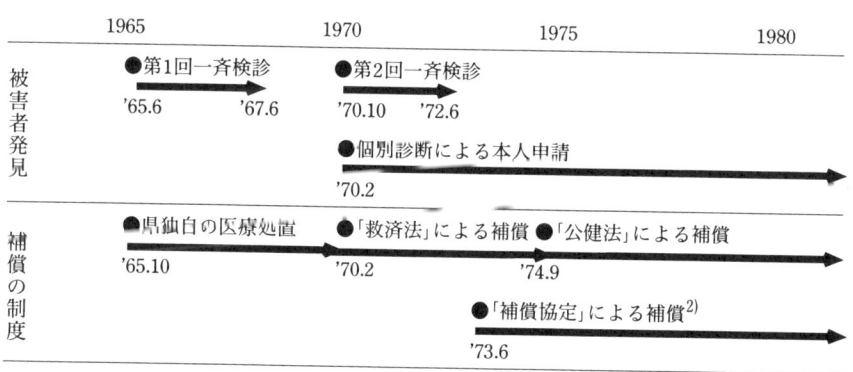

図3-2　被害者の発見・補償制度の変遷[1]

注1）この図は、患者の公式発見（1965年）から第2次訴訟提訴（1982年）の頃までに限定した図である。
　2）患者は、認定されると法による補償か、補償協定による補償かのいずれかを選ばなければならないが、後者を選択するのが実情である。

表3-3　年度別の認定申請数、認定数、棄却数

年度		1965-69	70	71	72	73	74	75	76	77	78	79	80	81	82	83	84	85	86	計
全体	申請	43	51	102	386	517	243	215	208	195	49	37	20	13	13	8	9	7	0	2116
	認定	42	7	53	228	113	96	86	34	15	7	2	1	0	1	3	2	0	0	690
	棄却			2	7	43	145	207	207	252	157	146	15	31	21	15	30	10	10	1298
調査対象者第1回申請			1	1	2	29	12	14	4	29	1					1	1			97*

出典) 新潟県資料、及び、新潟水俣病共闘会議、1990、『阿賀の流れに』より作成
注) ＊不明2を含む

は可能である。

　以上のことは、各個人の認定申請は、各人の健康状態という単独の要因によって即決定されるのではなく、さまざまな社会的要因が、認定申請の開始にも、その逆の申請の遅延にも、強く作用しているということである。言い換えれば、未認定とされた被害者にとって、この時期以前においては、集団検診の受診や認定申請を促す要因よりも、潜在化(未受診と申請の遅延)を引き起こす要因の方がより強く作用していた、と考えられるのである。被害潜在化の医学的要因としては、遅発性水俣病の可能性も考えられるのであるが、社会的要因の果たす役割もきわめて重要性だと言わねばならないのである。

2　被害者潜在化のメカニズム——潜在化要因の分析

　行政が実施した集団検診の受診や認定制度に基づく認定申請は、ある個人の被害を社会的に顕在化させる第一歩として重要である。そして、集団検診の受診者や認定申請者の増大は、被害がそれだけ広範に亘っていることを社会的に、とくに行政や加害企業に対して示すことにつながるものである。

　しかしながら、現実には、前述のごとく集団検診を受診しなかった人々や健康被害が生じているにもかかわらず認定申請が遅れた大量の人々が生み出されてきた。このことは、被害の全体像の過小評価を社会的に促進させる効果を結果的に持ってしまったと言える。　被害者の長期間にわたる潜在化は、いったいなぜ引き起こされてしまったのか。潜在化の要因は、流域毎にそれ

2 被害者潜在化のメカニズム――潜在化要因の分析　83

それ特徴をもっているということができる。したがって、ここでは、最初に、潜在化要因を流域別に分析し、次に全域に当てはまる要因について検討していくことにしよう。

(1) 流域別にみる潜在化要因
【中上流域】

指摘すべき第1点目は、「新潟水俣病とは下流の問題だ」と発生当初認識されており、このことが中上流の被害者に「自分たちは関係ない」という判断を植えつけ、集団検診の受診や認定申請の必要を感じさせなかったことである。

たしかに、新潟において水俣病が最初に発見され、公表されたのは下流域の患者であった(1965年6月12日)。とはいえ、「下流の病気だ」という認識を社会的に広めた原因としては、行政による漁獲、販売に関わる指導が初期には下流域に限定されていたことがきわめて大きい。また、マスコミ、医学者らの果たした役割も無視することができない。これらについては、第1章で詳述した通りである。さらには、1967(昭和42)年に、被害者3家族13名が第一次訴訟を提起するのであるが、これらの人々の居住地が全て下流域であったことも、そのような認識を強化したであろうと推察される。中上流域で、最初に認定患者が出るのは、1972年であるから、1965年から7年間という長期にわたり、「新潟水俣病＝下流の病気」は、被害者を含む阿賀野川流域の全住民にとって(さらに言えば全国民にとって)、まさに「社会的事実」として認識されていたことになる。

我々の調査では、集団検診の未受診や認定申請の遅延の理由として、多くの被害者が「水俣病だと思わなかった／気づかなかった」を挙げている(表3-4、表3-5)。身体に生じた健康障害を自覚しながらも、水俣病とは気づかず他の病気だと思うなどして潜在化していった背景には、とくに中上流域の場合、こうした「社会的事実」のもたらした効果があったと考えられるのである。

表3-4 身体の調子がおかしかったのに集団検診を受診しなかった理由
(複数回答、N=29)

理由	人数(%)
もし水俣病だとすると、自分や家族、親族の結婚、就職に障害になると考えたから	18(62.1%)
まさか自分の症状が「水俣病」だとは思わなかったから	9(31.0%)
もし水俣病だとすると地域からつまはじきにされると思った	8(27.6%)
忙しくて行けなかった	5(17.2%)
検診したことを周囲の人に知られたくなかった	5(17.2%)
水俣病は下流の話で、中・上流は関係ないと聞いていた	0(0.0%)
もし水俣病だとすると身内や昭和電工業関係者に迷惑がかかると思った	0(0.0%)
その他	13(44.8%)

出典)未認定患者統計調査より

表3-5 認定申請が遅れた理由
(複数回答、N=86)

理由	人数(%)
家族、親戚の結婚や就職、仕事に支障になると困ると思った	50(58.1%)
長い間水俣病だとは気がつかなかったから	29(33.7%)
水俣病だとわかると地域からつまはじきにされると思った	25(29.1%)
水俣病だとわかるのが恐ろしかった	24(27.9%)
水俣病に詳しい医師に長い間出会えなかったから	18(20.9%)
自分の結婚や就職、仕事に支障になると困ると思った	16(18.6%)
家族から認定患者がすでに出ており、これ以上増えると世間体が悪いと思ったから	14(16.3%)
今の制度では申請しても認定は無理だと思ったから	10(11.6%)
家族や親戚が反対したから	8(9.3%)
役所の職員に水俣病の申請をするところを見られたくなかったから	4(4.7%)
家族に介護を必要とする者がいて、その介護が大変だったから	3(3.5%)
身内や知人に昭和電工の関係者がいるので、迷惑がかかると思った	1(1.2%)
何回かの申請の時に、大学病院での検査を止めてしまったから	1(1.2%)
その他	20(23.2%)

出典)未認定患者統計調査より

【上流域】

　第2に指摘できるのは、上流域に特殊な事柄であり、それは加害企業との地理的心理的距離の近さと経済的社会的拘束性という問題に関わっている[2]。

　鹿瀬町は昭和電工鹿瀬工場の所在地として、同社の膝元の地域であり、鹿瀬町はもちろん、津川町、三川村、上川村など周辺地域においても、経済的な側面をはじめとし昭電に依存するところがきわめて大きかった。昭電は、町民税や固定資産税の納入を通じて町の財政に貢献、町民に働く場を与えた。町に対する様々な種類の寄付を通じて、地域住民の生活を潤し、町民から「デンコウさん」と呼ばれていた(川名、1989、79頁)。また、事件発生当時、鹿瀬町においては、住民のほとんどが昭電社員であるか、経済的に何らかの形で

工場と結ばれていた人々であったし、同町議会では、定数 22 議席のうち、同工場関係議員が9名を占めるに至っていたのである[3]。

さらに次のようなこともあった。経済環境の変化に伴い(水俣病の原因となった有機水銀を含むアセトアルデヒド工程を廃止し、より有利なエチレン利用工程の石油化学工業へ進出するため)昭電が、鹿瀬工場の分離縮小案を立てていた1964年から65年の初めにかけて、東蒲原郡4町村議会(鹿瀬町、津川町、上川村、三川村)は、工場存立のための要請決議を行なう。そして、65年の2月には、県議会議員、4ヵ町村長・議長が昭電の東京本社へ出向き、工場存立のための陳情まで行っているのである(中村、1971: 184)。

一方、新潟水俣病の原因が昭電からの工場廃液によるとの見解が、厚生省の疫学班から公表されるのは、1967年の4月であるが、昭電は、こうした厚生省見解に対して、その1年くらい前より、原因は、新潟地震時(64年6月)に信濃川河口付近の農薬倉庫から流出した農薬(倉庫農薬流出説)である、とする主張を展開し始めていた。「もし鹿瀬工場が汚染源であるならば、なぜ、上流で患者が発見されないのか」というわけである。

以上こうした上流地域における特殊性は、当然、集団検診の実施に対しても大きな影響を与えた。鹿瀬町は、水俣病の住民一斉検診に際して、1965年の第1回一斉検診を受けた20名中4名の高密度水銀保有者が発見されるや否や、翌年以降は「昭和電工を犯人と断定するための証拠集めには協力できない」との理由で検診を拒否し中止させたりもしている[4]。また、66年、鹿瀬町、津川町の町議会で、水俣病の原因は昭電ではないとする決議がなされたり、町長主催の川魚の安全性を宣伝する目的の川魚釣り大会が開かれたりしているのである[5]。さらに、こういうケースもある。ある被害者が(未認定患者統計調査、No.103。以下、対象者番号のみ記す)、認定申請の方法を鹿瀬町役場に聞きに行ったところ、担当課長から「よく分からないので暫く待て」と言われた上に「もし水俣病でないとわかると何十万円もとられるんだぞ」と脅かされるといった役場の妨害に会い、申請書類を長い間渡してもらえず、その間申請できなかった。

こうした状況が、昭電による汚染であることが確定した第一次訴訟以後も、長期にわたり維持され続けてきた、というのは驚くべきことである。例えば、鹿瀬町のある職員は、1992年のヒアリング[6]において、「裁判では汚染源は、昭電とされたが、(倉庫)農薬流出説は完全に否定されたわけではない」と述べている。また、津川町の元職員は、阿賀野川と信濃川流域に広がる広大な水田地帯(新潟平野)で使用された農薬が魚を汚染した原因の一つだとする「水田農薬説」という新説を説き、「汚染源は昭電だけでない」と主張するのである[7]。

「あそこ〔昭和電工〕は治外法権だ」とは元県衛生部長の北野博一氏の言葉であるが[8]、上流域においては、昭電との「地理的・心理的及び経済的・社会的拘束性」が、換言すれば、いわゆる昭電による「地域支配」が、被害者の表面化を妨げた大きな要因の一つだった、と言うことができるのである。

【下流域】

被害者潜在化の第3の要因は、とくに下流域において行われた地区ぐるみでの「水俣病隠し」である。阿賀野川の河口右岸に松浜という集落があるのだが、ここは、古くから栄えた漁師町で、海と川の両方で漁をし、魚の行商によって生計を立ててきた地区である。阿賀野川の流域で行商をしていた地域は、下流の集落に限られていた。なぜなら、日本海に近い下流域では、川魚の他に、海魚も自分で捕ることができたし、しかも市場での入手も容易であったからである。

こうした条件を背景に、松浜では、新潟市内のみならず、かつては上流へ20km以上も離れた水原町、安田町まで行き、魚を売っていたのであった(新潟水俣病共闘会議、1990)。しかし、「水俣病が下流で発生」と公表されると、松浜の人達は、行商が成り立たなくなることを恐れた。水俣病の原因となったのは、川の魚介類だったのだが、人々の不安は、海魚にまで及んでしまったためである。そこで、同地区の漁業組合が漁獲規制の解除を県に度重ねて陳情したり、また「当地から水俣病患者を出すな」などと決議し、幹部が組合員や地域に周知徹底させるということが行われていったのである。しかし、

実際には、海魚の売れ行きは2年くらいも低迷することになる。下流ではこのように、もし地元から水俣病患者が出たならば、家計への依存度が高い魚の行商が成り立たなくなってしまうという恐れ(経済的制約)が潜在化の固有な要因として挙げられる。身体が不調であるにもかかわらず被害者たちは、認定申請せず我慢し続けた。漁協による「被害者を出さない」という申し合わせを維持することができなくなるのは、1973年頃であり、事件発生から8年も経過した後であった。

以上、これまでは、被害者の潜在化要因について、阿賀野川の流域別にその特徴をみてきたわけであるが、続いては、今度は全流域に共通の要因について検討してみることにしよう。

(2) 全流域における潜在化要因
【全流域——そのⅠ】

我々の調査では、潜在化の理由として「水俣病だと思わなかった／気づかなかった」と言う要因を、多くの被害者が挙げていた(表3-4、3-5)。この原因の一つには、中上流の被害者については、「新潟水俣病とは下流の病気だ」と当初認識されていたことがある、というのは前述した通りである。しかし、身体の異常を感じているにもかかわらず、「水俣病だとは思わなかった」人は、中上流にとどまらず、下流の人も多いのである。これは、どう考えればよいのだろうか。それには、水俣病の症状における「認識ギャップ」という全流域の被害者に関わるもう一つの要因を考えねばならない。

第二の水俣病が新潟で発生した当時、阿賀野川の流域住民は、水俣病とはどんな病気であるかについては、ほとんど何も知らなかったといってよい。水俣病という名前さえ知らなかった、と言う住民も決して例外ではなかったのである。こうした状況の中から水俣病なるものが次第に地域住民に知られていくようになるわけであるが、この時広く流布したのが「水俣病とは〈可視性〉が高いのだ」というイメージだった。これには、「激症型」と呼ばれる患者の映像が新潟のみならず熊本のものも各種メディアを通してセンセー

ショナルに伝えられはじめたこと、そしてそれが流域住民にインパクトをもって受け止められたことなどに起因している、と考えられる。

我々がヒアリングしたある未認定患者は、周囲の人々が自分のことを水俣病だと認めてくれず、非常に苦労すると同時に嫌な思いもすると言い、「(私たちにとっては)被害が目に見えないのが被害の一つ。手足のしびれは他人の目ではわからない」(No.116)と述べている。まさに皮肉としか言い様のないこの発言には、現在の未認定患者が「ニセ患者」差別に苦しむ固有の困難が端的に表現されている。激症型の患者を除けば、典型例である手足のしびれや目、耳などの障害は外部からは分かりにくいからだ。しかし、「水俣病患者であれば被害が外から見てもわかるはずだ」というこうした認識は、かつては未認定患者自身によっても持たれていた。「テレビで猫の狂死や水俣病患者の悲惨な状況を見て、大変な病気だと思った」というのが、我々の調査対象者ほとんどの初期における水俣病観であったからである。

自らの症状を水俣病と自覚させるのを遅延させ、その結果、潜在化をもたらした一つの要因として、〈可視性〉が高いという水俣病のイメージ(「水俣病らしさ」)と被害者自身による病状認識とのギャップ(「水俣病らしさ」の欠如)という要因を指摘できる、と思われる。

中流のある対象者は、「激症型の症状をした患者はこの部落にいない」ので、水俣病とは下流の「津島屋あたりだけの問題だと思った」(No.13)と述べている。この発言の中から、中上流域においては、既に指摘した「水俣病とは下流の問題だ」という社会的認識が、「激症型の症状をした患者はこの部落にいない」という「事実」によってさらに強化され潜在化を促進していった状況が読み取れる。

【全流域——そのⅡ】

第5の潜在化要因も、全流域において指摘できる問題であり、それは社会的差別への予期・警戒心である。「家族、親戚の結婚や就職、仕事に支障になる」「地域からつまはじきにされると思って」「自分の結婚や就職に支障に

なる」「世間体が悪い」など(表3-4、3-5参照)。子どもに縁談があった時、相手から「娘さんは嫁にもらいたい。しかし、両親が病人なのでだめだ」とはっきり言われて破談になった、というケースもある(No.59)。こうした社会的差別を生み出す原因としては、まず、水俣病が当初、「伝染病」「精神病」などと関連づけられて恐れられていたことが挙げられる。

　熊本では当初水俣病は「奇病」扱いされ、「伝染病」の可能性があるということで、患者たちを隔離病舎に収容していたが、こうしたことが新潟にも影響を与えている。そして、急性水俣病患者の症状が激しく悲惨なだけに、水俣病は、当時恐れられていた肺病(結核)やハンセン病などと同様に嫌われていた、と言われるが(川名、1989、24頁)、こうした状況は新潟においても基本的に変わりは無かった。初期の下流における水俣病患者で、町中の医師では判断が付かず、大学病院に送られたのだが、診断名は、精神病で、精神科の独房に入れられた(川名、同、57頁)という例もある。「水俣病などになったら、草津の山奥に連れていかれて一生帰ってこれなくなる」と考え、申請しなかったという人がいるのは[9]、こうしたことが背景になっていると考えられる。また、猫を飼うと必ず狂い死にするので、「猫が崇っとるんではないかと思って」、以後猫を飼わなくなったと言う患者もいる(宇井、1990、135頁)。もちろん、猫にとどまらず患者が出た家に対しても、周囲からあの家には「祟りがある」と初期には言われていたのである(No.64)。このようにして一度付与されてしまった水俣病に対する負のイメージは、病気の因果関係が解明された今日でさえ完全には払拭されていないというのが実態である。

　さらにはまた、水俣病などになって「人から金目当てに申請したと言われたくない」「ニセ患者だと言われたくない」といって申請しなかった人もいる。「患者に対するうわさや陰口」を聞いており、それが自分に向けられるのを恐れたのだ(第4章参照)。

　「プライバシーが完全に守られていればもっと早い時期に申請をしていたか」という我々の問いには、約4割の人が肯定的に答えている。水俣病のような社会的差別につながりやすい公害病においては、被害者の発見、補償の

手続きにおいて、プライバシー保護の努力が尽くされなければ容易には名乗りをあげることはできないのである[10]。

【全流域——そのⅢ】
　第6点目は、認定制度に内在する要因である。水俣病の認定は、国による認定制度がスタートした1970年以後は、本人申請がその契機となるが、そのためには医師による診断書が必要となる。しかし、自ら水俣病を自覚し、病院に行ったにもかかわらず、水俣病についての診断を得ることができなかった被害者が存在している。診断内容は、「どこも悪くない」「わからない」「原因不明」「疲労か何かだ」「神経痛」「ノイローゼ」「自律神経失調症、後頭部神経痛で痛み止めをもらった」など。また、「手足のしびれが、5～6年も直らないため自分も水俣病なんだろうか」と思い、通院していた病院の医師に話してみたところ「お前も水俣病患者の真似してるんだか」と言われた人がいる(女性、70代)。これらのことは、被害者がせっかく早期に被害を自覚し、病院に言ったとしても、その病院に水俣病問題に取り組んでいる医師がいる場合は別として、他の病院であったならば容易には水俣病とは診断されなかった、ということを示している。認定制度が個別診断による本人申請という立場(本人申請主義)をとっている以上、こうした状況が起こるのは必然と言えよう。
　また、認定制度に内在する第2の問題は、認定基準の厳格化である(第8章参照)。1973年頃から始まった認定基準の実質的厳格化は、被害者に「今の制度では申請してもどうせ棄却される」という意識を生じさせ潜在化を助長していったのである。過度に厳格化した認定制度のもとでは、前述のごとく社会的差別の可能性が生じることはあっても、制度的補償は得られないというケースがほとんどであるからである。
　さて、今まで検討してきた流域別と全流域における被害者の主な潜在化要因をまとめれば次のようになるだろう。
　　［上流域］　①昭電との「地理的・心理的及び経済的・社会的拘束性」の

強さ
[中上流域] ②初期行政指導の影響等による「水俣病は下流の病気」という認識
[下流域] ③魚が売れなくなることへの恐れ
[全流域Ⅰ] ④社会的差別への予期、警戒心
         a) 水俣病になることによる差別の回避
         b) 「ニセ患者」だとラベリングされることへの恐れ
[全流域Ⅱ] ⑤「激症型」と自らの症状との認識ギャップ(「水俣病らしさ」の欠如)
[全流域Ⅲ] ⑥認定制度に内在する要因
         a) 認定申請のための診断書入手の困難さ(本人申請主義の問題点)
         b) 現行の認定基準に対する不信感、諦め

　このまとめから、被害者の潜在化要因と一口で言っても、その性格・特徴には大きな2つの違いが存在するということを読み取ることができる。一つは、身体に異常があるにもかかわらず水俣病だとは気付かずに、結果として潜在化を引き起こしてしまうような要因群であり、もう一つはその逆で、水俣病ではないかと疑いながらも名乗りをあげるのを躊躇させたり抑えつけたりする要因群である。②⑤は、前者であり、①③④⑥のbなどは後者である[11]。また、⑥のaは、その両方の性格をもった要因だと言えるだろう。

　以上、ここまでは、被害者の潜在化を導いた要因とは何か、について分析を加えてきたのだが、これは、別の面からいえば、被害者が被害者として名乗りをあげる以前において、どのような苦悩を経験せざるをえなかったのか、という問題の解明でもある。潜在化要因の多くは、被害者たちを取り囲むさまざまな社会関係を通して作用するのであり、水俣病被害者の困難と苦しみが社会関係を通して増幅されていったのである。

　しかしながら、この苦悩の歴史は、名乗りをあげる「以前」の出来事にと

どまらない。続く節では、今度は、「大学病院での検査」や「認定棄却という処分」といった申請「以後」において、未認定患者が直面することになったさらなる困難について検討してみたい。

3 大学病院での検査──公正なる検査といえるか

　現在の未認定患者にとって、認定申請を阻害する様々な要因を克服した後の次なるステップは、大学付属病院(大学病院と略記)における認定申請のための検査であった。では、この検査には、何も問題がなかったといえるか。

　ここで看過できないのは、大学病院での検査に「イヤな思いをした」人が多数に上ることである。ここでの「イヤな思い」とは、病院での検査に伴いがちなわずらわしさ一般のことではなく、検査担当者が認定申請者に対し、強い不信感を示し、「ニセ患者扱い」をしたり、さまざまな攻撃的態度を示すことに伴う、申請者にとっての屈辱的体験のことである。例えば、「中年の医師に『見えないはずがない。よく見ろ』と怒鳴られた」(男性)。「患者として扱う態度がなかった。『金ほしさに来たな』という態度だった。ばあちゃんを連れて行ったが、連れて帰ろうと思うくらい不快だった」(女性)。「大学病院で『また来たのけ』『なにしに来た』『そうやって立とうとすれば立てるんじゃないか』等、医者によく怒鳴られた。悔しくて病院から家に泣き泣き帰って来たこともある」(女性)。

　このような大学病院での「イヤな思い」の体験内容、及び、体験された場所は、表3-6、3-7の通りである。

表3-6 大学病院でのイヤな体験の内容
(複数回答、N=66)

言うことを誠実に聞いてもらえない	33 (50.0%)
「ウソをつくな」といわれた	28 (42.4%)
ニセ患者扱いされた	23 (34.8%)
検査に時間がかかって大変だった	21 (31.8%)
その他	43 (65.2%)

出典) 未認定患者統計調査より

表3-7 イヤな思いを体験した場所
(複数回答、N=66)

眼科	36 (54.5%)
耳鼻科	34 (51.5%)
神経内科	29 (43.9%)
内科	8 (12.1%)
その他	5 (7.6%)

出典) 未認定患者統計調査より

表3-6 のその他の内容で多いものは、「聞こえない、見えない、しびれると言っても信用しない」「叱られた、怒られた、どなりつけられた」「検査の仕方がそまつ、乱暴」などである。そして、このような「イヤな体験ゆえに、検査をとりやめたり申請を取り下げたりした」人が 6 名(イヤな思いをした人の9.1%)いるのである。

認定制度の実態としてみると、以上のデータは、検査担当者が予断と偏見を持っていることを示している。すなわち、病院の基本姿勢が、水俣病患者を発見し補償への道を開くことではなく、認定申請者を歓迎せず、認定患者を出すことを抑制したいという態度になっていることが読み取れる。こういう基本的態度での検査によっては、被害を過小評価する検査結果が必然的に生じるであろう。また、申請者に対する差別の一局面としてみれば、以上の事実は、水俣病が疑われるがゆえに申請し、検査に来た人々を「ニセ患者」「ウソつき」呼ばわりする風潮に、大学病院自体が加担してしまっていることを意味する。なお、こうした検診態度は、新潟水俣病第二次訴訟が提訴された以後からは、改善されてきたと言われる[12]。

4 認定の棄却——被害者はどう受け止めたか

我々が調査することのできた人々は、認定申請や大学病院における苦渋に満ちた過程をそれでも何とか克服してきた人々である。しかし、その人たちを待ち受けていたのが、認定審査会による棄却という処分であった。

では、この棄却は未認定患者たちによってどう受け止められただろうか。

調査回答者のうち、認定申請をした人は97名であるが、そのなかで棄却に納得できないとした人は、88名にも上る。棄却に納得できない理由は表3-8のようなものである。

ここからわかることは、認定審査の結果の通知が、圧倒的多くの人々に対して説得性を欠いていることである。その理由の第1は、自分と身近な認定患者の間で身体状況や川魚喫食状況について差がないのに、自分は棄却され

表3-8 認定申請棄却についての感想

(複数回答、N=95)

家族や周囲の認定患者と自分の症状は同じであり、棄却に納得できない	57 (60.0%)
家族や周囲の認定患者と同じ魚を同じくらい食べていたので納得できない	55 (57.9%)
水俣病でなければなんの病気かきちんと教えてほしかった	53 (55.8%)
主治医からは「水俣病(の疑い)」と診断されているので、納得できない	46 (48.4%)
申請時期が遅いだけで棄却になるのは納得できない	47 (49.5%)
その他	25 (26.3%)

出典) 未認定患者統計調査より

たという理不尽さへの疑問である。阿賀野川流域に住む回答者においては、下流か中、上流であるかを問わず、水俣病発生以前は、阿賀野川の川魚は米と同様食生活の中心を占めていた。川魚は単に自分や家族が捕ってくるだけではない。集落における伝統的なつきあいの中においては、川魚のやり取りといった行為も恒常的に行われていた。「同じ魚をたくさん食べていた」との確信は、日常におけるこうした緊密な関係からでてくるものといえる。また、魚が多く捕れた日には必ずもっていったという近所の家族から認定患者が出ているのに——しかもこの家族の中には川魚を捕る人は一人もいない——自分自身は認定されていない、という対象者の例もある。

理由の第2は、主治医の診断と認定審査会の診断との背反による「病名のない現実」への直面である。現行の認定制度による棄却通知には、「水俣病ではない」という主旨が示されているだけである。それゆえ「いったい私の身体異常の原因は何なんだ」「自分はいったい何で苦しんでいるのだ」という被害者の当然な疑問に何ら答えるものとはなっていないのである。

「もしも仮に、私の病気が水俣病でないとして、では私の病名はなんなのでしょうか。30年近くも苦しめられてきた私の病気は一体なんなのでしょうか。肉体的にも精神的にも苦しめられ、夫を奪われ、貧困のどん底に突き落とされ、子供に学校も満足に出してあげられなかった、この原因は一体なんなのか、説明してほしかった」(No.113、女性、50代)。

第3の理由は、認定基準の時間的変更、すなわち厳格化に対する不合理性である。すなわち、「早いもの勝ちで水俣病か否かの線引きをされたのではたまらない」との思いである。未認定患者たちは、実際に検査の過程で検査

を担当した大学病院の医師から「あなたは水俣病だ」という趣旨の判断を聞いており、厳格化への不当性を実感していた。

「椿先生が君は水俣病だと言った」(No.45、女性、70代)、「棄却されて悔しい。椿先生が重い方だといった」(No.62、男性、80代)、「椿が、私には『認定』と言いながら、審査会では反対に回ったようだ」(No.67、女性、60代)、「昭和50年の大学病院での検査のとき医師の名前はわからないが、学生4人くらいをつれてきて、筆や針で感覚検査をしながら『これが水俣病の特徴なんだ』と言ったことをはっきり覚えている」(No.109、男性、80代)、「椿先生から軽症水俣病と言われたことがある。自分では軽症だとは思わないが、曲がりなりにも仕事を続けられているのだから、客観的には軽症ということになるのかもしれない。医学のことはよくわからないが重ければ水俣病で軽ければ水俣病と認められない、という理屈はどう考えても納得できない。そんな病気が他にあるか。軽くても水俣病は水俣病ではないか。軽症ならば軽症としての苦しみがある」(No.106、男性、60代)など。

以上をまとめると、棄却に納得できない心情と論理は、①認定患者と身体状況も川魚の喫食状況にも差がないという認識を核に形成され、それが②水俣病でなければ何の病気なのか、③主治医も「水俣病(の疑い)」と診断しているではないか、④自分が棄却されたのは申請時期が遅れて、認定基準が厳しくなったためではないか、さらには⑤精密検査の時、大学病院の医師が水俣病だと言った、などの理由によって強化されているのがわかる。

5 本章のまとめ

本章を通じて明らかにされたのは、未認定患者とされてきた人々の歩んできた道が、いかに困難と苦渋に満ちたものであったか、ということであろう。

未認定患者が大量に生み出されてきた理由としては、マクロ的には、第8章で明らかにするように、認定にかかわる制度上の問題(認定基準の過度の

厳格化)が重要である。しかしながら、そうした事態を招来させた背後には、多くの被害者による集団検診の未受診(受診忌避)や認定申請の遅延といったミクロ的な要因が作用していた。本章の課題は、こうした被害者の潜在化といった事態が生じたメカニズムを明らかにすることであった。

　ここでは、もはや繰り返さないが、潜在化を導く要因には実にさまざまなものがあり、それらが、未認定患者の前に壁として立ちはだかり、補償獲得への道を阻んでいたのであった。

　さて、しかしながら、未認定患者の直面した困難は、申請以前に限定されない。すなわち、申請後の大学病院での検査では、公正さを疑わせる「イヤな思い」を多くの申請者に体験させていたし、また、認定の棄却という処分結果は、各人の苦痛や生活経験と照らし合わせると、大多数の人にとって説得力を持たないものとなっている。制度が、被害者の被った受苦を最小限度に止める方向に働くのではなく、その反対に増幅してきたという本来あってはならない現実がここに明瞭に示されているのである。

　　　注

1) ここでの記述は、新潟県環境保健部から入手した資料(1993年3月)に基づいている。
2) こうした視点による問題の捉え方については飯島(1993、194–197頁)を参照。
3) 『新潟水俣病第二次訴訟最終準備書面』、1990年(第3分冊、6頁)。
4) 同上
5) 『新潟水俣病第二次訴訟最終準備書面』、1990年(第2分冊、253頁)。
6) 鹿瀬町でのヒアリング(男性、1992年3月)による。
7) 津川町でのヒアリング(男性、1994年1月)による。
8) 『水情報』(1994年第14巻12号)でのインタビューにおける斎藤恒医師の発言より(13頁)
9) 安田町の未認定患者からのヒアリング(1991年8月)による。
10) 例えば今日のHIV問題を想起すれば、検査過程におけるプライバシー保護がいかに重要であるかは明白であろう。
11) したがって、後者の要因群は、潜在化要因であると同時に被害者に対する差別・抑圧要因とも言えるものである。新潟水俣病における差別と抑圧の問題については渡辺(1998)を参照。
12) 斎藤恒医師からのヒアリング(1994年8月)による。

文　献

飯島伸子、1993、『環境問題と被害者運動（改訂版）』、学文社。
宇井純、1990、『公害原論　合本』、亜紀書房。
川名英之、1989、『ドキュメント　日本の公害　第1巻』、緑風出版。
中村剛治郎、1971、「新潟水俣病——独占体と地域社会——」、『経済評論』、10月臨時増刊号、日本評論社、171-184頁。
新潟水俣病共闘会議、1990、『阿賀の流れに』新潟水俣病共闘会議。
新潟水俣病弁護団、1990、『新潟水俣病第二次訴訟最終準備書面(第2分冊)』及び『同(第3分冊)』。
原田正純、1991、『水俣病』、岩波新書。
深井純一、1985、「新潟水俣病行政の研究——熊本行政との比較——」『公害研究』、第15巻第1号、岩波書店、54-61頁。
渡辺伸一、1998、「水俣病発生地域における差別と抑圧の論理——新潟水俣病を中心に——」『環境社会学研究』第4号、新曜社、204-218頁。

付　記

　本章は、基本的に、飯島伸子・舩橋晴俊編、1993、『新潟水俣病未認定患者の生活と被害——社会学的調査報告——』の舩橋と筆者の担当箇所(第9章～第12章)及び、舩橋晴俊・渡辺伸一、1995、「新潟水俣病における集団検診の限界と認定審査の欠陥——なぜ未認定患者が生み出されたか」『環境と公害』第24巻第3号をベースとし、新たな論点を追加して書かれている。

第4章 水俣病差別とニセ患者差別
——未認定患者への差別と認定制度の介在——

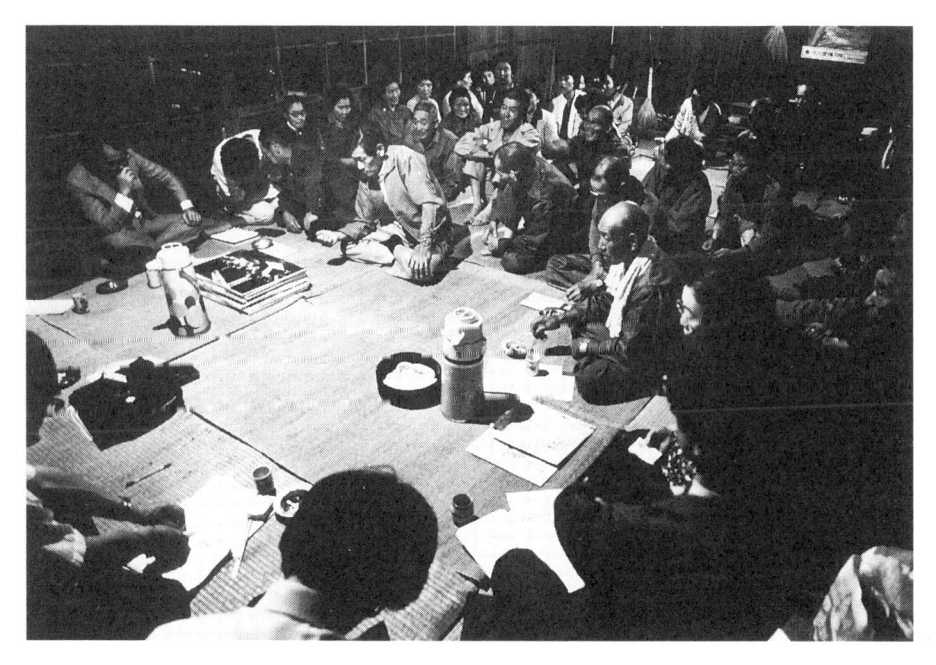

〔関　礼子〕

二次訴訟提訴前の地区集会。未認定患者が各地区で運動集団を形成したことが、二次訴訟の基盤となった。
共闘会議事務局提供

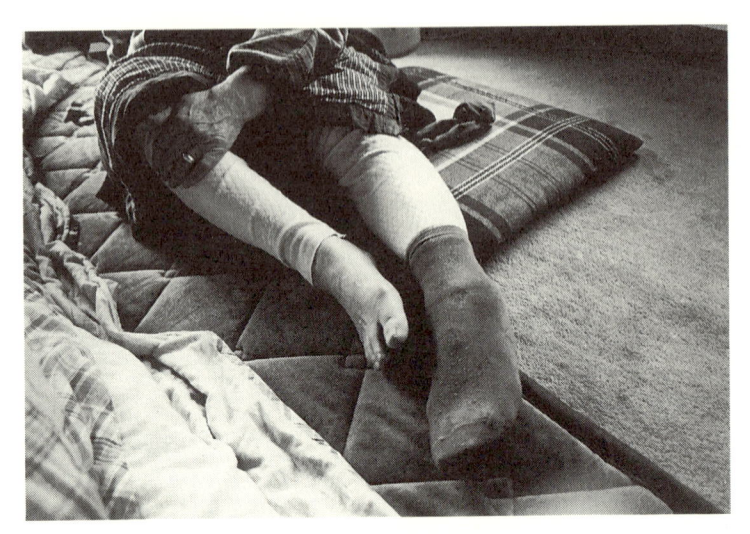

第4章 水俣病差別とニセ患者差別

ある未認定患者。着物のすそをはだけて痺れた足をさする。
撮影、田中史子(1990年)

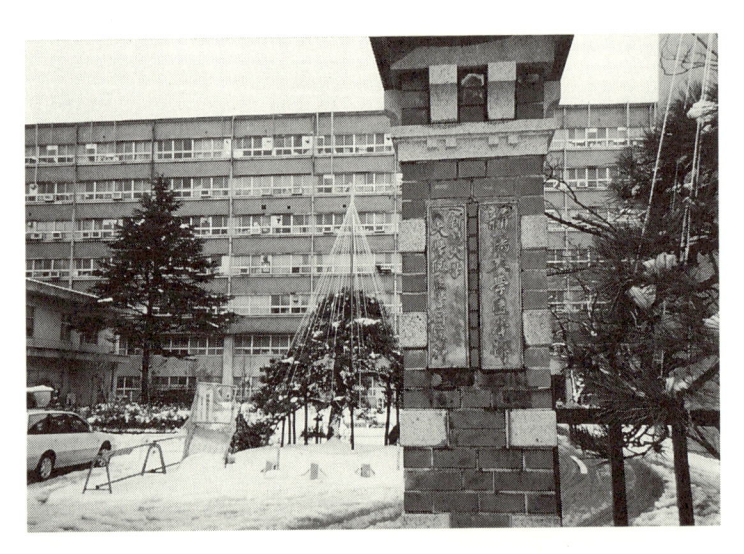

新潟大学医学部。原因究明・病像・認定審査をめぐって医学の役割が厳しく問われた。
撮影、渡辺伸一(1998年1月)

新潟水俣病第一次訴訟に原告が勝訴し、1973年に補償協定が締結された時点で、被害者の補償は円滑に進むだろうと予測された。だが、実際は、認定基準の厳格化によって、認定申請をしても棄却される多数の未認定患者が生まれることになった。未認定患者問題は、直接的には、この認定基準の厳格化がもたらした問題である。認定基準の厳格化が多数の認定棄却者を生んだということは、新潟水俣病が発生してから長期にわたり、多数の被害者が潜在していたことを示している。このような被害者は、二度にわたる一斉検診という最大の〈制度的救済ルート〉から漏れ落ち、認定申請の時期を遅らせてしまった人々である。また、水俣病差別を恐れて、認定申請を長く拒み続けていた人々である。

　未認定患者の顕在化は、①1970年から1972年に実施された第2回一斉検診および補助検診で阿賀野川中・上流にも認定患者が出てきたこと、②水俣病患者になると子供が結婚・就職できない、という差別的言説が緩和されてきたこと、③一部で未認定患者の運動がはじまったこと、などを契機にしている。しかし、未認定患者が顕在化する頃は、既に1973年後半頃からはじまった認定基準の運用の厳格化で、ほとんどの認定申請が棄却されるようになっていた。そのため、「遅れてきた患者」は「未認定」という属性に置かれ、新たに「ニセ患者」差別を受けることになったのである。

　水俣病の被害は身体的被害にとどまらない。水俣病をめぐる差別の諸相は、社会的にもたらされた被害のひとつである。差別は社会的な文脈から生まれ、社会の具体的な場面で表出するものだからである。では、水俣病をめぐる差別はどのような社会的文脈を反映しているのだろうか。また、認定制度や社会状況の変化は、差別の言説をどのように変化させてきたのだろうか。

　本章では、まずはじめに差別という側面[1]から、認定申請の遅れと認定申請の厳格化が未認定患者問題を発生させる要因になったことを論じる。次に認定制度が「ニセ患者」差別と深く結びついていることを考察する。

1　水俣病差別の形成

(1) 新潟水俣病発生報道

　魚をとって行商していたある家で、大黒柱のAさんが病気にかかった。家の中で暴れだし、隣近所にまで聞こえるほどの大きな唸り声を出す。原因不明の病気だった。隣近所では、Aさん一家に対し、「気違い」「きっと何かのタタリに違いない」という声があがった。1964年、Aさん死亡。廃人同様の最後だったという(未認定患者統計調査、No.64)。

　また同じ1964年、ひどい頭痛としびれで病院を訪れたBさんは、医師に原因がわからないと告げられた。その後の症状の悪化はひどく、「原因不明の病気というではないか。よっぽどたちがわるいらしいの」といううわさが広がった。「神社の木を切ったことがあるから病気は、きっとそのタタリなんだ」とBさんの妻にささやく人もいたという(潮、1971、153頁)。

　「水俣病」という病名が阿賀野川にもたらされる以前、原因不明の病気にかかった患者たちは、自分や祖先が何か悪さをしたから「奇病」にかかった、「タタリだ」と陰口されていた。この「タタリ」が、阿賀野川上流の昭和電工が垂れ流した水銀による「水俣病」とわかるのは、公式には1965年(Bさんにとっては「水俣病」の宣告を受けた1966年)のことである。

　1965年6月13日、新聞は各社一斉に「新潟で第二の水俣病が発生した」と報道した。水俣病発生のニュースは、日本全国に大きな衝撃を与えた。6月13日付の朝日新聞は、水俣病について、次のように解説している。

　　「さる〔昭和〕二十八年ごろから熊本県水俣市の漁民の間に手足がしびれ、目がみえなくなり、やがて狂い死ぬ奇病が続発した。──〔原因は〕工場汚水といっしょに海に流れでた有機水銀によって中枢神経がおかされたものだと断定された。
　　またこの有機水銀が母体から胎児に影響して脳性小児マヒと同じような子どもも生れ、これは『胎児性水俣病』と名付けられた。
　　発病患者は三十五年までに百五人、このうち三十七人が死亡、残った六十八人も後遺症でいまなお治療を受けている」

　ここに象徴されるように[2]、水俣病はやがて死ぬ奇病、胎児に影響する、

表4-1 新潟水俣病一般雑誌記事(抜粋)

(公式発生年から第一次裁判提訴年)

年月日	記事表題	雑誌名
1965. 7. 2	死をはこぶ阿賀野川 "新潟の水俣病"のナゾと恐怖	週刊朝日
1965. 8. 8	新潟・水俣病を追及する――繰返される「危険な水」の悲劇(大石悠二)	朝日ジャーナル
1965. 8. 9	現地ルポ・水俣病 子供が生まれたら奇形かもしれない 国から"避妊してほしい"と言われた新潟市民の不安と怒り	ヤングレディ
1965. 8.15	「避妊せよ」とショッキングな警告 新潟の水俣病現地ルポ(吉岡満男)	サンデー毎日
1965. 9.	ルポルタージュ 水俣病の"犯人"を追って 恐るべき奇病の原因を究明する(水野肇)	潮
1966. 5. 9	第二の水俣病が新潟に発生！"水銀赤ちゃん"を生まされた若い母の怒りと悲しみ	ヤングレディ
1967. 2.12	水銀の恐怖「厚生省の発表が待ち遠しい」新潟県阿賀野川下流流域に第二の水俣病が発生してからまる2年	毎日グラフ
1967. 5. 6	第二の水俣病・新潟水銀中毒事件の傷あと 婚約は破棄されむしばまれたからだ(水銀中毒)だけが残った	週刊女性
1967. 5.30	犯された"阿賀"――注目される公害裁判――	エコノミスト
1967. 6.22	まだ残る水銀中毒のツメあと――公害裁判をむかえる新潟「水俣病」事件――(グラフ)	週刊現代
1967(夏)	阿賀野川事件の波紋 公害基本法の制定を前に悲劇の事態をみる(阿部修二郎)	潮別冊
1967. 7. 9	新局面にはいった新潟・水俣病 "政治化"する過程で取残される被害者	朝日ジャーナル
1967. 7.21	阿賀野川・中毒の悲劇	アサヒグラフ
1967. 8	阿賀野川・死の流域(グラビア)	文芸春秋
1967. 8	阿賀野川を汚したのは誰か(宇井純)	〃
1967.11.	死の阿賀野川(グラビア特集)	地上

後遺症がある＝治癒しない、「恐ろしい」病気だった。新潟水俣病も、熊本と同様に「恐ろしく」、「悲惨」な病気として伝えられた。マスメディアは、新潟水俣病患者の映像、写真を通して水俣病の「悲惨」を報道した。Aさんが迎えた廃人同様の最後、うまく食物を口に運ぶことができないため鏡を見ながら食事をとる患者、胎児性水俣病患者の姿は、熊本の水俣病患者やネコの狂い死などと交互に、繰り返し報じられた。新潟水俣病の被害拡大を食い止めるために出された「妊娠規制」措置も、水俣病の「悲惨」を深く印象づけた。水俣病は死を招く病、胎内に宿る次世代に影響する病としてクローズ・アップされたのである(表4-1参照)。もちろん、ここでの水俣病のイメージは、医学的には劇症型、ハンター・ラッセル症候群とよばれる水俣病像にも

とづいており、現在の水俣病像に比べるときわめて狭い部分から形成されたものである。だが、劇症型患者が水俣病被害者のほんの一部で、その裾野に多くの被害者がいると認識されるのは、第一次訴訟が提訴され、被害者運動が大きく展開されて以降である。医療の場ですら、まだ非典型例の慢性症状があるという見解が明らかにされていなかったこの時期、水俣病＝「悲惨」というイメージは、活字や映像メディアにのって、社会的に固定化されていった。

(2) 水俣病の「悲惨」と「水俣病差別」

　水俣病患者の可視的な「悲惨」は、被害の重大性を社会的に認知させ、「被害者救済」の議論を活発にするうえで重要な役割を果たした。だが、他方でこの「悲惨」の強調は、地域社会のなかに、患者や患者家族に対する偏見・差別を生み出した。寝込んでしまう奇病だ、胎児性患者がいるのだから水俣病は遺伝する、仕事などできるはずがないなど、劇症型の重症患者から生じるイメージが、患者や家族にまといつくことになったのである。ここでは、水俣病患者が水俣病であるがゆえに受けた差別を「水俣病差別」と呼ぶことにする。水俣病差別で特徴的なものを、認定患者の証言とともに、以下に示しておこう。

　○職業生活への影響——「私が公害病に認定されるや否や、数千羽のニワトリにも川魚をやったのでは、という疑いで保健所の人がやってきた。／取引先からも『……卵やとり肉は大丈夫なんでしょうな？』と白い眼でみられてしまい、自信をなくしてしまったことがあった。『ぜったいにやってません』といくらいいばってもムダだった。もしあのままの状態がつづいていたら、私は転業するしかなかっただろう」（潮、1971、157–158頁）。

　○子どもの結婚への影響——「はじめ、伝染病だといううわさもあって、〔水俣病になったら〕嫁もやらんね、もらわんね。いままでにない変な病気をみつけたんだ、ていうんで、公害病なんていう言葉もわかんない時期だから、年寄りの人はそう言っていた。若い者はそんなでもなかったけど。当初このうわさで〔認定申請などを〕遠慮していた人が、後で認定されなかったみたい

だなぁ。年配者が多かったけど、年配だったらなおさら申請しなくなるもんだ」[3]。

○近所づきあいへの影響――「〔地域で〕水俣病に対する反応は、半分半分だった。お互い、隣同志でも『なんだ、そんなことでわあわあ騒いでいたら、会社つぶれてしまうけん』と厭味を言われた」。第一次訴訟の被害者運動に積極的に加わっており、マスメディアの取材を受けることもあったため、「子供は、当時、小学校か中学校だったが、『あんたのとこテレビ出たな』、『あんたも水俣のテレビに出てたね』と言われたこともあった。自分とこに取材にきたとき、チラッと写ることもあったから」だという[4]。また、水俣病を出さないという了解ができた地域もあった。漁業で生計をたてていた新潟市松浜地区の場合、水俣病を出した家は「村八分」にされる、「つまはじき」にされるなど、近所付き合いがきわめて難しい状態になったという。

　水俣病差別は、マスメディア、とりわけ写真や映像が示した可視的な「悲惨」が地域社会に浸透したことで生まれた。また、水俣病差別は、職業生活、子供の結婚、近所づきあいなど、広範にわたっていた。このような「悲惨」な病像と水俣病差別は、水俣病患者の潜在化＝認定申請の遅れにどのような影響を与えたのだろうか。
　第一は、水俣病＝劇症型というイメージの固定化が与える影響である。後に未認定患者となった人は、当初は、劇症型の症状に準拠して水俣病を捉えていたため、自分が水俣病であるとは考えもしなかったと述べている。第二は、水俣病差別からの回避である。たとえ自分が水俣病だと思っても、水俣病差別を恐れて認定されないよう振る舞った患者が多数いた。第三は、患者の発見作業に関連している。阿賀野川の中・上流では、劇症型の患者が発生しなかったため、患者の発見作業は後手にまわった。第一次訴訟が行われている間も、中・上流域の潜在患者は自分が「まさか水俣病だとは思わなかった」という。水俣病は下流域の問題であるという意識は、自分が抱えている症状を水俣病に結びつけることを阻害した。また、当時ならば、万が一、水

俣病でも、水俣病には「ならない」＝認定されないことを選んだというが、水俣病差別や第一次訴訟原告の被害の訴えは、中・上流域の人々にとって、まだ無関係なことでしかなかった。

2　水俣病差別と第2回一斉検診

(1) 第2回一斉検診の陥穽

　新潟県が行った第2回一斉検診および補助検診(集団検診；1970～1972年)は、水俣病潜在患者を掬いあげ、救済ルートにのせるという点で重要であった。また、認定申請の棄却が1973年以降から急増していることに着目するならば(第8章、表8-1参照)、第2回一斉検診は時期的にみても補償を得る最大の、そして最後のチャンスだったと言うことができる。

　第2回一斉検診は、下流のみならず、従来は患者が発生していなかった中・上流からも234名の患者(有所見者)を発見した。県によるとそのほとんどが認定されたという(県の資料による)。実際、1984年度までに認定された新潟水俣病患者690名のうち(新潟県ではその後、患者が認定されることはなかった)、この検診が契機で認定された患者は新潟水俣病認定患者の30％弱を占める計算になる。水俣病発生から4、5年を経た時期に、これだけの患者が認定されずにいたのである。もし第2回一斉検診がなければ、これほど多くの患者が一気に救済ルートに乗ることはなかっただろう。次の指摘は、第2回一斉検診の成果と照らしあわせたとき、示唆的である。

> 「昭和45年の秋に第二次一斉検診が遅発性水俣病がある(白川先生)ということで、上流を含めての検診がようやく開始されるわけでして、それまでは43年10月に2人認定を最後に、44年11月まで空白状態があり、県は、『今、新たに患者がでているわけではない』『追跡検診を実施している』『大学からのそういう要望がない』(s.45.7/6亘知事発言)とか『もう、6年も前のことであり追跡検診は考えていない』『これ以上の(患者に対する)サービスは考えていない』(s.45.6 君副知事)と、今私共の目前に立ちふさがるこの壁と同じもので検診の道を閉していました。この厚い壁を、患者、共闘会議のねばり強い運動、県議会の場での問題化、そして新大〔新潟大

2 水俣病差別と第2回一斉検診　107

表4-2　集団検診未受診の理由と精密検査未受診の理由との対照
（複数回答、統計調査の質問項目は○で示し、自由回答項目は＊で示した）

集団検診未受診の理由	N=29	精密検査未受診の理由	N=8
○もし水俣病だとすると、自分や家族、親族の結婚、就職に障害になると考えたから	18 (62.1%)	○水俣病になると家族・親戚の結婚や就職に支障となると考えはじめた	4 (50.0%)
○もし水俣病だとすると地域からつまはじきにされると思った	8 (27.6%)	○水俣病だと地域からつまはじきにされると思った	1 (12.5%)
○忙しくて行けなかった	5 (17.2%)	○忙しかったから	3 (37.5%)
○受診したことを周囲の人に知られたくなかった	5 (17.2%)	＊周囲の人に知られたくなかった	1 (12.5%)
＊水俣病が恐かった、嫌だった	3 (10.3%)	○水俣病だとわかるのが恐ろしかった	1 (12.5%)
＊詳しい日時を知らず	1 (3.4%)	＊精密検査を受ける所がわからなかった	1 (12.5%)
○まさか自分の症状が「水俣病」だとは思わなかったから	9 (31.0%)	○「水俣病」だとは思わなかったので	0 (0.0%)
＊家族が受診に反対した	2 (6.9%)	○家族・親戚の反対があったから	0 (0.0%)
○もし水俣病だとすると身内や昭和電工業関係者に迷惑がかかると思ったから	0 (0.0%)	○身内や知人に昭和電工の関係者がいて迷惑がかかると思った	1 (12.5%)
＊若いから我慢できた	2 (6.9%)	＊金がかかると思った	2 (25.0%)
＊自分の仕事を失う恐れ	1 (3.4%)		
＊役職上、自分が患者だとまずい	1 (3.4%)		
＊その他	3 (10.3%)		

資料）未認定患者統計調査、1991

学医学部〕の先生方の協力と、あらゆる方面の力がひとつとなって破り、第二次一斉検診が実現されました。とくに、昭和45年、新潟市津島屋、新津市満願寺などで共闘会議が実施した自主検診は、その後の上流を含めたこの第二次一斉検診の必要性を行政に認めさせ、実施させてゆく大きな力となったわけです」（地元で水俣病集団検診を実現させる会、1976）[5]。

　県は第2次一斉検診によって、潜在患者の発見と救済はほぼ目的を達したと結論づけた。だが一斉検診にも落とし穴があった。第二次訴訟原告をはじめとする多数の未認定患者が、一斉検診の救済ルートから脱け落ちていたのである。脱落の要因のひとつには、水俣病の持つ社会的なリスク＝水俣病差別があった。潜在患者は、水俣病差別の実際を見聞きしていたために、①水俣病にはなりたくない、かかわりたくないと考えて受診を拒否した。②たとえ受診しても「元気なふり」をした人、③最後まで検査を受けなかった人が多く存在していた[6]。

表4-2 は一斉検診未受診の理由および一斉検診の最終段階で行われる精密検査未受診の理由を示したものである。固定化された水俣病イメージとそこから生じる水俣病差別が、未認定患者の一斉検診の受診・未受診を左右する、ひとつの大きな要因だったことが読みとれる。次の話は、このことを象徴的に示してくれるだろう。

> 「皆、隠れていた。認定になりたいという人はいなかった。近くの人で、認定になって恥ずかしいといって、腰に縄をつけて阿賀野川に身を投げて死んだ人がいる。水俣病はネコのおどりとか難病という感じがあって、『みばが悪くてしょうがない』といって身を投げたんだ」[7]。

(2) 認定患者がみる第2回一斉検診

第2回一斉検診は、それまで阿賀野川横雲橋より下流地域の病気だった水俣病が、中・上流にも存在することを明らかにするものだった[8]。だが、第2回一斉検診が始まる頃には既に、患者が多発していた下流地域の状況とそれを報じるマスメディアの影響で、中・上流域の地域の人々にも水俣病は差別される病気であると認識されていた。そのため、中・上流の未認定患者にも、差別を恐れて一斉検診を受診しなかったり、検診を途中で放棄したため、認定申請が大幅に遅れたと述べる人が多数いた。

水俣病差別が申請の遅れの原因であることを確認するために、ここで、認定患者が未認定患者の申請の遅れをどう考えているかに注目したい。未認定患者と認定患者は、水俣病の被害者だという点で同質であるが、両者の関係は微妙である。たとえば、認定患者の夫を持つ妻は、「〔第二次訴訟〕裁判について悪口を言う人もあるが、それはしょうがない。よっぱら我々が認定になったときに、悪口をいったじゃないかねぇ。昔の経験があるので、今の人〔第二次訴訟原告〕についてはふれとうねぇ」[9]と述べている。こうした関係性にもかかわらず、一斉検診を契機に認定された阿賀野川中流のある認定患者は、次のように語ってくれた。

「〔自分の地域では〕集団検診の後で、水俣病患者が多発したんです。〔でも〕集団検診では、なんぼ体が悪い人でも、『認定だけにはならん』といって、こうして〔体操をするようなジェスチャーで〕元気そうに頑張ったから。それのなんぼかが二次訴訟にいるんでないかなぁ。二度、三度と検査〔大学病院での精密検査〕に呼ばれても、〔行かないと〕頑張った人が大勢あったもの。精神力で、その当時は何でもなくても、後でがっくりきて、一年、二年しか生きてられんかった人も、あったように思うよ。……集団検診は一軒のうち一人行けばいいという感じもあって、自分のところはそうでした。〔この地域では一斉検診の現地診察で〕400人ばかりが集まったけど、連絡しても行かなかった人、行っても頑張って元気にしていた人は、県のほうで切ってしまったんでないかなぁ」[10]。

これは認定患者数名が集まるなかでの発言である。他の認定患者から、この事実についての反論は特になかった。この発言は、一斉検診に対する未認定患者の主張(表4-2)を裏付けている。第二次訴訟原告のなかには、「認定だけにはならん」と、第2回一斉検診を拒否した患者が少なからず含まれていた。また、たとえ自分の健康がすぐれず、それが水俣病の症状に類似していても、「認定だけにはならん」と頑張っている人々がいた。認定患者の家族のなかには、水俣病に対する差別に泣き、「1人でも大変なのに、2人も〔認定患者を〕出すと何いわれるかわからないんで、〔途中から〕検査うけなかったわね」と語る人もいた[11]。このような声は中流地域だけでなく、下流地域でも多く聞かれた。

3 認定制度の問題と未認定患者の顕在化プロセス

(1) 水俣病の自己決定と認定制度

新潟水俣病第一次訴訟が勝訴に終わった1971年に、Cさんは「うちのひと……が、いまもっとも典型的な新潟水俣病患者なんじゃないですか。／……ほんとうに恐ろしい病気ですジャ。／むすこのM夫婦は、胎児性水俣病が恐ろしいというて、四十一年に、生まれたばかりの赤ん坊を養子にもらいました。私としては、ゆくゆく二人で孫をつくってほしいと思ってますがねぇ」と語った(潮、1971、158-159頁)。「うちのひと」は、新潟水俣病の劇症患者の

ひとりで、「鏡を見ながら食事をする人」として、映像に記録されている。「うちのひと」の水俣病を語ったCさんは、その後、自らの水俣病を語ってきた。Cさんは慢性水俣病の症状を示す第二次訴訟原告、すなわち未認定患者の一人である。

　水俣病患者は、食生活や食文化を同じくする家族・地域に多発する。これが水俣病被害の「地域集積性」、「家族集積性」である（新潟水俣病共闘会議、1990、8頁）。地域のなかで魚をあげたりもらったり、家族が同じ食卓を囲んで食事をすれば、症状に差はあれ、有機水銀の影響があって不思議ない。同じ地域や家族であっても、劇症型患者の妻、Cさんに象徴されるように、症状は劇症型から慢性型までそれぞれに異なり、水俣病に認定された人、されなかった人とさまざまである。

　だが、第2回一斉検診が行われた頃には、慢性症状であっても、水俣病と認定されていた。もっと正確にいうならば、熊本で狭く捉えられていた水俣病像を修正し、その裾野に多くの「非典型例」（ハンター・ラッセルの症状がそろわない例）の慢性型患者がいることを明らかにしてきたのが、新潟水俣病だった（原田、1972、163-171頁）。劇症型でなければ水俣病ではない、症状がそろわなければ水俣病ではないという判断は、医学的な基準とはされていなかった。さらに、「疑わしきは認定」という大石環境庁長官時代の事務次官通知（1971年）にみられるように、政治的にも主流ではなかった。

　こうした状況にもかかわらず、未認定患者が認定申請を遅らせていたのは、①〈水俣病＝劇症型患者〉のイメージから必ずしも自由でなかった、②〈水俣病＝差別〉という心理状態に強く拘束されていた、③水俣病に認定されるメリットよりも差別というデメリットのほうが大きかった、からである。未認定患者は、そのために、医学的にも政治的にも「開かれた」制度の時期を逃してしまったと言える。では、なぜ、差別は水俣病の被害を隠すという帰結をもたらすのだろうか。認定制度との関係で考察したい。

　新潟水俣病は、当初、被害を受けた患者を把握し、援助するために、水俣病患者の判定を行っていた。それが「公害に係る健康被害の救済に関する特

別措置法」(1969年公布、1970年施行)、「公害健康被害補償法」(1973年公布、1974年施行)にひきつがれた。これら法によって、それまでばらばらだった熊本県と新潟県の認定基準が一律になり、水俣病は行政の判断と密接な関係を持つ病になってゆく。水俣病であれば行政によって認定される。このことは同時に、行政に認定されると水俣病に「なる」、ことを意味するようになる。つまり「認定」が水俣病患者を生み出すという逆転が起こるのである。

水俣病患者は、行政に「水俣病である」と認定されると、社会的にも「水俣病である」と判断される。翻っていうならば、水俣病患者も認定されないうちは「水俣病でない」と見做されるのである。この意味において、「認定」は水俣病をオーソライズした。そして同時に、「認定」は差別をオーソライズすることにつながった。

当時、水俣病患者(=認定患者)はさまざまな差別、偏見、中傷の対象だった。「認定」と「水俣病差別」は表裏一体だった。水俣病に認定されると職業生活に支障をきたす、職場の待遇が悪くなる、解雇される、地域の人間関係がまずくなる、子供が結婚できない……。「水俣病差別」の渦中に巻き込まれること、それは現在の生活の破綻、人生や将来の絶望を意味していた。それゆえ、少なからぬ人々が、あえて「認定される」=「水俣病になる」ことはないと考えた。実際、第2回一斉検診は、このような考えによって、少なからず未受診者を生み出している。地域の病院で「水俣病の疑い」と診断されたにもかかわらず、すぐに認定申請をしなかったのは、「水俣病にならないため」だったと証言する人も多い。

この点で、水俣病は他の病気と異なる。通常の病気では、「なる」か「ならない」かという個人の判断は度外視される。個人の判断に関係なく病名は与えられ、誤診の場合を除き、その診断に異議を申し立てても意味はない。だが、水俣病の診断には、魚介類の喫食歴や生活史を含め、臨床的にデリケートな判断が加わることになる。ここに患者の主観的な判断が入り込む余地が生まれる。極端な場合、新潟市松浜地区でみられたように「汚染された魚介類を食べていない」ことにすれば、水俣病とは無関係でいられる。水俣病は、

初期の劇症型を除けば、「ならない」ことが可能になるという意味で特殊な病だった。

　さらに、水俣病には、〈患者－医者〉関係に認定申請制度が介在してくる。水俣病は、認定されてはじめて水俣病に「なる」病である。たとえ医者に「水俣病の疑い」と診断されていても、認定されない限り水俣病には「ならない」。認定＝水俣病差別という状況のなかで、差別から逃れるためには「認定」を秘め事にしなければならない。しかし、狭い地域社会では〈認定という事実〉を隠しきれない。水俣病が社会問題であればあるほど、水俣病は「公(パブリック)」に曝される。水俣病に「なる」ということは、「私(プライベート)の病」を越えた側面を持つのである。そこでもっとも確実に差別を回避する方法として、水俣病に「ならない」ことが選択される。水俣病は、認定制度を介することで、「なる」か「ならない」かが選択可能な病になっていったのである。

　(2) 自主検診運動と被害者の顕在化

　述べてきたように、水俣病は、水俣病であるか否かという事実だけでなく、水俣病に「なる」か「ならない」かという個々人の選択的・合理的主観性が入り込む病である。第2回一斉検診が潜在患者の発見に威力を発揮したのは、水俣病に対する個人の選択に一部ストップをかけたからである。このことは同時に、潜在患者が自らの力で顕在化するのは非常に困難だということを示す。だが、第2回一斉検診が終了してからは、水俣病の認定は本人申請主義に一本化された。一斉検診を契機にした認定は「行政が勝手に認定したんで、認定になりたかったわけではない」[12]とも言われるように、本人の意思が認定までのプロセスを全面的に決定するものではない。これに対し、本人申請主義では、「自らの意思」によって水俣病の認定申請を行うことになる[13]。「なる」か「ならない」かが選択可能な状況のなかで、水俣病をいわば「自己申告」することになるのである。

　第2回一斉検診の未受診者や、検査を途中でやめた人、元気そうに振る舞っ

3 認定制度の問題と未認定患者の顕在化プロセス

表4-3 最初に認定申請をしたきっかけ
（複数回答、N=96、統計調査で予め用意した回答選択肢は○で示し、自由回答項目は＊で示した）

	最大の理由 (A)	複数の理由 (Aを含む)
○体の具合が悪化し、それ以上我慢ができなくなった	16 (16.7%)	45 (46.9%)
○家族、親戚、知人に勧められた	14 (14.6%)	29 (30.2%)
○水俣病患者のために活動している人から勧められた	14 (14.6%)	23 (24.0%)
○医師に勧められた	12 (12.5%)	36 (37.5%)
○家族、親戚、隣近所に認定患者がいる	3 (3.1%)	20 (20.8%)
○家族、親戚の結婚や就職、仕事が決まった	3 (3.1%)	8 (8.3%)
＊船頭組合の検診で行った	3 (3.1%)	3 (3.1%)
＊自分で決めた	2 (2.1%)	2 (2.1%)
○隣近所の人や知人が申請した	1 (1.0%)	4 (4.1%)
＊他の人が申請に行くようになったので	1 (1.0%)	4 (4.1%)
＊納得できない	1 (1.0%)	2 (2.1%)
＊一斉検診の後、県衛生部から申請するよう言われた	1 (1.0%)	2 (2.1%)
＊魚をたくさん食べていて水俣病の危険性があった	1 (1.0%)	1 (1.0%)
○世間の水俣病への偏見が減ってきた	0 (0.0%)	7 (7.3%)
○自分の結婚、就職、再就職が決まった	0 (0.0%)	2 (2.1%)
○生活が苦しくなったので認定されて補償を得たかった	0 (0.0%)	2 (2.1%)
＊自分の身体について不安があった	0 (0.0%)	1 (1.0%)
＊その他	2 (2.1%)	4 (4.2%)

資料）未認定患者統計調査、1991

た人……こうした人々が水俣病の申請をするためには、水俣病が差別と表裏一体であればこそ、繰り返し顕在化のための契機が必要だった。しかし、国レベルで水俣病の幕引きが意図されるなかで、以後、行政が主体になった患者救済ルートは船頭検診（1973年）以外には開かれなかった。本人申請主義に対して批判を向けたのは、集団としての未認定患者であり、その支援者であった。一斉検診から本人申請制度へ移行するなかで、潜在患者を顕在化させようとする動きは、被害者主体のものだけになってゆく。

　被害者顕在化のための運動で注目されるのは、中流の安田町で船頭組合が町に要求して実施した船頭検診や、「安田町で集団検診を実現させる会」の運動で実現した二度の自主検診（1976年と1977年）である。第2回一斉検診を実現させる契機となった共闘会議の自主検診運動と同様、安田町の自主検診運動は、地域で潜在している人々の顕在化を促し、申請しやすい状況をつくるという点で一斉検診を評価していた。度々の要望にもかかわらず公的な検

診が行われないため、「安田町で集団検診を実現させる会」は自主検診を実施した。第2回一斉検診が多くの有所見者を生み出したように、自主検診運動も「水俣病の疑い」がある多くの潜在患者を集団として顕在化させた。原告を頂点とした潜在患者が遅ればせながら顕在化行動をとってゆく過程には、「集団としての力」による差別との対峙があった。集団としての力は、地域で潜在していた被害者の顕在化を促すという点で、一斉検診と同じような効果をもっていた[14]。

表4-3は、未認定患者(非原告も含む)が認定申請を決意した契機を示したものである。このうち、「家族、親戚、知人に勧められた」「水俣病患者のために活動している人から勧められた」「医師に勧められた」「家族、親戚、隣近所に認定患者がいる」「隣近所の人や知人が申請をした」「船頭組合の検診で行った」「他の人が申請に行くようになったので」という項目は、認定申請をする契機が外部との相互作用によって形成されたことを示している。それらが「家族、親戚の結婚や就職、仕事が決まった」「世間の水俣病への偏見が減ってきた」など水俣病差別の恐れが薄らいできたこと、また「体の具合いが悪化」したことと相俟って、認定申請につながったことが読み取れる。

しかし、厳格化した認定基準のもとでは、その後に顕在化した患者を救済していく余地はほとんどなかった。多数の認定棄却者が生まれ、その結果、①まだ大量の未認定患者が存在すること、②「遅れてきた患者」が、遅れたがゆえに、認定への途を閉ざされていることが明らかになった。こうして顕在化した未認定患者が第二次訴訟の原告となったのだが、訴訟提起にあたっての原告団の組織化の過程は、より意識的に未認定患者を顕在化させるものだった。

未認定患者の顕在化にあたって、自主検診運動とともに重要と思われるのが、「認定」への動機づけである。新潟水俣病第一次訴訟判決(1971年)は、昭和電工を水俣病発生の原因企業として確定し、損害賠償責任を明らかにした。また、判決後の補償協定(1973年)の締結と時期を前後して新潟県の第2回一斉検診で多くの「有所見者」が認定されるのであるが、この協定によっ

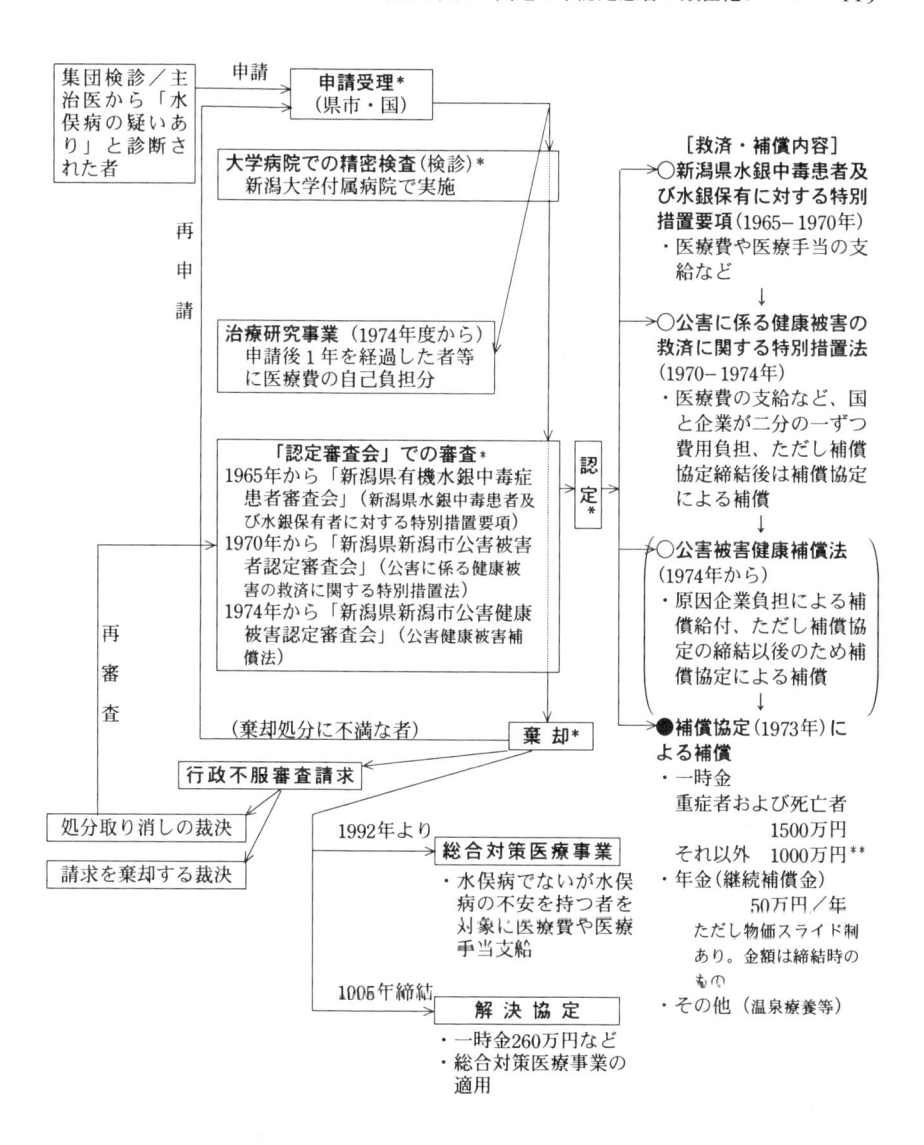

3 認定制度の問題と未認定患者の顕在化プロセス 115

```
集団検診／主          申請    申請受理*
治医から「水  ────────→  (県市・国)
俣病の疑いあ
り」と診断さ                    ↓
れた者                  大学病院での精密検査(検診)*
        再                新潟大学付属病院で実施
        申
        請

                      治療研究事業(1974年度から)
                      申請後1年を経過した者等
                      に医療費の自己負担分


                      「認定審査会」での審査*         認
                      1965年から「新潟県有機水銀中毒症       定
                      患者審査会」(新潟県水銀中毒患者及         *
                      び水銀保有者に対する特別措置要項)
                      1970年から「新潟県新潟市公害被害
                      者認定審査会」(公害に係る健康被
                      害の救済に関する特別措置法)
                      1974年から「新潟県新潟市公害健康
        再             被害認定審査会」(公害健康被害補
        審             償法)
        査
              (棄却処分に不満な者)          棄 却*
              行政不服審査請求

処分取り消しの裁決       1992年より
                              総合対策医療事業
請求を棄却する裁決                ・水俣病でないが水俣
                              病の不安を持つ者を
                              対象に医療費や医療
                              手当支給

              1995年締結
                              解 決 協 定
                              ・一時金260万円など
                              ・総合対策医療事業の
                              適用
```

[救済・補償内容]
○新潟県水銀中毒患者及
び水銀保有に対する特別
措置要項(1965-1970年)
・医療費や医療手当の支
  給など
↓
○公害に係る健康被害の
救済に関する特別措置法
(1970-1974年)
・医療費の支給など、国
  と企業が二分の一ずつ
  費用負担、ただし補償
  協定締結後は補償協定
  による補償
↓
○公害被害健康補償法
(1974年から)
・原因企業負担による補
  償給付、ただし補償協
  定の締結以後のため補
  償協定による補償
↓
●補償協定(1973年)に
よる補償
・一時金
  重症者および死亡者
          1500万円
  それ以外 1000万円**
・年金(継続補償金)
          50万円／年
  ただし物価スライド制
  あり。金額は締結時の
  もの
・その他(温泉療養等)

図4-1 新潟水俣病における認定申請手続きの流れと救済・補償内容の変化

出典) 新潟県より入手(1992年3月)した「公害健康被害補償法に基づく認定及び補償の概要」資料
　　の「認定及び補償の手続きの流れ」(図)に修正、加筆した。なお図では省略しているが治療研
　　究事業には、その他県や市の単独事業がある。
　*は認定業務
　**は死亡時に500万円が上乗せされる。

て従来から行われてきた医療補償の他に、死亡者や重症者とその他の認定患者への一時金の支払い、物価スライド制を導入した年金の支払いなど、認定患者に対する体系的な補償がなされるようになった(図4-1参照)。

　裁判勝訴と補償協定は、「認定」の意味そのものを変えてゆく。被害患者に対する行政の医療補償等の措置は、社会保障的な救済である。だが、被害者と昭和電工との間に〈被害－加害〉関係が確定することで社会保障的な救済策は打ち切られ、加害企業が「汚染者負担の原則」に則って補償することになる。「認定」は、民事上の損害賠償請求権にアクセスする手段に移行したといえる。特に補償協定は、締結以前とそれ以降との認定に、大きな差異をもたらした。

　「認定」は、はじめ、水俣病差別と水俣病の「悲惨」、将来への不安をもたらす以外のなにものでもなかった。認定されることは、医療補償という僅かな恩恵と引換えに、水俣病差別への道標を得ることだった。たとえば、補償協定締結前に認定された患者は、当時を回想して次のように語ってくれた。

　　「補償協定なんてなかったし、認定されても逆効果だ。認定になってすぐに仕事はクビになるし、金はないし、嫁は来ないし」[15]、「差別についてはかなり言われた。深刻な問題だった。認定になったらひどかった。水俣病だと忌み嫌われるし、本人はがっかりするし……。認定になったら長く生きられないと思っていた。戦地に行ったときには、命は3分後にはない、と思ったこともあったけど、6年後には命はなくなるかもしれない、と、ずばっと専門の医者に言われてごらんなさい。その心境なんか、言葉で言い表せないろ」[16]。

　だが、裁判勝訴と補償協定の締結は、①被害者に非はなく、②水俣病は差別されるべきものではない、③加害企業こそが非難の対象である、ということを示すものだった。潜在していた被害者は集団の力で顕在化し、運動を通して水俣病差別と対峙し、水俣病被害を訴える正当性に自覚的になっていった。

3　ニセ患者差別の生成と強化

(1) 水俣病差別からニセ患者差別へ

　第一次裁判の勝訴と補償協定の締結は、新潟水俣病の被害者運動の成果である。だが、この二つは、表層的な部分だけをみれば、「金銭的な補償」に還元されてしまう。未認定患者問題が発生した直接的な原因は、認定制度の厳格化によって申請棄却者が増加したことにあるが、その背景には「補償金」をめぐって形成された「構造化された場」があると指摘される(第8章参照)。未認定患者を差別という側面から考察する場合も、補償金の問題は抜きにできない。水俣病の認定申請に補償金が結びつくことで、新たに「ニセ患者差別」が問題になってゆくからである。ニセ患者差別とは、主に未認定患者に向けて発せられる言葉の暴力で、「水俣病のふりをして補償金を手に入れようとしている」という中傷のことである。未認定患者は、ニセ患者差別を、主に次の二つの場面で受けている。

　第一は、認定申請から処分決定までの段階である。殊に大学病院でのニセ患者差別は、検査の中断、申請の取り下げにつながった(第3章参照)。ニセ患者差別は、医学的判断以前の段階で、顕在化した未認定患者をふるいにかけるべく機能した。医療の場が認定制度へのアクセスを妨害し、水俣病の幕引きを狙う政府の意向を結果として反映させてしまったのである。

　第二は地域社会である。未認定患者は、補償金をめぐって錯綜する地域感情の中に巻き込まれる。ニセ患者差別は、この地域感情に関連して表出する。一見すると「高額な」補償金は、同じように住まい、暮らしていた地域社会の秩序に混乱をもたらす。狭い地域のなかで、同じような食生活を営んでいた住民が、しびれ、耳鳴りなど、傍目にはそれとわからない水俣病の被害をめぐって、認定患者、未認定患者原告、非原告患者、一度は顕在化したものの水俣病を否定する人……に分化するときに、ニセ患者差別はより深刻になる(関、1994)。地域でのニセ患者差別の言説には、以下のようなものがある。

①「怠け者、欲張り、金目当て、ニセ患者、水俣病なのに何であんなに元気なのか、など目茶苦茶に悪口を言われている。『大きな農家なのにまだ金が欲しいのか』『[金は]死んでは持っていかれない』などとも」言われた（未認定患者統計調査、No.12）。

②「老人クラブに入っているが、裁判などの都合で出席できないと『金欲しさで行っている』と言われる。ニセ患者、署名などできない、とも言われた。よっぽど『ヤクザと同じで逃れるにも逃れられないんだよね』といってやろうと思った」(同、No.30)。

③「『寝ててゼニが入っていいね』といやみを言われた」(同、No.60)。

④「『いったいどこが悪りゃえん[悪いのか]』とよく言われる」(同、No.115)。

⑤水俣病のために仕事をやめ、認定・補償されたわけでもないのに「水俣病に認定されたから仕事をやめたんだろう」とか「金いっぱいもらって遊んで暮らせていいね」と誤解される(同、No.116)。

水俣病差別は、水俣病に「なる」＝認定されることで差別されるものだった。これに対し、ニセ患者差別は、水俣病で「ない」＝認定されていないために受ける差別である。既に認定されている場合でも、補償金が絡んだ途端、患者としての信憑性に疑問が差し挟まれる場合があるが、「認定」という事実は、そうした言説を、正当にかつ権威をもって否定する根拠となる。しかし、未認定患者は「認定」されていないために、ニセ患者の立場に固定化されることになる。

ニセ患者差別は、認定制度の本人申請主義への切替えと関連している。本人申請主義の「自己申告としての水俣病」という性格は、たとえ「水俣病の疑い」ありという診断書が添えられていても、病気の「客観性」を著しく低下させる。ここに加害企業によって水俣病にさせられた、ではなく、好んで水俣病になる、という印象を外部に与えることになる。未認定患者は、身体的被害が必ずしも可視的でないために、水俣病であると「主張する」ことで、補償金めあての「ニセ患者」へと転化させられる。

こうしたニセ患者差別は、遅れながらもようやく顕在化した患者を再び潜

在化させることにつながった。差別する側は、自分の主観的な病像と合致しない「患者」は、補償金欲しさに認定申請や裁判をしていると思っている。ある人は認定申請という行為そのものに批判的なまなざしを向け、またある人は「もし仮に水俣病だと医師から診断されても」、認定申請や裁判をしないという。認定申請や行政不服審査までしながら、再び潜在化した患者も、これと同じ規範を内面化する場合がある。以下、事例をまじえながら論じていこう。

　(2) ニセ患者差別と水俣病の非決定──水俣病に「なる」か「ならない」か
　地域社会でのニセ患者差別は、第一に補償金の額(実際は健康や生命と引換えるには微々たるものにすぎないのだが)と、主観的に構成された水俣病像との不一致から発生する。第二に、同じように汚染された魚を食べ、同じような症状を持っている人々が、水俣病被害を訴えるか否かという行為の違いによって生じる。そして多くの場合、このふたつの要因は複雑に絡み合っている。
　「私は申請はしていません。水俣病だとは言いません」と断言するＤさんは、月に一回は病院通いをしている。初めて「水俣病の疑い」と診断されたのは1973年で、大学病院の検査には家族に隠れて行った。申請の経験もあるが、棄却されている。Ｄさんは、かつて未認定患者の顕在化運動に積極的に加わっていたというが、そのような話には全く触れない。「自分は水俣病と全く関係ない」と幾度も差し挟みながら、地域のなかの水俣病を次のように語った[17]。

　　「水俣病は聞きばの悪い病気で、運良くあたった人が認定になっているわけさ。ほとんど健康な人だけど、水俣病でそういう話〔認定申請をすること〕がもりあがって、昭電が1000万とか年に50万とか支払うもんだから、われもわれもという感じで検査に行ったわけさ。おらも検査で無料の医療手帳をもらったけど、きまり悪いんで使わなかったですよ。そんなにたいした病気じゃないのに使うのはきまり悪くて。……このムラで認定になった人はいるけど、水俣病で死んだ人はいないんだから。今現在、水俣病で具合の悪いのはあと二人くらいで、あとは側からみればみんな元気なもんだ。おらよか元気なものさ。

認定にならなかった人は再申請して、また水俣病にならないで再申請するのできりがない。昭電のほうも、体に異常がないんだから、水俣と認めるわけにいかないでしょ。認定しろという人は、自分で水俣病だと言うけど、ほとんど健康な人で、昭電だって、そんなに金は出せないだろうし。水俣病だって言う人は金が欲しくてやっているんで、側の人はみんなそう見ていますよ。肩のしびれとか、そんなものは誰だって、神経痛とかあるわけで、水俣〔病〕だったら〔裁判で〕東京あたりまで行かないでしょう。水俣〔病〕だって自動車の運転免許とか持っているんですから、そうやって健康だって国も認めてるんだから、総合対策というのもどうかと思うね、税金なんだから。

　最近も毎日のように新聞に記事が出てるけど、〔第二次訴訟の第一陣判決で〕認定になった人は、700万、500万、300万って貰ったのに、まだ裁判続けているのは、あくまで金が欲しいということですよ。おらよか若くて元気な人が認定になっているんだから。この辺りで良い家を建てたのは、水俣病の認定になった人だから、だから側(がわ)の人も〔補償金が〕欲しくて、きりがないんだ」

　ここで水俣病は自分の身体との比較で語られている。同じ症状にもかかわらず、認定患者は「運よくあたった」が、自分は運が悪くて棄却された。棄却されたから「水俣病でない」。だから「おらよか若くて元気な人」が裁判をして司法認定されたのはおかしい、ただ単に「金が欲しくてやっている」だけだというのが、ここでのニセ患者発言の根拠である。ニセ患者差別は、「自らの水俣病への非決定」＝「もはや認定申請はしない」という決定を合理化する手段になっているのである。

　　(3)「ニセ患者」回避のためのニセ患者差別——認定と未認定の間

　Eさんは水俣病に認定されたとき、顔見知りの人から「鹿瀬が泣いているわね〔鹿瀬から補償金をとると従業員の給与にひびく〕」と幾度も言われたという。それが契機になって、補償金をもらうかどうか家族会議を開いた。「地域全部の家が〔補償金を〕もらうんなら何だけど、俺だけもらうのは面子にかかわる」からである。魚をあげたりもらったり、血縁と地縁とで結びつき、相互に行き来する地域社会では、食生活もさほど変わらない。水俣病の被害者は他にも多くいる。そのため、他の人をさしおいて補償金をもらうことに、マイナスの評価を与えたのである[18]。

　Eさんの例は、認定患者も、いわばニセ患者差別の萌芽ともいうべき、金

銭がらみの嫌がらせを経験したことを示している。認定患者は通常、自らを差別から守るために水俣病に対してできるだけ沈黙を守ろうとするが、沈黙を越えてニセ患者発言をする場合もある。自分たちは認定されているがゆえにニセ患者ではない、ニセ患者はいま裁判をして認定を求めている原告であるという主張が、認定患者の「ニセ患者」発言には込められる。

認定患者と原告患者の断絶が顕著にみられる安田町では、認定と未認定との間に深い溝がある。安田町の認定患者は、一方で「〔二次訴訟〕原告患者は一斉検診からこぼれた人」と理解を示しながら、他方で「わたしは集団検診で嫌々ながら認定された」から、と、違いを強調する。町のなかで、何番目に認定されたかという認定順位を気にかける。一度認定患者を出した家族からは、「たぶん水俣病だろう」「同じ水俣病の症状だ」と考えていても追加して申請することはない。昭和電工関係者が認定患者の人々を前に発言した次の言葉は、このような認定患者の微妙な立場を示唆するだろう。

> 「社会秩序のために制度はあるわけで、今、共闘会議の理論〔署名運動や和解への動き〕は飛躍しているように思われます。私どもは法律で決まった認定制度にのっとってやっている方〔認定患者〕にはきちんと補償しているのですから。棄却された方は医学的に認められていない方で、共闘の方針は、認定を力で勝ち取るという構図になっているんですね。私にいわせれば、各市町村の行政の長が〔この当時、共闘会議が行っていた、市町村への「早期解決を求める要請書」への〕署名に協力するのもおかしいと思いますね。裁判だと時間がかかるということで、社会運動で、という戦略に出ているわけですから。……大石環境庁長官が『疑わしきは〔救済〕』なんて言ったから話がおかしくなったんですよ。昭電は疑わしい人も認定している。認定された人の中には、水俣病ではない人もいる。……多くの水俣病でない患者も救済しているのだから、昭電としては、そういう人に対しても補償させしいんです」[19]。

このように、ニセ患者差別は、〈差別する者─される者〉という単純な関係では語れない。「自分は水俣病でない」と思い込もうとしている人にとって劇症患者のように明らかな身体状況の差異がない未認定患者は「ニセ患者」である。未認定患者の目にみえない被害より、自分が感じる不健康な状態のほうがよっぽどひどいと思うからである。「水俣病の疑い」がありながら棄却された人が、自分は水俣病でないと納得するためには、同じような症状を

持つ未認定患者は「ニセ患者」でなければならない。自分が正常であるために、同じような状況の人は全て水俣病であってはいけないのである。

また、認定患者の症状は未認定患者の症状と差異が明確でないことが多いので、ニセ患者扱いされてしまう。それゆえ消極的にであれ未認定患者のニセ患者差別を容認してしまうことにもなる。

「ニセ患者」発言は、一方で、自覚症状はあるが認定されていないある人々にとっては、自らが「水俣病ではない」と思い込むための合理化の手段となっている。同時にそれは他方で、認定患者にとっては、自らが「本物の水俣病患者である」ための差異の指標にもなっている。差別する側にも自らの水俣病がある。水俣病をめぐる差別は被害者の複雑な立場を示しているのである。

4 未認定患者と差別の二重性

本章では、差別という点から新潟水俣病の問題を考察してきた。水俣病をめぐる差別は、「タタリ」という陰口が「水俣病差別」になり、さらに「ニセ患者差別」へと移行する過程で捉えられる。それは水俣病が認知され、認定患者の補償が問題になる過程、さらに未認定患者の問題へと焦点を移してゆく過程に対応している。だが、認定患者が水俣病差別を、未認定患者がニセ患者差別を受けてきたというわけではない。未認定患者は、未認定であるために「ニセ患者」として差別されると同時に、「水俣病差別」にもさらされてきた。

水俣病への偏見や差別が減ってきたとはいえ、全くなくなったわけではない。未認定とはいえ「入院する際に、診断書に『水俣病の疑いあり』と書かれたのがもとで、穏やかに退社へとしむけられた」（未認定患者統計調査、No.87）、「社長に〔認定されていなくても〕水俣病であることを知られるとクビになる」（同、No.88）という証言から、職業生活での水俣病差別が根強いことが窺える。また、「娘に縁談があったとき、相手は『娘さんは嫁にもらいたい。しかし、両親が病人なので駄目だ』と、はっきり言われて破談になった」（同、No.59、

夫は認定だが本人は未認定)という事例もみられた。

　未認定患者、特に二次訴訟原告患者は、一方で水俣病であることの差別＝水俣病差別、他方で水俣病でないことの差別＝ニセ患者差別という、相反する差別にさらされていた。未認定患者が受ける差別は、認定と未認定をまたいでいたのである。水俣病と認定されていないが水俣病患者であるという未認定患者の両義性が、差別の内容において顕著にみられる。

　水俣病差別は、水俣病という病気に対する差別であり、差別の視線は「身体の機能不全」へと傾斜してゆく。水俣病は遺伝するのではないか、水俣病の最期は悲惨であろう、仕事などできるはずがない……。そうした水俣病イメージにもとづく言説は被害者に精神的苦痛を与える。だが、そこに〈認定という事実〉が介在したとき、患者は公害被害者としてのメッセージを穏やかに放つことができる。ある認定患者の「私しは只一貫して想ふ事は、一食一汗を胸として想いやりの心を。私しの人生訓として現在でも心に深く刻み込んでおります」[20)]という言葉には、水俣病に泣き、それでも水俣病に付き合ってゆかざるを得ない、達観した生の哲学がある。昭和電工に健康を奪われた被害者でありながら、認定患者は被害を多く語らない。水俣病を自分自身のなかに閉じ込めることで水俣病差別から遠ざかり、あるいは被害者という側面を離れて自らの生活を捉えかえそうとしているかのようにも思われる。

　未認定患者は、水俣病の被害を訴え、認定申請や裁判など顕在化行為をとることで、同じように水俣病差別を受ける。他方で未認定であるためにニセ患者差別を受けることになる。ニセ患者でないことを示そうと、痺れや耳鳴り、感覚麻痺など、外からは見えにくい被害を訴えることで、水俣病差別を引き受けざるを得ない状況になる。ニセ患者差別は、未認定患者にとって、最も深刻な問題のひとつである。ニセ患者差別は、未認定患者を「偽りの」患者という「反道徳的な」意味世界に固定しようとするものだからである。「ニセ患者」は、水俣病のふりをすることで補償金を詐取しようとする「欲たかり」を意味するため、未認定患者はまるで「泥棒のような」扱いに感じ

られるという(朝日新聞1981年10月16日付で、未認定患者が語った言葉)。

ここで、差別と被差別との間に〈加害―被害〉関係の逆転がみられる。ニセ患者差別では、差別する側は未認定患者を「ニセ患者で金もうけのために騒いでいる欲たかり」で、「そのために昭和電工が迷惑している」と考える。加害者であるはずの昭和電工が被害者であるかのように語られる。昭和電工の水銀が阿賀野川を汚染しなければ、未認定患者問題は起こらなかっただろうにもかかわらず、この点に関しては思考を一時停止させている。ニセ患者差別のなかで、未認定患者は、昭和電工から補償金をとろうとする〈加害〉の立場と見做されることにもなる。

このようなニセ患者差別は、認定制度、本人申請主義を抜きに語れない。ニセ患者差別は、制度と制度の産出する意味を基点にした差別である。「疑わしきは救済」から「疑わしきは救済せず」への政治的態度の変化と認定基準の過度の厳格化は、それに対応してニセ患者差別を生み出した。認定か未認定か、は、認定審査会を医学の頂点とするならば、医学的にクロかシロかである。厳格化された基準によって、認定患者と紙一重ほどの症状の差もないといわれるにもかかわらず[21]、未認定患者は全く被害のないシロにカテゴライズされる。水俣病に無理解な人は「水俣病でないのだから喜ぶべきだ」と言う。しかし、それは慰めにならないばかりか、未認定患者にとっては差別発言になる。水俣病に認定されなければ「ニセ患者」である。医学的なシロはニセ患者差別においてはクロである。

〔医学的意味〕　〔社会的意味〕　〔差別〕

認定――クロ(被害)―――シロ(被害者)―――水俣病差別

未認定―シロ(被害なし)―クロ(〈加害〉者)―――ニセ患者差別

図4-2　〈認定-未認定〉による〈被害-加害〉の逆転現象

新潟水俣病第二次訴訟での未認定患者原告側の主張は、昭和電工や国の加害責任を問い、水俣病の被害を認めさせ、加害者に被害補償をさせようという趣旨だった。だが、原告が裁判で勝ち取ろうとしたのはそれだけでない。第二次訴訟の原告は、新潟県が行った行政主導の一斉検診ではなしに、本人申請主義のもとで、水俣病を「自己申告」せざるを得なかった患者である。原告は、そのために被ってきた多くのニセ患者差別を不当とし、裁判で自らの顕在化行為の正当性を獲得しようとしたともいえる。被害を訴える、制度にアプローチする、制度の欠陥を主張する、そうしたあたりまえの行為を、裁判によって認めさせようとしたのである。原告にとって、裁判は、「反道徳的な」意味世界に固定された「ニセ患者」という汚名を排除し、名誉回復をしうる最大の、そして唯一のチャンスだった。裁判に勝つこと、被害を認めさせることが、ニセ患者差別から逃れる唯一の途でもあった。この意味で、裁判は、原告の人間性の内実を問うものという隠喩を持っていた[22]。ニセ患者差別は、水俣病に認定されない限り、正当な根拠をもって否定しえない構図を有していた。差別の内容も、人格にかかわる問題だった。未認定患者問題が認定制度を媒介に生まれ、ニセ患者差別が認定制度の過度の厳格化によって、未認定患者に固定されたことを考えると、水俣病は企業が引き起こした公害病という単純な定義を越えてゆく。それは制度によって被害が増幅された公害病に他ならない。

　　注
1) なお、本章では「差別」という言葉を、ある属性を持つ人々が、曖昧な知識や相いれない信念を持つ他者によって、その属性のために実際的な不利益を受け、または精神的に傷つけられる行為、発話という意味で用いる。ここでいう属性とは、歴史的文化的な産物であるか、社会的経済的位置によるものであるか、またはほぼ制度化された枠組等によって決定されるものである。
2) もちろん、水俣病の「悲惨」を象徴する言葉、「狂う（発狂）」、「小児麻痺」などに、それら病に対するマイナスの社会的反応が含まれていることを忘れてはならない。
3) 新潟市在住, 男性, 一次訴訟原告認定患者からの聞き取り（1994年8月）による。
4) 同上。

5) 津島屋と満願寺の検診は、「横雲橋上流にも患者は当然いるはず」という考えに基づいて行われた。この検診の結果、水俣病は横雲橋下流の問題ではなく、また「決して漁業関係者だけの問題ではない」ことが示唆された(斉藤、1996：117-119)。
6) この点は第2回一斉検診の受診率の低さからも確認できる。一斉検診は〈アンケート調査→現地検診→精密検査〉の三段階で行われたが、現地検診の受診率は24.5％だった。翌年の補助検診では、現地検診の受診率は56.7％だった(県の資料による)。これに関連して、当時の新潟日報は、「水俣病の宣告がこわい」(1971年10月29日)、「適当にアンケート記入」(1971年12月21日)、「まだまだ"検診もれ"」(1972年7月3日)などの見出しをつけた記事を掲載している。
7) 阿賀野川中流域在住、男性、未認定患者原告からの聞き取り(1993年12月)による。
8) ちなみに、中・上流ではじめて患者が認定されるのは1972年である。
9) 阿賀野川中流域在住、女性、認定患者(重症)の妻からの聞き取り(1994年8月)による。
10) 阿賀野川中流域在住、男性、認定患者からの聞き取り(1993年3月)による。
11) 阿賀野川中流域在住、女性、認定患者の妻からの聞き取り(1993年12月)による。
12) 阿賀野川中流域在住、男性、認定患者からの聞き取り(1993年12月)による。
13) 本人申請主義の原則に則った認定申請では、認定を求める患者や遺族が申請書類を作成し、医師の診断書や住民票など必要書類を添えて、市町村を通じて県に申請手続きをとらなければならない。一斉検診を契機として認定される場合、申請手続きは行政のバックアップにより簡単に行うことができる。だが、個人が自分で認定申請をする場合、書類の入手から診断書の入手まで、煩雑でわかりにくい作業となる。(日本弁護士連合会公害対策委員会、1983、41,50頁 を参照のこと)
14) 安田町を中心とした自主検診運動で顕在化した患者は、その後、およそ10年にわたる行政不服審査請求の運動を行った。なお、安田町の他にも、未認定患者の会が一部地域で結成されていた。水原町の「新潟水俣病未認定患者の会」(1974年結成)は、「新潟水俣病(公害病)認定業務を促進することによって、公的救済の途を開くと共に会員の健康の回復と福祉の増進を図ることを目的」に、認定申請中の患者が集まって組織した(「新潟水俣病未認定患者の会会則」)。これらの会は、被害者が集団として問題に取り組み、未認定患者の孤立を防ぐためのもので、後に第二次訴訟原告なる患者が多数含まれていた。
15) 阿賀野川中流域在住、男性、認定患者からの聞き取り(1993年12月)による。
16) 阿賀野川中流域在住、男性、認定患者からの聞き取り(1993年12月)による。
17) 阿賀野川中流域在住、男性からの聞き取り(1993年12月)による。但し、以下の話のなかには事実誤認がある。たとえば、第一陣判決に示された金額を、原告が実際に受け取っていたわけではない。
18) 阿賀野川中流域在住、女性、認定患者(重症)の妻からの聞き取り(1994年8月)による。
19) ある患者グループの会合での聞き取り(1994年8月)による。
20) 阿賀野川中流域在住,男性,認定患者からの賀状(1994年1月)より。
21) 新潟で多数の水俣病患者を診察している斎藤恒医師は、未認定患者の症状は「決し

て認定されている人より軽いとか、差があるものではなく、申請が遅いために棄却されたもの」と指摘している(斎藤、1992、7-9頁)。
22) 1992年3月、第二次訴訟第一陣原告94名の一審判決がでた。判決では、既に水俣病に認定された3名、水俣病ではないと判断した3名を除き、88名が水俣病であるという判断を示した。だが、ニセ患者差別は、それが長きにわたって形成されてきたために、司法認定でも覆せないほど根の深い問題になっていた。「『ニセ患者』扱いされてきた原告は『汚名を晴らし』『堂々と歩けるようになった』。／ほとんどの原告を水俣病患者であると認めた九二年三月の第二次訴訟判決に対する、こうした一定の評価を、これまで私は疑うことなく受けとめておりました。／ところが今回、ある原告が語った生活実態は、それとは異なるものでした。『部落のふつうの人』〔新潟では集落を部落と呼ぶ〕の原告への接し方は、判決前も判決後も『全然変わらない』と、その人は語りました。相変わらず『白い眼で見られる』と。そして、それが何より辛いのだ、と二人三人と声は重なってきました。」(小尾、1994)

文　献

潮(特別企画)、1971、「苦悶と差別に泣く患者・家族一〇〇人の証言」『潮』147、108-161頁。
小尾章子、1994、「鮭汁はとてもおいしかった」『新潟水俣病被害者を励ます応援団ニュース』8号。
斎藤恒、1992、「新潟水俣病第2次訴訟の争点」『医学評論』No.91、1-9頁。
斎藤恒、1996、『新潟水俣病』毎日新聞社。
関礼子、1994、「新潟水俣病における地域の社会的被害」『年報社会学論集』No.7、13-24頁。
地元で水俣病集団検診を実現させる会、1976、「集団検診を希望されているみなさんへ」(回覧文書)。
新潟水俣病共闘会議、1990、『新潟水俣病ガイドブック　阿賀の流れに』。
新潟水俣病未認定患者の会、1974(会則適用)、「新潟水俣病未認定患者の会会則」。
日本弁護士連合会公害対策委員会、1983、『「水俣よみがえれ」――水俣病実態調査報告書――』。
原田正純、1972、『水俣病』岩波新書。

第5章 家族による被害の経験 〔田渕六郎〕

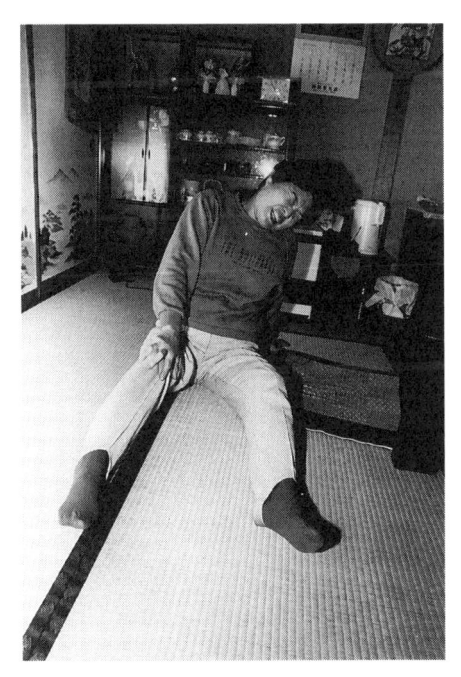

ある未認定患者。足がつったために激痛がきた。
撮影、田中史子(1990年)

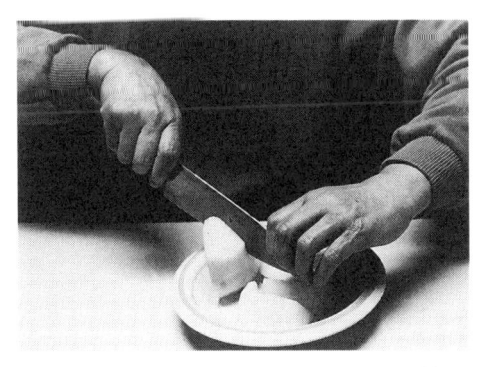

右手に力が入らないために、両手で包丁を持って梨を切る。
撮影、田中史子(1990年)

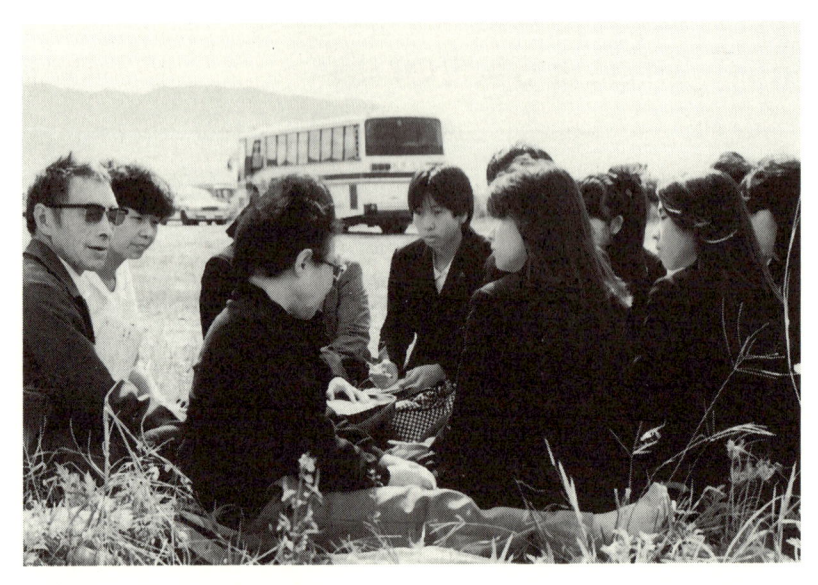

1987年秋、滋賀県立大津商業高校2年生450人が、修学旅行で新潟水俣病を学びに来訪、阿賀野川の土手で患者と交流会。　　　　　　　　　　　　共闘会議事務局提供

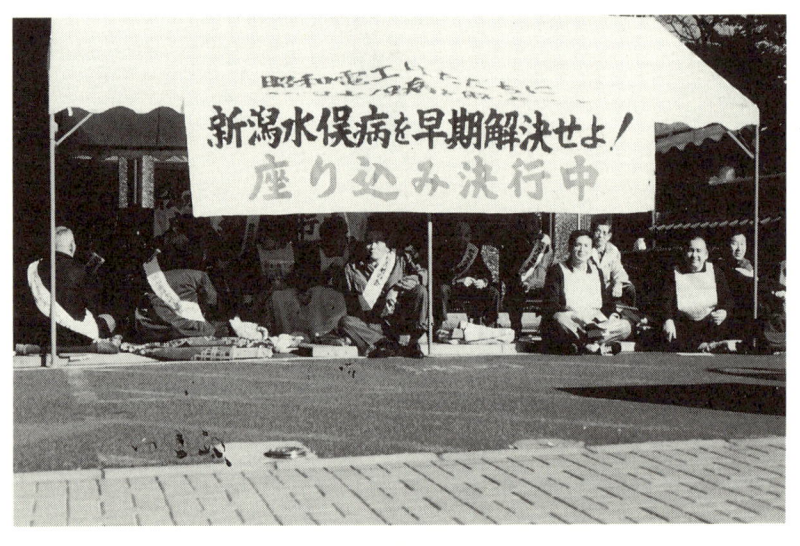

1993年、昭電本社前に座りこむ二次訴訟原告と支援者。坂東弁護士提供

はじめに

　初夏のよく晴れた日、ゆったりとした流れをたたえる阿賀野川を、ほとりに立って眺めていると、時の流れが止まってしまうかのようなふしぎな感覚にとらわれる。小高くなった堤防から見下ろすと、風に揺れる川面の光はまぶしく、岸の緑色と溶け合って、見飽きることのない風景を作り出している。この美しい川が、一企業の放出した水銀に汚染され、それによって多くの人の命が奪われ、いまなお多くの人のからだが蝕まれているということは、この風景からは想像もできないことだ。

　その堤防から数十メートルも離れていない集落に、Aさんは住んでいる。彼女は現在60代前半、自分たち夫婦と娘夫婦、孫に囲まれて、ずっと続けてきた家業でもある稲作とハウス栽培を営んでいる。娘夫婦は勤めにでており、Aさん夫婦が営む農業も、経費を差し引くと自家消費分しか残らないような規模だという。このような生活のあり方は、2世代、3世代が同居するこのあたりの兼業農家に典型的に見られるものだ。このような側面だけをみると、Aさんの生活は、へんてつのないしあわせに満ちた人生の一コマのように見えるかもしれない。

　しかし、彼女の生活には、表からは見えない苦労がひそんでいる。

　彼女は、未認定患者の一人である。彼女の毎日は、水俣病という病——他の人間には理解されにくい病——の刻印を押されたつらさに満ちている。彼女は、発症いらい30年以上、つまり人生の半分以上も、そのような労苦に苛まれた生活を送ってきたのだ。彼女の症状の一部を記してみよう。

　昭和40年のはじめごろから激しくなった手のしびれは、両腕の肘から先を中心に、時には肩にまで及んでいる。指先の感覚は麻痺しており、怪我をして血が出ても痛みを感じないほどになっている。日常、物を落とすことが多く、ボタンのかけはずしなどの細かい作業はうまくできない。食事の時にも塗り箸を使うときちんとはさめないので、割り箸を使わねばならない。哺

乳壜にミルクを入れようとしてもこぼしてしまい、十分に孫の面倒もみられなかった。

　しびれは両足にも及んでいる。とくに膝から指先にかけてひどく、足の裏はやはり感覚が麻痺している。寝るときは手足の先がひどくしびれて眠れないことが多く、そういうときは夜中に起きて自分で手足のマッサージをする。あまりにひどいときは睡眠薬を飲まないと眠れない。日中も足の上げ下げがうまく行かず、わずかの段差につまづくことが多い。真っ直ぐに歩けないため、田んぼやハウスの見回りでは、畦から足を踏み外したり、苗を踏みつけてだめにしてしまうことが多い。ゴミ出しに行こうとして、道路のほんの小さなでこぼこにつまづいて転倒し、足首を骨折したこともある。

　しびれは口の周囲にもあり、口のまわりに何かついていても気が付かない。味覚はかなり麻痺しており、食事をとっても味が分からずおいしくない。目は、視野の周辺がつねにぼやけており、疲れやすい。新聞やテレビを見ていると、全体がかすんだり黒ずんだりしてきて、見えなくなる。耳は、蝉が何匹も鳴いているような耳鳴りが昼夜を問わずおそってくる。人との会話は、聞き取ることがむつかしい。頭部全体に頭痛があり、頭が割れそうに感じることがある。目覚めは悪く、起きてもからだ全体がだるく、物忘れが激しい。炊事のガスの消し忘れや、風呂の湯の止め忘れや、人から何か頼まれても思い出せないことが多い。……[1]

　彼女の日常は、未認定患者の多くに共通するこのような症状と、それにまつわる苦労に満ちている。ふだんの生活の場では目立った不平も言わずに農家の嫁としてのつとめを果たしてきた彼女のこれまでの生活史には、水俣病という病の大きな爪跡が残っている。そのような病の影響を考えることなしに、彼女の生活、そして多くの未認定患者の人たちの生活がどういうものなのかを理解することはむつかしい。

　だが、人たちが水俣病に侵されはじめてからの生活の歴史は、一人で病と闘っていく、といった枠組みだけでは捉えきれないものでもある。水俣病と

の闘いは、他の家族たちに囲まれたなかで、繰り広げられてきたのだ。被害を受けた人たちの家族は、衣食住という人間としての基本的ないとなみを共有してきた人々でもある。「食」という経路から侵入した水俣病は、それゆえに、一人ではない複数の家族たちにその爪をたててきた(被害の家族集積性)。じっさい、Aさんの夫も、同じような川魚の喫食を重ねてきた人であり、Aさんと同様の症状を持っている[2]。

だとすれば、水俣病の被害は、家族たちによってどのように経験されてきたのか、と問うてみる必要があるだろう。

水俣病の被害は、被害を受けた人たちの生活のあり様と家族関係を、どのように変えてきたのだろうか。また、被害を受けた人たちとその家族は、被害に対してどのように対応してきたのだろうか。

私は、1992年以来、調査に参加し、その後、以上のような問題意識を持って、水俣病の身体被害と家族との関わりというテーマを中心に、調査対象となった人たちの一部から、聞き取りを行う機会を得た。研究目的とはいえ、健康のすぐれない方々のお宅に上がり込み、数時間にも渡って古い記憶をたどってもらい、家族関係の立ち入ったことにまで質問をするということは、非常に気がひけるものであった。以下で紹介する人たちは、そのような聞き取りに応じて下さった方々の一部である。

以下では、水俣病の被害が家族によっていかに経験されたのかという主題を、二つの事例を通じて論じてみたい。具体的には、Aさんという女性と、Bさんという男性の、家族生活にかかわる営みを振り返ることを通じて、彼・彼女らの生活史が、病気がなければ存在したかもしれない、「幸福」な家族の生活史と、どのように異なっているのか見てみたい。

このような視点から水俣病の被害を捉えるということは、「健常者」には理解しにくい水俣病の被害を、家族という枠から切り取ることによって、人たちが経験してきた多くのものを、私たちにより近いものとして理解しようとする作業だと信じたい。それは、私たちの共感を可能にするためのひとつの方法だといってもいい。本稿が、水俣病がいかに多くの家族にいかに大き

な被害を与えてきたのか、汲み取るための手助けとなれば幸いである。

1 Aさんの場合

(1) 身体の被害が生じてから

冒頭で見たAさんの話に戻ろう。

Aさんは、当時の多くの農家の女性がそうだったように、18歳という若さで結婚している。結婚当時は夫の親夫婦、祖父母夫婦までを含んだ9人の大所帯だったという。

専業農家の生活は、非常に忙しいものだった。結婚後10年ほどの間に、夫の祖父母と父が亡くなり、人手が少なくなったこともあって、畑をかなり所有していたAさん一家は、Aさん夫婦が中心となって、一家総出で働く毎日だったそうだ。娘たちも手伝える年齢になると、農繁期には夜遅くまで仕事を手伝わせたという。雪が積もり外の仕事がなくなる1、2月も、俵を編んだり作業着を作ったりで、嫁であるAさんの暇などはなかった。「今で言うレジャーなんてのはまったくなかったですねえ」とAさんは笑う。

貴重なタンパク源として、子どもの頃から、結婚しても毎日2、3食は川魚を食べたという。昭和42年くらいまでは現金とはあまり縁がなかったので、魚を買って食べるということはなく、男が毎日のように魚をとってきたという。まさかその川魚が自分たちの健康を奪うことになると、誰が考え得たであろうか。

Aさんは子どもの頃から健康で、中学校の時には陸上でリレーの選手をしていたくらいである。結婚した翌年に長女、その後3年ずつ離れて生まれた次女、三女という三人の子どもにも恵まれ、経営の規模を拡大して、生計も安定するかと思っていた矢先の昭和40年ごろ、既に見たような、手のしびれをはじめとした症状が現れる。働き盛りであるべき、30代前半の頃だ。長女が12歳、三女が6歳の時である。医者の往診を頼んだり通院したりした

が、原因がわからないままであり、頭痛やからだのだるさなどで一時は立ち上がることもできず、実祖母の葬式や末娘の入学式に立ち会うこともできずにつらい思いをしたという。近親者への集積度は高い。夫も多少遅れて症状が出た。Aさんの実母は認定されている。妹、実父にも症状が出た。

　動けるようになっても、田植えをしていると手や足が思うように動かず、皆と同じスピードで植えていくことができない。夫も具合が悪いせいもあり、お金を払って農作業の人手を頼むことが増えた。体が辛いところを意地で何とか頑張ってきたから、夫婦にからだの被害が生じたことによって、一家が経済的にどうしようもなく困窮したことはなかった。

　しかし多くの経済的影響は受けている。一時規模を拡大した経営も、土地を貸したりして縮小せざるをえなくなったし、まめに田畑に手をかけたり、品種改良を考えたりという、収入を増やすための努力を考えることもあったが、結局、体調が悪いと考えるのも辛く、実行できなかった。そのようなことを振り返って、からだの具合が悪くならなければ、もう少し違っていたかもしれないとAさんは語っている。確かに、農業が順調に営まれていれば、世帯の経済状態は変わっていただろうし、その結果、以下で見るようなかたちの家族関係の変化も、違う方向に進んでいたに違いない。

(2) 同居をめぐる家族の葛藤

　上で見たようにからだの具合が悪くなり、農業の継続や自分たちの将来に不安が生じる中、Aさん夫婦は、長女が婿をとって家を継いでもらうことを期待するようになる。この地域では長男が、男子がいない場合は長女が、家に残るものだった。だから、長女には跡を継いでもらう予定で、高校の代わりに全寮制の農業学校に通わせ、随分お金をかけていた。

　しかし、長女は、学校で知り合った農家の長男と結婚し、嫁いでしまう。反対したのだが、結局は反対を押し切って出ていってしまったのだという。「子どもに裏切られた」感じさえして、非常にショックだった。

「不意打ちをくらったような感じでねえ。跡とらせようと思って、お金かけたわけですよ、長女にはね。今はね、長男でも長女でも外にでていってしまうけど、当時は長男長女は残るものと思ってたからねえ。でもほら、私のからだが思うようでないから、やっぱり、家庭内で雰囲気が悪かったんじゃないかと。姑がいろいろと口を出すこともあってね、喧嘩するとかいうんではないけど、夫婦間でもこう、自分のからだの具合は分かるけど、相手のは分からないとかね、ぎくしゃくすることが増えて、以前とは違うというんですか、子どもらも、そういうのは分かるんじゃないんですかねえ」

長女が嫁いでしまうということになり、Aさん夫婦は次女に跡継ぎを期待することになる。しかし、そのすぐあとに、次女も家を離れることになる。高校を卒業後まもなく新潟市内に就職して、職場は自宅から通える距離にあるのに、家を出てしまったのである。Aさんは、親の都合で本人の思うように進学をさせてやらなかったことが、次女が家を離れてしまった原因になっているのではないかと考えている。

「本人は大学行きたがったんですけどね、反対して行かせなかったんですよね。私たちがあまりからだが丈夫でなかったから人手も必要だったしね、生活に余裕もなかったしね、やはり子どもを自分の身近においておきたくって、どっかやったら帰ってこないかなあと思ってね、子どもに跡を継がせたいっていう、ふるい考えがあったんですね。無理やりだったって、親が子どもにしてやらなかったって今でも本人には言われますけどね、うらまれてもまあしょうがないですけどもね」

このようにして2人の娘が出ていってしまったことは、Aさん夫婦の立場からしてみれば、子どもに同居してもらい、自分たち夫婦の不安定な生活を支えてもらうという期待が続けて裏切られたということだ。そのような状態のもとで、夫婦がどれほどの不安に駆られたかは想像に難くない。

いわば最後の頼みの綱となった三女は、Aさん夫婦としては、できるだけ近くで働かせたいと考えたそうだ。心配して取り計らってくれた人がいたこともあり、高校卒業後、すぐ近くの職場に正社員として勤めることになった。就職後は、長女と次女のいきさつもあったことから、早めによい人をみつけねばということで、やはり知り合いの縁で、今度は長男でなく三男坊とお見合いで結婚し、同居することになったという。別に無理に同居を進めたわけ

ではなく、三女の場合は自然に事が運んだとAさんは言うが、Aさん夫婦の側ではかなりの努力を払ったのだろうということは、会話からもうかがわれた。

現在、Aさん夫婦にも可愛い孫ができ、三世代家族は仲良く暮らしている。このような現在は、しかし、Aさん夫婦の身体被害によって生じた、過去の多くの困難のなかから生まれてきたものなのだ。そして、以下で見るような点から考えても、Aさんたちの経験した、子どもの同居をめぐる様々な困難は、子どもがみな女子であったというやや特殊な要因のみに求められるべきものではなく、肉体的な苦痛と、それに伴う人間関係の変容によるものと考えるべきものだろう。

(3) 精神的苦痛と家族

Aさんの経験した様々な痛苦について考えると、からだの辛さそのものだけでなく、からだの障害やそれを通じて生じた他の予期せぬ出来事によって、自分と自分をとりまく人間、とくに家族の人生が、自分の望んだ方向とは異なったほうへ進んでしまったという思いが、精神的な苦痛を構成しているように思える。

このような苦痛は、水俣病の患者に共通したものであろう。熊本水俣病で29歳の命を閉じた佐々木つた子さんは、「病気を捨てられるものなら　一刻も早く捨てたし　もみくちゃにして」という忘れがたい歌を詠んでいる(宮本編、1994、4頁)。症状の軽重はあっても、水俣病に冒された人たちは、みな同様の思いを持っているに違いない。そのような思いは、病苦のない状態への憧れであると同時に、病苦がなければ起こりえたであろう健常な、正常な人生や人間関係への憧れであるのではないだろうか。

家族にかかわる様々な課題や営みの達成が、人の人生設計の重要な部分をかたちづくっている場合、そのような側面における挫折の意識が、きわめて大きな精神的苦痛をもたらすことには疑問の余地はない。Aさんが言葉を詰まらせながら語ってくれた話では、今までで最も辛かった経験は、子どもを産めなかったことであるという。

女の子ばかりなので男の子が一人は欲しいと思っていたが、症状が出たあとに、たまたま子どもができたのだという。だが、夫の強い希望にもかかわらず、「こんなからだで、4人目なんて産んで育てられるわけがない」という心の動揺もあり、堕ろしてしまったのだという。「これが男の子だったら、もしあの時こうしていれば」などと、今でも夫婦で言い合うことがあるそうだ。Aさんの心中は察して余りあるものがある。

さて、そのような辛い体験は、同じ症状を持つ夫や友人に話すこともできず、実家の両親に話して多少は楽になるくらいであったという。実母は認定患者でもあり、最もよい理解者であった。家の中では、体の具合が悪いことは、姑にはもちろん、夫にも理解してもらえないまま、結局自分が一人で家事などをこなして、言いたいことも言えなかった。このような、同じ症状を持つ夫婦間の不和は、私たちが行った調査でも、また、私が聞き取りをした限りでも、多く見られたものだ。

地域や職場での水俣病への偏見のために、認定申請をためらうという経験は、未認定患者の多くが指摘するものだが、そのような場合に、人たちは、自分自身に向けられる偏見を恐れているというよりも、自分の家族に向けられる偏見を恐れている。より具体的には、自分の人生そのものに対してではなく、家族の人生に対して、とりわけ子どもの就職や結婚といった重要なできごとに対して、良くない影響が及ぶことを恐れているのだ。

Aさんも、娘たちの結婚、就職に障るといけないからと思い、申請を遅らせている。義父や実父からも、「家名に傷が付く」と諭されたらしい。やっと申請に踏み切ったきっかけの一つは、三女の就職が決まって肩の荷が下りたことだったという。このような状況は、被害者が、「自分が家族に配慮されたい」のに、「自分が家族に配慮しなければならない」という矛盾を示している。そのような矛盾のもとで身体の辛さと折り合って行かねばならない人たちの精神的な苦痛は、強まることだろう。

Aさんは、農家の嫁として、体が辛くても、我慢してとにかく働かなければならなかった。身体に無理をしてがんばっているのに、慰めてもらえるど

ころか、姑に「農家の嫁は丈夫でなければならないのに」などと言われるのが精神的に苦痛であった。「私の所で様々な不満はとめてしまったほうがよい、と考え、ストレスを一人で背負ってきた」と話すAさんは、日常生活におけるからだの辛さと、家の中で自分のすべきものとして割り当てられた仕事とのあいだのギャップにストレスをためつつ、そのようなストレスを家族の中で解消することもできないまま、自分のこころの中で閉塞感を募らせてきたように見える。

「私なんかもう、人生の半分以上この病気でしょ、こんな病気さえなければ、人生かなり変わっていたのにと思うんですよ。今でも、こう、なんて言うんですか、生活力さえあれば、自分で自分を支えたい、一人で楽にこう自分のからだを支えたいというのはありますねえ。やっぱり家族というのがあると、ひとり、いちばん犠牲になるのはわたしなんですよね。そう周りにむかって、あれもできない、これもできないなんて言ってられないしねえ。相手も思いやるんだろうけども、けっきょく本人にしか苦しみというのは分からないんじゃないですか。そんななかで自分が不機嫌になればなるほど黙り込んでしまって、でもあれもこれもやらねばならなくて、毎日がその連続ですね。」

このような、農家の嫁という伝統的性別役割規範と、そのような規範に従うことを困難にする身体の障害との板挟みの状態で、精神的苦痛を背負い込んできたAさんは、水俣病という被害に苦しむ多くの農家女性の姿を、象徴していると言えはしないだろうか。

2 Bさんの場合

(1) 健康被害の発生と職業の変化

Bさんの家は、阿賀野川から数百メートル離れた、周りを広い水田で囲まれた集落の中にある。現在60代前半のBさんは、二人で暮らすにはやや広すぎる住居に、奥さんと暮らしている。二人とも今は勤めをやめ、年金生活だ。子どもたちはみな結婚しており、車で30分もかからないところに住んでいる[3]。

Bさんの家の玄関には、靴皮の後ろ半分が切り取られて、スリッパのような形になった、Bさんの靴が置いてある。聞くと、足の感覚がなくなってから、低温やけどをしてしまって、革靴が履けないので、外出用の靴としてこのようにしてあるのだという。Bさんの普段のからだの苦労はそんな点にもうかがわれるものである。

身体の症状については、手足のしびれ、耳鳴り、舌がもつれる、からだのだるさなど、現在も水俣病の典型的な症状が出ており、5級の身体障害者手帳を持っている。日中の症状よりも、夜になると耳鳴りやひどい頭痛がして、睡眠薬を飲まないと眠れないのが辛いとBさんは言う。

5人兄弟の長男として生まれたBさんは、父親が漁協に入っていたこともあり、生まれた頃から川魚を食べてきた。自分自身も若い頃から友達と共同で漁協に入っており、結婚後も漁をして川魚をとり、食べていた。魚を買って食べる余裕のない家は、みなそうしていたものだとBさんは言う。

Bさんは、実家の農地は早くに売却し、農業はしていない。高等小学校を卒業後、近くの組で雇われて鳶職として働いていた。22歳で結婚し、結婚の翌年に長男、その後2年おきに次男、長女をもうけている。小さい頃から大した病気もしたことがなく丈夫だったBさんは、30代半ばの昭和42年ごろから、症状が現れ始めた。当時はまだ水俣病だとは思っていなかったが、仕事中になぜか足がふらつきはじめたのだという。ただでなくても事故と隣り合わせの仕事であり、危険を感じたため、鳶職を辞めて警備会社に移る。警備会社の仕事は、仮眠を含んで24時間勤務で、夜に体調が悪くなることの多いBさんにとって、相当にきついものだったという。

Bさんの転職によって、収入は大きく減ったという。その当時は長男が12歳、長女が8歳で、お金のかかる時期だった。また、分家や総本家の冠婚葬祭などで、現金は相当必要になるものらしい。Bさんの妻は、それまでは不定期に働きに出ていたぐらいであったが、Bさんの転職後数年してからは、彼女も近くの食品工場に勤めに出て、その後定年まで勤めることになった。友人の誘いがあったというきっかけもあったが、経済的な必要がなければ働

かなかったろうとBさんの妻は語っている。

　このように、家の大黒柱に水俣病の健康被害が発生し、その妻や子どもが新たに就労したり、あるいは仕事のパターンを変えたりするということは、私たちの調査でも多く見られた。これは、健康被害が貧困などの経済的困難になることを避けるために、家族がお互いを支え合うかたちで、被害に対処していくということだ。このような対処においては、被害を受けた個人を家族が支えつつ、家族全体が存続していくという限りで、被害者にとって家族の存在はプラスに働いている。水俣病の被害は、家族という枠組みがなければ、もっと大きな被害として社会に現れていただろう。

　しかし、他の家族員から見れば、そのような対処は個人としての人生設計の予期せぬ変更を意味することがあり、また、被害者の側でも、家族員に対する配慮が、自分の新たな苦痛となる場合もある。

　Bさんはその後、あまりにからだが辛く、医療費もかさんでいたため、昭和49年(1974年)に水俣病との医師の診断を受け、同年に申請するが棄却された。申請時はまだ末子の娘が15歳と小さく、子どもの結婚のことが気になったそうだ。

「当時は子どもも小さかったろ。今でこそそんなことはなくなったけど、昔は水俣病なんて言うと、嫁のやり手もないし、くれ手もないしね。それを考えて、引っかかると困るから、友だちが申請に行ったりしてたときもずうっと申請には行かねかったんだわ」

　会社でも、自分の体のこと、水俣病に関することは話していなかったという。
　子どもたちもみな就職してからしばらくたって、10年ほど前の昭和60年ごろ(1985年)、Bさんは、体の調子が悪く入退院を繰り返した。警備会社は、あと2年勤めれば厚生年金も受給できるころだったから、何とかがんばって続けたかった。だが、歩くのがつらい、夜は睡眠薬を飲まないと眠れないなどで、仕事を続けるのがどうしてもつらかったため、会社に診断書を出した。その際、医者から「水俣病」と書いて良いかと言われ、辞めることを覚悟の上で、それを受け入れた。まもなく間接的に辞職するように仕向けられた。

多くの企業に巣くう水俣病への偏見は、こんなかたちで現れるのだろう。

「辞めてくれとは言わないんだね。18年働いたこともあるしね。机なくしてしまったりして、辞めるように仕向けるんだね」

　Bさんの妻は、Bさんが早く退職したため、後で経済的に困ることにはなったけれども、夫の身体の具合の悪いことは知っていたので、その時「辞めないでくれ」とは言えなかった、と話している。

　現在も、夫婦の年金だけではやっていけないそうだ。冠婚葬祭が重なってお金が足りなくなるときには、実際には貰うのだが、「貸してくれ」と言って、長男と次男には経済的な援助をしてもらうそうだ。買い物などで車が必要なときは、近くに住む娘に頼んでいる。また、地域の普請などでお金が必要なときなども子どもから援助してもらっている。

　このように、Bさんは、二度にも渡って、自分の本意からではなく、水俣病の身体被害のために、職業からの撤退を強いられることになった。それは、収入の減少というかたちで、Bさんの家族に対して経済的な被害を及ぼし、妻の働くことを余儀なくしている。別居する子どもたちの援助がなければ、Bさんたちの生活はたちゆかなくなるものであり、その意味で、Bさんは家族に支えられて経済的な困難を乗り切っているのだ。

　だが、Bさんの職業生活の変化は、そのような経済的な変化としてのみ理解すべきものではないようだ。Bさんは、かつて自分がしていた鳶職の仕事について色々と語ってくれたが、そのような言葉の陰には、健康でさえあれば自分が営んでいただろう職業生活が挫折したことに対する、やるせなさが見え隠れしている。Bさんが、そしてBさんの妻が語るとおり、からだの具合を悪くしてからのBさんは、何かと家族にあたることも多かったという。その背後にあるだろう精神的な苦痛は、病気そのものの苦痛だけではなく、自分が男性としてのまっとうな職業生活を営んでいたら維持できていたはずの誇り、自尊心のようなものを、失ってしまったことがもたらす苦痛であるようだ。そのような、一家の主としてのプライドの喪失は、家族関係に対し

て影響を与えているように思われる。

(2) 同居をめぐる親子関係

Bさんの娘は、Bさんが警備会社を辞めた年に嫁ぎ、その翌年、結婚して以来8年ほど同居していた長男夫婦は、妻の実家の近くへ転居する。Bさんは、長男の妻が一人娘で、実家の母親の健康が優れないためだったというが、Bさんの妻は、それもあったかもしれないが、嫁がまだ若かったため、水俣病のこととは関係はないけれども、一緒に住むのがいやだったのではないかと言う。

その翌年、出ていった長男が呼び寄せたこともあって、今度は近くの町で自営業を営む次男夫婦たちが同居し始めた。しかし、彼らも、4年間同居を続けた後、近くの町にふたたび転出してしまう。Bさん夫婦はどちらも、次男一家が出ていってしまったことは非常にショックであったと言う。

一度同居した次男夫婦がまた出ていってしまった理由として、Bさんは、まだ次男の子が小学生であり、次男一家は、一緒に住んでいると近所から水俣病のことを色々と(「お前の父親は水俣病だ」などと)言われるのをいやがるからだ、というのが大きな理由だろうと述べている。確かに、Bさんもかつて通ったという近くの小学校は、この集落の子どもが多く、学区の広い中学校や高校に比べて、いろいろな偏見の的になりやすいということは理解できる。例証をするようにBさんが挙げた話では、今でも近くの若い者が見合い結婚するときは、興信所などが調べにくるそうだ。つい最近も実際に聞きに来たとBさんは言う。しかし、何か具体的に地域内でそのような事件があって次男たちが出ていってしまった、ということではどうもないようだ。

Bさんの妻は、違った見方をしている。彼女は、夫が水俣病のために退職して以来、体がつらくて家族にあたることが多かったからだろうと言う。つまり、仕事を辞めざるを得なくなってから累積した夫のストレスが家族の関係を悪くしたために、次男夫婦が避難したのだろうという見方をしているのだ。

二人の意見が表面上は食い違っていることは興味深い。だが、Bさん自身も、別の文脈で話をしていたとき、「子どもとももめるときはもめるんだね。人間、からだの具合が悪いと人にあたってしまうもんだろう」と語っている。
　家族の間で、どのような感情的なもつれがあったのかは知る由もないけれども、関係を決定的に悪くするようなものではないらしい。子どもからは援助があるだけでなく、現在は、三人の子のいずれも、孫を連れて泊まりに来たりなどの頻繁な交流はある。BさんもBさんの妻も、あと数年して次男の子が中学生に上がるころになれば、再び次男一家と同居する予定であると話している。しかし、そのような予定はもちろん具体的に取り決められたものではなく、将来の同居がどのようになるのかは、本人たちも分からないだろう。そのような予定は、Bさん夫婦が、未来に託した願望なのかもしれない。

3　被害と家族

　最初にも断ったように、ここで紹介した事例は、私が聞き取りをした人たちの一部である。この二家族の例から一般的な結論が導き出せるとは思えないし、私にもそのような意図はない。しかし、1992年の未認定患者調査の結果も踏まえて、健康被害の発生と家族との関係というテーマについて、いくらかの結論を記しておく必要はあるだろう。
　Aさん、Bさんを含め、私が聞き取りをおこなった人たちは、水俣病の被害と格闘してきた。そのような格闘のプロセスは、病が家族という関係の網目のなかで、かたちをかえた別の苦痛にかわっていく、そのようなプロセスでもあっただろう。人たちは、家族という関係の網目のなかで、さまざまな面で生じてきた、生活の根本的な変化と、闘ってきたのだ[4]。
　Aさん、Bさんの場合にもみるように、被害を受けた人たちの家族は、極めて大きな影響を受けている。家族への影響の広がりを、未認定患者統計調査の結果から見ておこう（**表5-1**）。ほとんどの家族で複数の成員に健康被害

が生じているということは、それだけでも家族の負担の大きさを印象づけるものだ。ただし、それ以上に、大多数の家族において、派生的な被害の影響が広範に見られることを見逃してはならな

表5-1 家族への影響[5]

(複数回答)

家族内被害者の存在	(N=100)	92 (92.0％)
生活設計の変更	(N=100)	84 (84.0％)
社会関係・人間関係の上での嫌な経験	(N=100)	68 (68.0％)
精神的な悩み・不安	(N=100)	61 (61.0％)
大きな経済的負担	(N=100)	57 (57.0％)
家事遂行上の障害＊	(N= 48)	47 (97.9％)

注)＊健康被害が生じる前に家事をしていた人のみが該当するため、N=48
出典) 未認定患者統計調査より

表5-2 夫婦の結びつきが強まったきっかけ

(複数回答、N=34)

身体をいたわってくれる	25 (73.5％)
病気のことを通して、夫婦の会話ができるようになった	12 (35.3％)
支え合うことが多くなった	26 (76.5％)
その他	5 (14.7％)

出典) 未認定患者統計調査より

い。表では派生的な被害として、本人の家族の生活設計の変更、家族関係を含む人間関係上の嫌な経験、家族の健康などについての精神的悩み・不安、貯蓄や財産の取り崩しという大きな経済的負担、家事遂行上の障害（それまで家事を分担していた人のみが該当）を挙げている。もちろん、調査結果に現れたこれらの被害が、家族に生じた被害のすべてを尽くしているわけではない。だが、こうした派生的被害だけでも大きな広がりが見られるということは、水俣病の健康被害者を抱えた家族は、健康被害から生じる派生的な被害の影響にも対処する形で生活を再設計せざるをえないということ、すなわち、その家族はもはや健康被害が生じる前の家族とは同じではありえないということを、如実に語っている。

　こうした甚大な被害を受けた家族のほとんどが、子ども、親たち、きょうだいが一体となって、経済的あるいは情緒的に、被害を受けた人たちを支えていた。経済的側面については、被害を受けた本人が、家族のために苦痛をおして就労を続けるという例も多く見られたものの、家族が新たに就労したり、子どもが進学をあきらめる、などのかたちで、経済的危機に対して家族としての対応がなされたケースは少なくない。このように家族は、健康被害の発生にかんして、貧困に対する防波堤として働いている。

情緒的な側面については、未認定患者統計調査で、発病が夫婦の結びつきを強めたと回答した人(34人)に対してたずねている項目は参考になるだろう(表5-2)。

　夫婦の双方が水俣病の健康被害を持つ場合(調査対象の大多数の世帯がそうである)には特に、夫婦の会話が増えたり、夫婦がお互いの健康をいたわったり、励まし合ったりするというかたちで、情緒的な支えとなる可能性が考えられる。夫婦以外でも、Aさんが語るように、同居する子どもや実家の親、きょうだいなどは、情緒的な支えの担い手として重要な役割を果たしている。

　そのような、家族の暖かい支えがあってはじめて、人たちは、じぶんの身体に生じた理不尽な苦痛に耐えていく術を身につけ得たのだと思われる。生活共同体としての家族がもつ一つの特徴である、病気やからだの障害を背負った弱者に対する支援的な関係は、「被害者が家族に配慮される」という関係であり、厳しい環境の中で人たちが生き抜いてきた原動力となっている。

　だが、それと同時に見ておかなければならないのが、被害を受けた人たちは、さまざまなかたちで、自分のからだの辛さを忍び、自分を取り巻く家族たちを思いやりながら生きてきたということである。自分が水俣病であることが家族に対する差別的な言動をうむことを恐れて病気を隠す、というのは、このような家族への思いやりの一つの現れだろう。周囲から強制されたことではないとはいえ、家族関係の中で期待される役割、努めを果たすため、人たちはさまざまな欲求を、不平をあからさまにぶつけることを控えてきたのであり、そのような中で精神的苦痛を強めることも多かった。また、一人であれば個人の問題でしかなかったであろう身体の被害は、職業、家事などで十分な貢献を果たすことができなければ、家族としての役割を全うできないという罪障感やストレスになりうる。また、とりわけ、子どもの進学、結婚、自分の出産などに影響を生じたという意識がある場合、その苦痛は大きい。こうしたストレスは、個人の苦痛感を強めるだけでなく、家族内の情緒的関係を悪化させることで、また別のストレスを付加する可能性が高いと思われる[6]。さらに、家族関係の悪化は、「この病気さえなければ」という被害者

の思いを強める可能性がある。

この点について、未認定患者統計調査では、発病が夫婦関係を悪化させたと回答している人について、悪化した理由についてたずねている。それによれば、病気でイライラする、身体の切なさが伝わらない、などの理由が多く挙げられている(**表5-3**)。Bさんが語っていたように、身体のつらさのために家族に当たってしまうということは、夫婦の間に限らず、子どもなどの他の家族についても言えることだろう。

表5-3　夫婦関係が悪化したきっかけ

(複数回答、N=35)

家の仕事が以前よりできなくなったから	8 (22.9%)
仕事をやめなくてはならず経済的に苦しくなったから	7 (20.0%)
夫婦生活に支障をきたしたため	8 (22.9%)
身体の切なさが伝わらないため	15 (42.9%)
自分が病気のせいでイライラすることが多いため	23 (65.7%)
その他	10 (28.6%)

出典)未認定患者統計調査より

このように、家族の存在は、被害者の心理的苦痛や負担感をかえって強めたり、それを通じて家族の関係を悪くしたりする要因にもなる。家族は互いに面倒をみなければならない、家族の中では自分のエゴばかりを優先させてはならない、という規範は、被害者にも家族としての義務を課している。これは、家族が家族であり続けるためには、「被害者が家族を配慮する」ことも必要になるということだ。

健康被害が生じた家族のなかで、被害者にとって、家族は、被害を乗り切る支えになると同時に、被害の苦痛を拡大させる要因にもなる。このような側面を、とりあえず、家族の二面性と呼んでおこう。

このような家族の二面性を生じさせるひとつの要因は、水俣病の苦しみは本人にしかわからない、また、そのような身体の苦しみによって生まれた新たな苦しみも本人にしかわからない、という意識であろう。

やや乱暴な言い方をすれば、一目で病と分かるような症状を持ち、単独の日常生活が根本的に不可能になる病であれば、家族からの世話と配慮を受け、自身を病人、患者という存在としてのみ位置づけることも可能になるかもしれない。しかし、慢性水俣病においてしばしばそうであるように、病が人目

には見えない場合、自身の苦しみが人には理解されないこと、自分の身体の辛さが「怠惰」と思われかねないことを意識しながら、家族の一員として引き受けねばならない役割と、患者としてもっと配慮されたいという思いの間に引き裂かれる、そのような状況に置かれることになるのだ。被害者の人たちをめぐる家族関係の変容は、こうした微妙な位置におかれた当事者たちの感情的な揺れ動きによって、影響を受けている。

　患者としての自己と家族の一員としての自己の間に相剋が生じ、それを通じて家族のあり方に様々な変化が生じる、このような状況は未認定患者の人たちに共通しているものであるように思える。このような相剋のなかで被害者の人たちに生じる負担の多くは、目に見えない精神的な辛さであろう。このような被害の側面を、私たちは十分に理解してきたとは言いがたい。

　Aさん、Bさんの生活史を振り返るなかで、被害を受けた人たちとその家族が、今ある苦痛に満ちた生活のなかから、少しでも良い生活を手に入れることができるように、様々な「努力」を重ねてきたことが分かるだろう。被害を受けた人たちの精神的な痛苦を背景としてなされるそのような様々な努力は、被害の軽減という観点からみれば、必ずしも全てが成功したわけではなく、むしろ、失敗の連続という言葉のほうが実状に近い。しかし、多くの家族たちは、逆境にただ流されることなく、様々な失敗した試みにもかかわらず、よりよい状態を目指して努力を重ねてきた。私たちは、さまざまな家族の努力が成功してこなかったというそのような困難の中に、水俣病という病が人たちとその家族に与える傷の深さを見ることができると同時に、人たちの相互に配慮しつづけるという事実の中に、家族の営みのたくましさのようなものを、見て取ることができるのではないだろうか。

注
1)　1994年6月、1994年11月のAさんへのインタビュー記録、および1992年未認定患者統計調査結果より構成。以下のAさんに関する部分は、インタビュー記録による。
2)　1992年に行われた未認定患者統計調査では、90家族中82家族(91.1％)が2人以上の健康被害者を抱えており、家族集積性の高さが示された。特に、7割以上の世帯で、

回答者とその配偶者の双方が健康被害を受けていた(未認定患者統計調査、1992)。家族集積性については、新潟水俣病の公表直後に新潟大学により行われた疫学調査では、調査対象者26名中15名(57.7%)に家族集積が認められたとされる(斎藤、1996、280頁)。
3) 以下のBさんに関する部分は、1990年7月、1991年8月のBさんへのインタビュー記録、1995年7月のBさん夫婦へのインタビュー記録および1992年未認定患者統計調査結果による。
4) 本稿で十分には論じていないが、家族を通じた派生的な被害の発生がこのように多側面にわたっていること、ある側面の被害が別の側面の被害を生み出すことが多いことには注意が必要である。これに関して飯島(1994、62頁)は、未認定患者の被害を8種類に区分している。それらは、①健康上の被害、②日常生活上の被害、③家事遂行上の被害、④仕事や職業上の被害、⑤経済的損失、⑥人間関係上の被害、⑦人生設計・生活設計上の被害、⑧精神的被害、である。
5) 数字は舩橋(1992、215-232頁)からの引用。
6) 家族内でのこうしたストレス源の累積による事態の深刻化は、家族ストレス論で強調されてきた(石原編、1985)。また、ストレス論における近年の理論的展開は、ライフコース概念を導入して、ストレス源となる出来事が人間関係の長期的な変化をもたらすことを問題にしている(Elder他、1996)。本稿はこうした理論枠組みに多くを負うものである。

文 献

飯島伸子、1994、「新潟水俣病未認定患者の被害について−社会学的調査結果からの報告」『環境と公害』Vol.24,No.2、59-64頁。
石原邦雄編、1985、『家族生活とストレス』垣内出版。
斎藤恒、1996、『新潟水俣病』毎日新聞社。
舩橋晴俊、1992、「被害の総合的把握のために」飯島・舩橋編『新潟水俣病未認定患者の生活と被害—社会学的調査報告—』、215-244頁。
富木憲一編、1994、『水俣レクイエム』岩波書店。
Elder, G. H., Jr., George, L. K. and Shanahan, M. J., 1996, Psychosocial Stress over the Life Course. In H. B. Kaplan (Ed.), *Psychosocial Stress* (pp.247-292). San Diego, CA: Academic Press.

第6章 阿賀野川流域における生活世界の変容

〔田所恭子〕

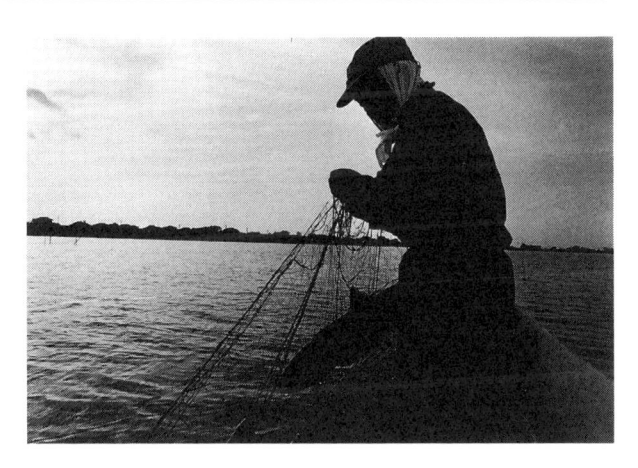

阿賀野川の漁業。共闘会議事務局提供

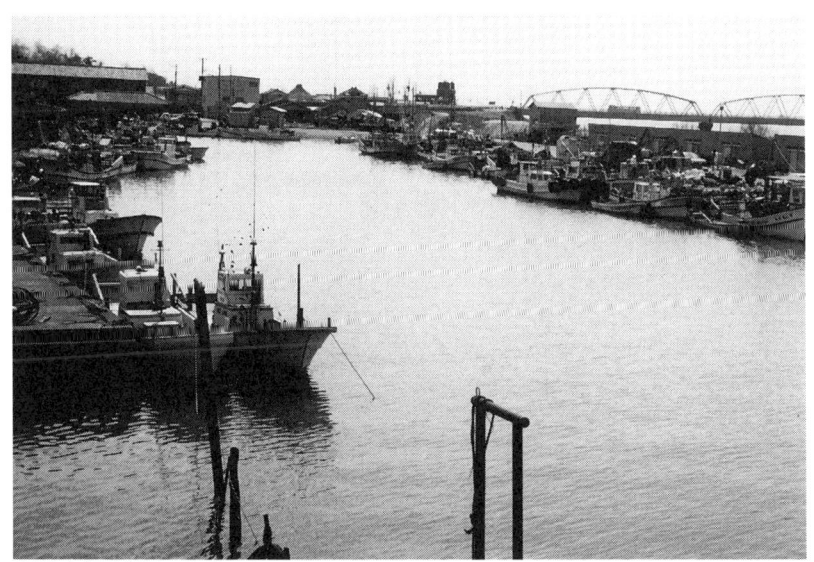

新潟市松浜地区。漁業に生きる地区として、地域ぐるみの水俣病隠しをせざるをえなかった。そのことが認定申請の遅れと申請棄却につながっていく。坂東弁護士提供

152 第6章 阿賀野川流域における生活世界の変容

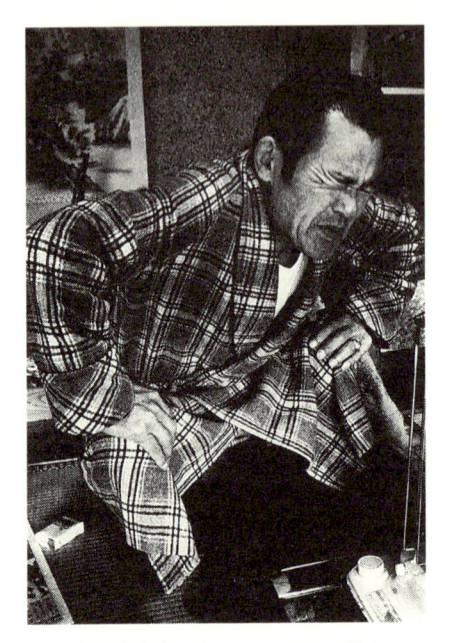

ある未認定患者。急にしゃがむと激痛が。　撮影、田中史子(1990年)

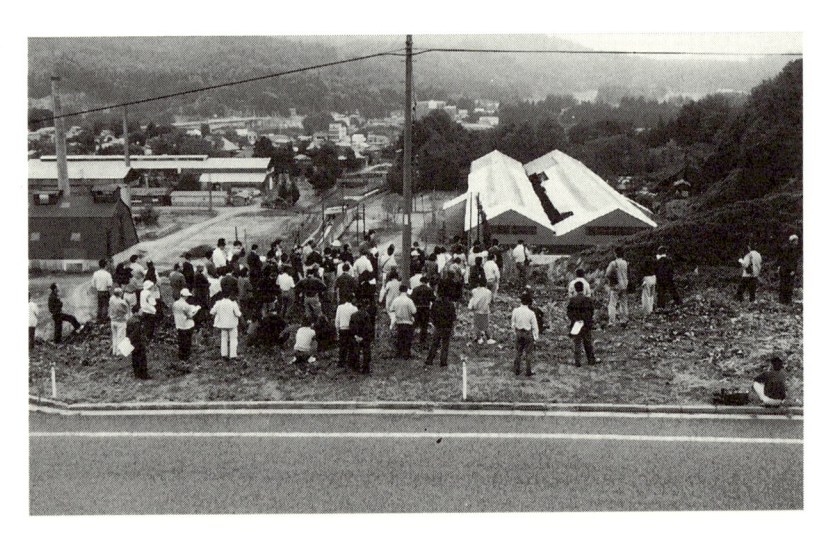

1994年10月、共闘会議主催の現地調査。坂東弁護士提供

高度経済成長と、その負の帰結でもある公害、すなわち新潟水俣病は阿賀野川流域に住む人々の創り出す生活世界を二重に変容させてきた。ここでいう生活世界とは阿賀野川という自然環境と人々の創り出す社会環境との相互作用の中で生まれてくる世界のことであり、人々が生きる日常生活の場であるとともに、そこにおいて人々が多様な経験、体験を重ねながら創り出していく一つの意味ある世界でもある。高度経済成長以前の阿賀野川はのちの節で詳しく述べるように、人々の食を支え経済活動を可能にするという人々の生活と深い結びつきを持った存在であった。と同時に自然と人間の密接な関係のもとに導き出される豊かな世界をもあらわしていた。おそらく阿賀野川流域に限らず、高度経済成長以前の日本全国各地において、このことは共通するものであったろう。しかし、1955年頃から始まった高度経済成長は短い年月の間に急速に多くのものの変容をうながし、自然と人間が織りなす豊かな世界を壊し始める。水源開発によって川と人との関わりを変え、石炭から石油へというエネルギー革命によって山と人との関わりを変え、そして鉱工業の発達によって産業の構造すら変えてしまう。その結果、生産力の向上、消費力の向上がもたらされ、人々の生活様式を変えていく。

　自然と人間の関係は以前のような結びつきを失う。高度経済成長期において、人々は自ら望んで自然との関係を変容させてきたことは事実である。しかし、その変容の過程の中で意図せざるものとしての公害がおこることによって、自然と人間の関係は科学・技術を媒介にゆがめられた関係へと転化していくのである。「有機水銀」という科学・技術によって産み出された重金属が、川魚という自然を媒介にして人々の身体を破壊する。自然との関係ばかりではない。間接的に家族関係や地域社会における諸関係もゆがめ、現在においても深い傷跡を人々の心に残し続けているのである。ここに人々の生活世界の変容の二重構造をみていかなければならない。

　本章は阿賀野川という自然とそこに住む人々との豊かな関係をとらえ、そこで展開されていた生活世界が、高度経済成長を通して、さらに水俣病を通して、どのように変わっていったのかを考察する。特に社会的な危機的出来

事でもあった新潟水俣病という大きな困難を、人々はどのように受けとめ、内に取り込み、そして乗り越えようとしたのか、あるいは乗り越えようとしているのかを、人々の生活世界の変容過程において事例をあげてとらえていく。人間の持つ豊かなそして力強い再生への可能性をわたくしたちはその事例に読みとることができるはずである。

1 阿賀野川とは何か——高度経済成長以前の自然と人間の関係

　阿賀野川は、福島県と栃木県の県境にある荒海山(標高1580.4m)を水源に大川となって北流し、猪苗代湖を水源とする日橋川と合流、福島県の会津坂下の北東から阿賀川となって西へ向きを変える。そして尾瀬沼を水源に持つ只見川を合わせて新潟県に入り、県境で阿賀野川と名前を変える。いくつもの支川を持ちながら全長にして210km、全流域面積7710km^{2}もあり、県内の阿賀野川は全長92.7kmである。三市四町四村を通り抜け日本海に注ぐ。流量は豊かで、信濃川、石狩川についで三番目の流量を持つ[1]。生息する淡水魚の種類も信濃川に次いで二番目に多く約50種を数える[2]。阿賀野川の水は多くの生物を育み、その流れは多くの地形を生み出してきた。

　県内における阿賀野川は越後山脈を越え津川盆地をぬけ、谷口にあたる馬下付近に出る。谷口では阿賀野川の流れによる侵食運搬作用が大きく働くため、河川は天井川となりやすく網状流となり扇状地堆積をすすめる。この中流の河床は河川の侵食運搬作用により石や砂礫層で形成され、骨材に最適な上質の砂利として砂利採取業を可能にさせる。その後、河床の傾斜は徐々に緩やかになり川は土砂を下流へ運んでいく。河道は分流や蛇行を繰り返しながら早出川と合流して複合扇状地を造り、越後平野に流れ出す。横雲橋がある横越村(1996年11月1日より町になる)あたりまでくると侵食作用が衰え、運搬堆積作用が強まり、砂礫堆である自然堤防と呼ばれる微高地や、その背後にある後背湿地といわれる湿地帯を形成し、稲作地帯を造り出す。下流は信濃川との二大河川によって造られた越後平野が広がる。多くの河川や

1 阿賀野川とは何か——高度経済成長以前の自然と人間の関係 155

潟湖が氾濫するため蒲が生い茂ったことから蒲原(かんばら)平野とも呼ばれるこの越後平野は、南北の長さ100km、幅10〜25kmもあり面積にして2070km^{2}もある。関東平野に次いで全国第二位の広さを持ち、豊かな穀倉地帯として人々の生活を支えている。

　川の流れによる侵食・運搬・堆積作用が、人々の生活を支える扇状地や氾濫原、三角州平野の越後平野を造り、肥沃な土壌をもたらす。流域に住む人々はこの阿賀野川がもたらすさまざまな地形にどのように働きかけ、その生業を営んできたのだろうか。

　阿賀野川は昔から重要な交通路であり多くのものを運んだ。近世には会津と新潟を結ぶ津川船道が発達し、津川の町は水陸中継港として多くの船方仲間や問屋で賑わい、全盛期には150〜250艘前後の船が行き来していたという。明治に入り年貢米の下り荷が終わりを告げ、越後山脈を背景にした木材や木炭、薪などの積み荷に変わる。大正初期(1914年)には磐越西線(ばんえつさいせん)が開通したが、鉄道から遠いところでは船による運搬は重要で、木炭や薪、上り荷としての塩、米、魚などを運ぶ川船の船乗りたちと、木材を下流に運ぶ筏乗り(筏師)たちが津川を中心にその生業を営んでいたという。減水期には筏が流せなくなるので筏師たちはアユなどをとったりして、筏を流せる時期を待っていた。また船乗りたちも津川を中心に各集落へ物資を運ぶ仕事をしながら、川魚をとっていたことはいうまでもない。昭和初期に入り1928年に鹿瀬(かのせ)ダム、1929年に豊美(とよみ)ダムができるが、インクラインという筏道がダムに造られたため、筏師たちはまだ木材を流すことができた。そして戦後になってもまだ筏が木材輸送の中心であった。

　中流では上質の砂利がとれるため砂利採取業が営まれていた。砂利採取そのものは明治初年より始まり、1883年(明治16年)に新潟県庁、1886年(明治19年)には万代橋(ばんだいばし)が建てられたが、どちらも阿賀野川の砂利を使ったという。砂利の用途としては、その大きさによっても違うが、道路の敷き砂利にもあてられていた。

　上流、中流では主に阿賀野川という水路は運搬業という一つの生業をうみ

だした。同時に人々は流域の平地で田畑を耕してもいた。また全流域に共通してみられたことは川漁であり、それは川辺に住む人々に平等に与えられた重要な生活の糧でもあった。全流域において遡上魚(サケ、マス、ヤツメなど)や淡水魚(コイ、フナ、ウグイ、ニゴイ、ボラなど)がとれ、また下流の方では特に貝もとれた。川魚をとることは「畑にとりにいく野菜」と同じで、しかもそれは栄養価の高いおかずだったのである。川漁は経済活動を支えるというよりも生きる糧である「食」を支える行為でもあった。川魚は海魚(遡上魚を含む)に比べて換金性が低かったので、売らずに自家消費用として自らの食卓に上っていたのである。

漁業の専業者もいた下流においては、内水面と海区両方の漁業組合に入っている人が多く、季節に応じて海や川に出ていたが、川漁は一年中できたという。漁師の妻たちは朝の三時か四時に起きて自転車の後ろに箱を三つか四つつけ(一箱、約10kg)、お昼過ぎの二時か三時まで水原、新津、亀田あたりまで行商にまわった。その日のものはその日のうちに処分する事が原則で、魚がとれない日でも市場へ行って魚を買い、ほとんど毎日のように行商に出かけたという。また川漁と田んぼの仕事を両方やっている人々も下流にはいた。Aさんは下流に住み、船主の一人で漁協の組合長を務めながら、半農半漁に従事してきた人である。

「春の田植え終えて、雪代水の終わる五月の十日頃から梅雨の前の一月半ほどはマス漁、夏はシジミ貝、秋は稲刈りの終わった十月の半ばから十二月いっぱいまでサケ漁。それが終わると寒ヤツメ、早稲の稲植えて作付けを漁に合わせて田植えや稲刈りを人に頼んで漁に出るんさ。……たんぼ一町しながら、ずっと漁師してきたんだ」(新潟市津島屋、Aさん)[3]。

田んぼが農閑期になると船主に雇われて漁の手伝いをする人々も大勢いた。季節に応じて農業と漁業を両方合わせて生活が成り立つのである。

阿賀野川は下流から中上流にかけて、灌漑用水として農業を支え、中流では上質の砂利をもたらす砂利採取業を可能にし、上流では数々の山地、支川を背景に林業その他を支える交通路となり、全流域においては専業副業を問

1 阿賀野川とは何か──高度経済成長以前の自然と人間の関係　157

わず川漁を生活の糧として与え続けてきた。まさに阿賀野川という自然は農林水産業すべてを人々にもたらしていたのである。どれが欠けても生活が成り立たず、すべてが専業のような生活だったのである。

　それでは阿賀野川をめぐる日常生活はどうだったのだろうか。川は魚だけではない。川の水は人々にとっては飲み水であり、また風呂水でもあった。上水道が整備される前はほとんど井戸水だが、下流または場所によっては「かなけ(鉄分)」が含まれていた所もあったという。そういう所では、川の水をお茶の水として使っていた。また井戸水を飲むにしても、炭や阿賀野川の砂利で漉して飲んでいた。風呂水もやはり川からあるいは田んぼに流すための堀から汲んで沸かしていたという。風呂を沸かす時の燃料のまきも阿賀野川の川木を拾い使用していたのである。

　洗濯場所も阿賀野川だった。白いものは川の水で洗うと真っ白になり、岸は遠浅で広かったため大きいものでもよく洗えた。子どものおしめを洗いに川にあるいは堀に行っていたという人もいた。他の河川ではおしめなどのしものものはけっして洗わないとする所もあったようだが、阿賀野川はそれだけ流れが速く大きな川なので、おしめ洗いも可能だったのであろうか。下流、中流ともにその話はよく聞かれた。おしめを洗っていると魚がよってきたというから、そこには一つの自然の循環している様が見えてくる。また食器、お米とぎ、野菜洗いも川で行われていた。川の端に女性たちが野菜や洗濯物を並んで洗うという井戸端ではない川端の風景がそこにはみられたのである。阿賀野川の岸辺は女性たちの仕事場でもあったが、また憩いの場でもあった。

　父は川で生業を営み、母は食器洗い、米とぎ、野菜洗い、洗濯などをする。子どもたちは川で泳ぐのはもちろん、遊びながら魚とりをし、川木拾いをし、時には食器洗いや水くみの手伝いをする。川との付き合いは子どもの頃からである。その付き合いは死ぬときまで続く。阿賀野川は末期の水をも意味していた。

　　「死ぬ間際になると水がまずいって言うて、阿賀野川の水をわざわざ夜でも汲み行ったんだわ。それがまあ習慣みたいだったんね。「ああ、あそこの人は阿賀野川

コラム⑨　語り継ぐ阿賀——新潟水俣病をめぐる文化の胎動　　［関　礼子］

　1992年に完成した『阿賀に生きる』は、「阿賀の家」で暮らしたスタッフの3年間から生まれたドキュメンタリー映画である。ここには、懐かしくも「古き良き田舎」を思わせる阿賀野川の文化が、人と人との会話の随所に心地よい旋律となって流れている。時折、挟み込まれる新潟水俣病の影が「豊かさとは何か」を問う。「阿賀に生きる」は、阿賀野川のほとりで誇らしげな日常を送る人々が、他方で新潟水俣病を抱えていることのアンバランスを映し出している。

　この映画製作のきっかけをつくった旗野秀人氏（当時、安田町水俣病未認定患者の会事務局）は、「水俣病患者運動は文化運動ではなかったか」と考える。顔の見える地域に住まい、ときに地域のなかで差別を受けてきた人々が、新潟水俣病の運動を通して語ったのは、水俣病の苦しみであると同時に、漁業や砂利採取と阿賀野川、川魚の種類や漁法、豊漁のときのご近所への「お裾分け」だった。それは実際、阿賀野川と密接に育まれてきた文化そのものだった。『阿賀に生きる』は、旗野氏の言葉にならうなら、患者運動が照らしだしてきた文化の結晶であると言えるだろう。

　映画を通して画期的な授業が生まれた。1994年、安田町立大和小学校で、5、6年生の社会科授業の一環として行われた「新潟水俣病を知る会」である。講師として旗野氏と第二次訴訟原告の斎藤清吉氏が招かれ、「阿賀に生きる」がビデオ上演された。この授業を受けた生徒の感想文には、水俣病患者の目に見えない被害だけでなく、映画の舞台でもある安田町の歴史や文化への理解が示されている。生徒たちは教科書を抜け出して、身近に住む人々の具体的な「水俣病」と同時に、方言のおもしろさ、風を読む船頭の知識の深さ、そこにある「つつがむし地蔵」の由来など、自分たちの地域を見つめ返したのだ。

　大和小学校での新潟水俣病の授業は、他の小学校でも試みられた。豊栄市立岡方第一小学校の生徒は、校内に「水俣病資料館」を開設した。新潟大学でも、新潟水俣病訴訟の弁護団長を長らく務めた坂東克彦弁護士が集中講義を行う（1995年）など、水俣病を語り継ぐさまざまな試みが行われている。

　新潟水俣病の被害者運動が見いだしてきた川の生活と文化は、新潟水俣病を超えて、流域の人々にも再認識されはじめた。川と人とのつながりを見直し、川と親しんでゆこうという雰囲気が流域住民のなかで形成されつつある。旗野氏はこれを「阿賀野川ルネッサンス」と位置づける。阿賀野川の文化を生き生きと蘇らせることは、川の文化を生きる新潟水俣病の被害者に思いを馳せることにつながるのではないか、そのような期待が「阿賀野川ルネッサンス」に込められている。

　新潟水俣病問題が一応の解決をみた現在、残された課題は、どのように水俣病の教訓を伝えて行くかにあると言われている。共闘会議は1996年度年次総会で「水俣病の教訓を生かした事業」の早期実現に向けて和解後も引続き運動することを決めた。新潟県では、和解に伴って昭和電工から寄付された「新潟県地域振興基金」2億5千万円を水俣病資料館の建設事業にあてる計画である（1998年現在、資料館の名称・展示内容をめぐって検討、調整中）*。

（* 新版における加筆：資料館の名称をめぐる議論については、関礼子『新潟水俣病をめぐる制度・表象・地域』東信堂、2003年、257-273頁を参照のこと。また、資料館は「新潟県立環境と人間のふれあい館」として開館した。開館後の状況は補論1を参照のこと）

1 阿賀野川とは何か——高度経済成長以前の自然と人間の関係

の水を飲んだすけ、あれはなげえ [長い] ことないんだぜな」と。だいたい一週間くらいするとたいがい死んでしまうんだわ。……俺の親父もそうだし、孫じいさん [祖父のこと]、ばあさんねえ、死ぬ時なるとさ、末期の水って [いって] 阿賀野川の水を汲んできて飲ませたもんなんさ。」(豊栄市、Bさん)[4]

　阿賀野川の水はくせがなくおいしく、濾過しないで飲めるきれいな水であり、それこそ生まれたときから川と共に生きてきた人々にとって、人生を締めくくるにふさわしい水でもあった。

　このような自然環境の中で人々は長い年月にわたって、川との密着した豊かな生活を築いてきた。しかし、川は常に人々に豊かさをもたらすだけではない。川をめぐる自然災害も当然起きる。荒れ川である阿賀野川はその荒れ川ゆえに河道をどう固定していくかという問題が常にあった。それは川辺に住む人々の死活問題でもあり、土地利用と用水(農業、上水、工業)の取水、そして船の運路の安定を意味するものでもあった。

　春には雪が融ける雪代水や梅雨、夏の終わりから秋口にかけて台風を伴う増水によって、人々は多くの水害を経験している。水害も上流、中流、下流ではその様相も異なる。上流では土砂礫を運ぶ土石流が起きやすいが、中流では扇状地のため砂礫が堆積し、河床が上昇しやすく田畑が埋没しやすい。また下流では砂泥層で低湿地帯のため全体にわたって湛水しやすい。内側にたまった水を外に流したり、外から来る水を防ぐための排水路網の整備が下流では特になされてきている。全流域においては水害防止のための河川改修が常に行われてきた。どこにおいても堤防が切れそうになると集落が協力して防ごうとする。

> 「もう一軒のうちから、俵に [砂を] 詰めて出してくれっていうの、みんなまわりましたわ。うちなんか、農家でないから、俵とかないから、砂袋なんかあるだろうて [いって] 袋に家の土とか砂入れてリヤカーに運んだっていう思い出はありますね。一軒のうち一つでも二つでもとにかく出してくれって」(横越村、C さん)[5]。

　湛水の心配もあるが、それほどひどくない時は流れてくる木を燃料としてみんな拾いに出たという。増水は山から流れてくる木を拾うという大事な仕事も意味していた。

「[大水は]一年のうちのだあいじな燃料[確保]になるんですよね。水害だなんてそんな気分じゃなくて(笑)」(安田町、Dさん)[6]。

大水が出ると田畑が湛水する心配もあるが、思わぬおみやげもある。

「たんぼの中へね、魚が入るんですよ。……阿賀野川の水が入ってきて、……たんぼなれば周りが大きい畦になってるから、今度は[魚]が出られないわけ。だんだん水が少なくなって、そうすると、今度ね(笑)[魚がとれる]」(安田町、同)[7]。

その後、護岸が整備され堤防が改修されると洪水の心配はなくなる。しかし、草の生えた川岸近くにいた、たくさんの魚も同時に姿を消してしまう。

人間が自然に対して多大に働きかけるようになると確実に自然の姿は変わっていく。川をめぐる自然災害が人間の働きかけによってある程度減少することは、人間の自然との共存から、けっして完遂し得ない自然の克服・征服への転換を意味し、さらに人間と自然との距離が乖離するにつれ、さまざまなところにひずみが生じてくる。その最たるものが公害ではないだろうか。次節では高度経済成長によって人々の生活がどう変わったか、日本全体の流れをおさえたうえで、新潟県、そして阿賀野川流域の変容過程をとらえていこう。

2 急速な変化──高度経済成長における阿賀野川

日本の高度経済成長は1950年代後半に始まる。1955年に経済企画庁が発足し、翌年から「経済自立五カ年計画」が打ち出される。その年の経済白書は「もはや戦後ではない」とうたい、戦後の復興が一段落する。三種の神器(冷蔵庫・洗濯機・掃除機(のちのテレビ))も家庭に普及し始め、日常生活も変わる。新潟県においては1960年代後半にようやく三種の神器が普及し、1970年代に入って新三種の神器(カー・クーラー・カラーテレビ)が普及し始める。中央より半歩遅れての高度経済成長であった。

1960年代は当初は「黄金の60年代」と呼ばれ、政府は1970年をめどに国民所得倍増政策を打ち出す。1962年には全国総合開発計画による新産業都

市建設促進法が施行され、拠点開発が行われていく。一方、新潟県は1950年代に工場誘致条例を議決し、化学・金属工業が急成長するが、その後、地下水汲み上げによる地盤沈下や原料ガスの不足などで工場進出が鈍化するようになる。1960年代に入ると工場誘致条例が見直され、新工場誘致条例が公布される。しかし、そのような状況においても新潟県は1965年までに約90の工場を新設し、増設したのである。そして中央との関わりにおいて、政府の全国総合開発計画を受け、1963年には新潟地区(新潟市、北・中・西蒲原郡)が新産業都市に指定される。これは新潟東港を中心に工業発展を目的としたものであったが、さまざまな問題を抱え、結果的に新潟東港は「県政のお荷物」となってしまった。

　高度経済成長は農業から工業への移行を意味していた。1961年には国全体の農林業従事者が三割をきる。のちに兼業農家が激増し「三ちゃん農業」という言葉がはやりだし、1967年の段階で農林業従事者がついに二割をきる。しかし、同年の新潟県ではその数字は約四割にとどまっている。農業県ということもあり全国平均よりもその従事率は高いが、1960年代後半に入って新潟県でも確かに第二次第三次産業の人口は増加していくのであった。

　また1964年の東京オリンピック開催をめどに高速道路、新幹線、地下鉄等、都市を中心に社会資本の整備が始まる。さまざまな工事のため砂利トラックが急増し、交通事故も多発するようになる。1950年代後半からのマイカー時代と重なり、徐々に交通戦争が始まっていく時期でもあった。このような状況の中、1963年の経済白書は「先進国への道」と題され、翌年日本はOECD(経済協力開発機構)に加盟し、先進資本主義諸国の仲間入りを果たす。秋には名神高速道路や東海道新幹線も完成し、オリンピックが始まる。急速に風景が変わり、交通網の整備は農村から都市への移動を容易にし、都市部への人口流出がおこり、過疎という言葉が使われ始めるようになる。

　オリンピックを一つの頂点として一気にかけのぼった高度経済成長の限界を超えると、そこにあったのは深刻な公害問題であり、交通戦争であった。それらを受ける形で人々の公害反対運動や住民運動も高まりを見せ始める。

高度経済成長を反省する形で多数の公害関係法が成立し、自治体レベルでの地方公害白書も発表されるようになる。新潟県では1960年に公害防止条例が、国より7年も早く制定される。さらに1969年に公害防止条例の新条例が制定され、間の1966年には新潟県の亀田町で県内で初めて公害に反対の立場から工場誘致条例の廃止が決議される。1973年には県衛生部から生活環境部が独立する。国レベルではこの年に、医療費のみならず生活補償まで含めた公害健康被害補償法が公布され、翌年に施行される。

結局、高度経済成長は1971年のドルショックと1973年のオイルショックで幕を閉じる。翌1974年、経済企画庁は「GNPはマイナス成長に入った」と報告する。高度経済成長の終焉である。約18年にわたりやみくもに突進していった高度経済成長は、その副作用として公害、交通戦争、地価高騰を引き起こし、オイルショックで立ち止まる。その間に各地に工場が建ち団地も建設され農村からの移動が急増する。生活様式も徐々に変わり、三種の神器が普及し終わる頃には便利さが日常となり、今までの人間と自然との関係が一変する。

このような中、阿賀野川という自然はその影響をどのように受け、人々の生活とともにどのように変わっていったのであろうか。次に阿賀野川を中心にみていこう。

1955年以降はダムの開発ブームで、多目的ダムが多数建設される。主に水道用水と工業用水の需要増大を背景に、灌漑や電源開発にも力が注がれていく。只見川上流に筏道のないダムができ始めるとダムより上流の木材はおりなくなる。林道の開発も進み、自動車の時代に入ると筏輸送の必要性はなくなり、1963年に阿賀野川に揚川（あげかわ）ダムができると完全に筏輸送路としての機能は失われるようになる。また燃料源として薪や木炭から石油やガスに変わると木材の需要も減り、上流において林業そのものも衰退してくる。代わりに砂利の需要が増大するのである。木から石への建築需要物の変化を裏付けるかのように1960年代に入って阿賀野川の砂利採取業は中流を中心として最盛期を迎える。砂利は建築土木の基礎資材であるコンクリート用骨材や

鉄道や道路を造るのに用いられた。1964 年の新潟地震の復旧工事や 1966、1967 年の 2 年続きの水害復旧工事のためにも大量の砂利が必要とされた。このことも最盛期を迎える要因の一つであったろう。砂利採取業そのものも大規模化され採取と運搬の分業体制に変わり、砂利を運ぶ船も大型になり、河川近くにプラントがたち始める。しかし、急激な需要増大とともに砂利災害、例えば橋や堤防などが損壊したり河床低下が起きたり砂利を洗浄する際に河川が汚濁したりという災害も起こってくる。それらの実状のもと 1964 年に新河川法が成立し、阿賀野川は 1966 年に国の管理する一級河川となり、また同年、河川砂利基本対策要綱も改訂される。その後、河川砂利採取の規制が厳しくなり、砂利採取業は川砂利から陸砂利や山砂利へと移行していく。1970 年代後半の陸砂利への転換や道路整備によるトラック輸送への転換が、1980 年代初期の砂利運搬船共同廃棄を結果し、砂利船は半減してしまうのである。

　一方、下流の場合は化学工場が進出したことで河川の水質は落ち、魚が徐々に減少する。また上流のダムのため遡上できない魚も増え、さらに海区では大型巻き網漁船の登場で流域の漁業者たちはかなりの打撃を受ける。川の水も直接飲まなくなり、川水、井戸水から水道水へ、まきを使ったかまどから炊飯器へ、川での洗濯から洗濯機へと変わり、風呂水もわざわざ川へいかなくてもすむようになる。一日に何度も行った阿賀野川もさまざまなモノによって遮られ、人と川との距離も遠くなる。唯一残された川とのつきあいは、「川魚」であったが、その最後の川とのつきあいも水俣病によって切断されてしまう。阿賀野川は目に見えない形でも変わらざるをえなかったのである。水俣病の原因である有機水銀という重金属の存在もやはり高度経済成長の一つの帰結としてとらえられるであろう。最後に高度経済成長によって目に見えない形で変化した阿賀野川のもう一つの姿をとらえていこう。

　新潟水俣病をひきおこした昭和電工は昭和初期に電力と農業市場を背景に阿賀野川河口から 60km 上流にある鹿瀬町に昭和肥料㈱としてスタートする。1939 年に昭和肥料は日本電気工業と合併して昭和電工となる。その後、戦後

の復興期を迎え食糧増産のため化学肥料の需要が増大し、カーバイドからアセトアルデヒドを造る肥料カーバイドを生産する。しかし、食糧事情が安定してくるとカーバイド業界は徐々に肥料カーバイドから別の方向性へと生産の転換をせまられるようになる。

　高度経済成長期の初期に通産省が電気化学系から石油化学系への移行として、財閥を中心に石油化学企業化の第一期計画をうちだす。時を経ずしてカーバイドを使わずに、コストが低い石油を使ってアセトアルデヒドを製造する新しい方法がドイツで開発される。この計画を受けて昭和電工もすぐに石油化計画を政府に提出するが、財閥系ではない昭和電工は結果的に第一期計画に乗り遅れる。この第一期計画は非財閥系電気化学系企業の転換点をも意味していた。

　昭和電工は石油化計画を提出した翌年の1957年に鹿瀬工場に隣接する昭和合成化学を合併し、アセトアルデヒド設備能力を増強する。このアセトアルデヒド製造法は、水銀を触媒とするカーバイド方式である。この合併による設備能力増強後の1959年1月に工場裏のカーバイド残渣堆積場が決壊する。大雨のため阿賀野川に残渣が流れ込み大量の魚の斃死を招き、全流域において「魚でふたをしたような」状態になり、しばらくの間魚がとれない時期が続いたこともあった。

　通産省はこの年、非財閥系を中心に石油法を認可し、旧法のカーバイド法のスクラップ化を決める。昭和電工は1960年に石油法によるアセトアルデヒドの生産の認可申請をして、今までのカーバイド法による生産をまさに短期間で償却するべくその製造設備を使いきってしまう。1965年1月にカーバイド法によるアセトアルデヒドの生産は停止されるが、石油法の認可申請からカーバイド法のスクラップ化までの間、鹿瀬工場のアセトアルデヒド生産量が急激な伸びを示しているのがこの期間である。つまりこの期間に大量の水銀が阿賀野川に流れ出たことはいうまでもない。

　生産停止をした約四カ月後に新潟水俣病が公式発表される。下流に劇症型の患者が発見されたのである。この年の暮れに昭和電工鹿瀬工場は鹿瀬電工

と名前を変え、工場を縮小して別の製品の製造を始める。一方、石油法によるアセトアルデヒドの生産は原料を輸入しやすい徳山工場の方に移される。

　昭和電工鹿瀬工場は鹿瀬町の歴史にとって大きな意味を持っていた。第一次産業から第二次産業へと産業構造の転換がなされ、鹿瀬町を含む東蒲原郡に住む人々を多数、工場に吸収した。しかし、電気化学から石油化学へと変わる流れの中で工場は次第に縮小され、今は昔の面影もなく、現在鹿瀬町は過疎化が進んでいる状態である。そういう意味で鹿瀬町は水俣病問題を含めてまさに高度経済成長に翻弄された町とみなすことができるであろう。しかし、上流に限らず昭和電工の存在が直接的に影響を及ぼしていない他の流域においても、有機水銀という異物が高度経済成長期の諸策の中で阿賀野川に目に見えない形で蔓延したことも確かであった。この有機水銀という異物はまさに日常の「食」という行為をとおして世界に例をみないあまりに非日常的な水俣病という公害病を誘発してしまったのである。

3　発病と生活世界の変容——二つの事例から

　高度経済成長という一つの大きな流れの中で、昭和電工という一企業によって引き起こされた新潟水俣病は流域に住む人々を多様な立場に分断した。一次訴訟原告となり認定された人、一次訴訟判決後に認定された人、認定申請して棄却された人、棄却されて二次訴訟原告となった人、そして近年、水俣病総合対策医療事業の手帳が適用になった人などである。さらにそれぞれの立場から展開される諸関係は複雑な様相をもたらし、ゆがめられていく。その危機的出来事は時間をかけて流域に住む人々の生活世界をどのように変えていったのだろうか。

　本論は紙幅の都合上二人を事例に上げ、その生活世界の変容過程をとらえていく。対象者二人はともに認定申請して棄却された未認定の方であり、また第二次訴訟原告でもある。多様な立場の人々が存在しながら、あえて原告の方を対象にしたのは、身体的被害を被りながらも未認定の人々は認定さ

ている人々よりも、多くの困難に直面していると考えられるからである。例えば身体的面では医療費の問題、地域社会では裁判の原告という立場に対する誹謗、中傷の問題、職場では思うように働けないが働かざるをえないなど経済的な問題もあげられる。また多数いる原告の方々の中で二人を選んだのは以下の理由による。事例1のEさんの場合は「水俣病である」と認知しその事実を受容するまでに様々な要因が作用し、また慢性水俣病像とからみあって、時間を要したケースである。水俣病の持つイメージや家族、地域社会、職場でのさまざまな関係性が「病院に行く」あるいは「申請する」という行為に対して障害となり、申請が遅れた人々はEさんも含め現実に多く存在している。その代表的な例をEさんに読みとることができよう。また事例2のFさんは身体的被害が経済的被害に直結するケースである。事例1のEさんも数年はやい退職を余儀なくされるが、Fさんの場合は身体的被害により転職を繰り返すのである。繰り返せざるをない状況を抱えているのである。認定されていれば生活補償は確保されるが、棄却の場合は確保されず、生活のために働かねばならず、病院にも行けないという悪循環に陥る。特に未認定の人々にとって経済問題は深刻である。また二つの事例に共通している点は、裁判の原告という立場を通じて新しい関係性を構築し、公害病という社会的な危機的出来事に対するあらたな再生への試みをわたくしたちに向かって自ら体現している人々ではないか、ということである。以下、事例に即して人々はどのように新潟水俣病という危機的出来事を受けとめ、乗り越えるべく生活世界を創造していったのか、その生の変容過程をとらえていくことにしよう。身体を通しての受苦は共通だが、そこから展開されるさらなる受苦は実に多様である。この重い経験から、わたくしたちは何を学ぶことができるであろうか。

事例1[8]

　Eさんは阿賀野川中流域に住む50代の女性である。学校を卒業してずっと働いてきた人である。結婚は20代前半で夫に家に入ってもらい、両親と近

居の関係である。定年まで勤めたかったが、身体が続かなくなり「とてもくやしかった」が50代前半で退職をする。夫も父も専業漁師ではないが魚とりが大好きで川が近いこともあり、仕事の合間をぬって朝に晩に魚をとった。Eさん自身も小さい頃は泳ぎに行っては魚をとっていたという。Eさんは問題が発生したころお産もあったため、よけい魚を食べていたし、また魚は好物でもあった。魚が好きだということがわかるとまわりは魚を持ってきてくれるというような地域社会であった。

認定申請にいたるまで　Eさんは何事にも前向きで仕事を持ちながらも裁判活動に積極的に参加し、精神的にとても強い人のように筆者は感じていた。第二次訴訟提訴が始まる前もバラバラに住んでいる人々を、もちだしで会場をとり連絡をこまめにしながら、まとめてきた人である。おそらく原告の中でも1982年の提訴以来、長年月にわたって志気を落とすことなく、また身体のつらさにも耐えながら、がんばってこられた方の一人に数えられるのではないだろうか。しかし、認定申請にいたるまで、そして裁判の原告になるまでに相当の葛藤があったことがお話を何度かうかがううちにわかってきたのである。

　Eさんは当時、出産したため毛髪検査を受けている。のち再検査に来るようにと言われるが、仕事や育児で忙しいため再検査に行かなかった。その後、保健婦さんが「水銀が含まれているから」とわざわざ家に言いに来る。親がそれを受けてEさんに伝える時「水銀て水俣病じゃないんかね」と言うが、まだ自覚症状はなく、『水俣病なんかじゃない。水俣病になんかなりたくない』という思いがEさんの中で強く「そんなこと言いなさんな」と親の言うことを強く否定する。しかし、出産した秋に職場で手がふるえ、立とうと思っても転び、身体が普通ではないことに気づき、病院に行く。病院では「お産の疲れだろう」と診断されるが、なかなか治らず、眼も悪くなり眼科へも通い出す。親もかなり心配して「水俣病でないんか」というが、「何言うか、そんなこと人に言うんでないよ」と身体の状態がかなり悪くなっても「水俣病である」ことを自分では認めない状態が続く。

一次訴訟が始まり、親に加わった方がいいんじゃないかと言われるが、裁判をしたら職場を首になるから、そんなことできないと言って、Eさんは認定申請すらしなかった。一次訴訟の判決が出て初めて近所に認定されている人がいることがわかる。そのころ父の身体の具合も悪くなり、仕事に支障を来すようになる。父が「みんなで魚食べたし、特にEはお産でたくさん食べたから［水俣病に詳しい］医者のところで診てもらおう」と言う。Eさん自身は診てもらうつもりはなく、父を車で水俣病に詳しいとされる沼垂診療所へ連れていく。そこで診察を受ける父に診療所の斎藤恒先生が「ほかに家族は？」と聞いたので、Eさんを呼んで診察を受けるように勧める。Eさんは最初断ったが結局診てもらうことになり、父と自分の診断書を書いてもらう。

Eさんのこの土壇場の拒否は医師に水俣病だと断定されることの恐れから生じるものであろう。以下、Eさんは認定申請にいたるまでことごとく躊躇し、葛藤する。しかし、Eさんは診療所で斎藤医師によってはっきり「水俣病」と診断され、認めたくない思いが強くても「自分が水俣病である」ことを認知する。

診察の帰りにそのまま父を役場へ連れていき、父は申請するが、Eさんは迷いその場では申請をしない。父が役場の人に「おまえのとこ一人か？」と聞かれ、娘のことを話したら、診断書がないと受け付けられないことを言われる。手続きを終えて戻ってきた父は、「役場の人にも言われたし、おまえさんも出すがね」とEさんに言う。Eさんはここでも迷うが、やはり病名を認めたせいか日にちをおかずして申請する。父の行動や言動がEさんにとって、大きな支えとなっていることがわかる。

認定申請－検査－棄却－不服申し立て 父が検査のための大学病院通いを始める。Eさんは仕事のためそうそうは休めず、父の検査の様子を聞き、とてもしんどそうなので検査に行くことを迷い始める。すると父が「なに言うて、おまえ若いすけ、俺よりいいかもしんないし［しんどくないかもしれない］、はよ、さっさと行かせえ」と言ったが、なかなか行かれない状態が続く。遅れて検査に通うが、補償協定締結後の一ヶ月後に認定された父の、約3年後にE

3 発病と生活世界の変容——二つの事例から 169

さん自身は棄却されてしまう。

　Eさんの方が多く魚を食べたため、父はEさんの棄却に疑問を感じる。またEさん自身も自分の棄却に疑問を感じ、県の環境衛生課に問い合わせる。そして夏の暑い日、県に呼び出され、「あなたは水俣病になりたいのですか」と聞かれ、「水俣病でなければそれは喜ばしいことでしょう」とも言われる。Eさんが目の前に座っている四人の役人に対して「それでは私は何の病気なんでしょうか」という問いにも「あなたがかかっている医者にかかってください」と言われるのみで、結局なにもはっきりしないまま帰ってくる。親に「もういっぺん［申請を］したほうがいいんでないか」と言われても「いやいやもう黙ってるわ」と約5年間、提訴準備の集まりまで申請もせず身体のつらさに耐え続ける。迷い迷いながらも父の認定という事実を支えに県庁まで行くが、とてもひどい対応をされる。そして5年も沈黙するのである。その間に二人の子どもが勤め始め、結婚して嫁ぐ。

　裁判の原告となって　Eさんが沈黙の後に原告となったのはひょんなことからだった。たまたま知り合いが沼垂診療所からの提訴のお知らせを持ってくる。その人は当然Eさんもその知らせを知っていると思って「どうする？　行く？」と聞いてくるが、「そんな通知もらってないから行かねわね」とEさんは言う。するとその人が「おめさんがついていってくれるなら行くわね」と言うので、連れて行くぐらいならと一緒に行ったのが始まりだった。百人ほど集まっていたという。最初は裁判をすることに賛成の挙手をしなかったEさんだが、その後、何度も集まりをしていろいろと積極的にまわりの人々をまとめはじめる。

　病名を自ら認め、棄却を納得できないとして、一人で県庁へ行くという行動を起こしたEさんは、結局精神的にも打撃を受け、その後行動は停滞する。しかし、二次訴訟提訴準備をきっかけに、また行動を起こすようになる。一次訴訟の時の親の裁判に対する言葉、また「おまえの方がたくさん食べた」と言う父の認定が停滞からの乗り越えを促し、また提訴準備の集まりで同じ病気で苦しんでいる人々の存在がEさんに力を与えてくれたのである。裁判

に関する活動などやってこられたのは「身体のつらさがわかりあえる原告の人々がいたから」と言う。身体のつらさがわかりあえるということは、そこから派生してくる様々な問題も同時に理解し合えるということである。Eさん自身も家庭の問題で一時期不安定な時を過ごしている。この「つらさが分かり合える人々」の存在はEさんの裁判活動を支えた原動力の一つとして考えられるだろう。

[くやしかったこと] Eさんにとっていちばんくやしかったことは定年まで働けなかったことである。Eさんは裁判の原告であることを上司には話している。その後同僚に嫌がらせをされながらも、身体のつらさと闘いながら仕事をこなし、できる範囲で裁判活動を積極的にしていく。しかし、手がふるえ書類をぽろぽろ落とすようになる。Eさんにとって職場でいちばんショックだったのは同僚の嫌がらせではなく、上司の「もう限界ではないんかね」という言葉だった。「まだまだ働きたかった」Eさんは退職後すぐに証人として法廷に立っている。「仕事をしたかったというエネルギーを裁判活動に当てているのかもしれない」としびれる両手を常にさすりながら、Eさんは語った。

[阿賀野川への思い] 阿賀野川はEさんにとって、小さい頃からの遊び場であり、大人になっても生活の場であった。「なくてはならないもの」が阿賀野川であった。しかし、高度経済成長の流れの中で、川は汚れ、魚はとれなくなり、水俣病まで起こる。自分の身体が原因で家庭の中に問題が起こり、身体的にも精神的にも最悪だった時期にEさんは「水俣病さえおこらなければ」と阿賀野川に対して憎しみの気持ちを抱いたという。「死にたかったらね、阿賀野川に身を投げればいいって言う話は昔からあったんですよ。絶対助からないから」。阿賀野川に関するいろいろな話をうかがっている時に、Eさんが語った話である。いちばんつらい時期にこの話が幾度となく頭に浮かんだのかもしれない。

Eさんにとって「なくてはならないもの」の阿賀野川が、単に近くに存在する自然に変わりはてるだけではなく、憎しみの対象にまで変化する。高度経済成長がもたらした単純な自然と人間の関係の変化ではなかったことをこ

こで確認しておかねばならないだろう。

事例2[9)]

　Fさんは阿賀野川下流域に住む現在60代の男性である[10)]。早くに両親を亡くし学校を卒業して12歳ですぐに農業を始めている。養子縁組をした兄と奉公人2人で病弱な弟と祖母を支えながら農業を続けた。16歳の時に軍隊に志願して2年間横須賀で輸送隊として弾薬などを運ぶ仕事をする。終戦後復員して農業に戻る。18歳の頃である。

　[職の変遷]　Fさんは農業の経験を生かし、復員して5年後に農機具修理販売会社に住み込みを始める。23歳のころであった。約5年ほどそこにいて仕事を覚え、独立するため現住所に事務所を構え、農機具修理販売店を始める。この年3歳年下の女性と結婚する。しかし、1966年の水害のため農業そのものが打撃を受け、農家相手のこの仕事はたちゆかなくなり農機具修理販売店をやめざるをえなくなる。

　Fさんにとって、この農機具修理販売店時代がいちばん充実していたという。農作業が終わったあとの農家相手だったので、かなり自由に時間が使え、友達四人で漁業権を買い、暇さえあれば阿賀野川に魚をとりに行ったという。そのころ妻は病弱な弟夫婦の農家を手伝い夕食の支度もしていた。ふた家族そろって、Fさんがとったり、親戚や友人からもらった川魚をおかずにして食べることが多かった。その弟夫婦は認定されている。

　農機具修理販売店をたたみ、1967年に新潟競馬場の警備員を勤めるが、そのころから身体の様子がおかしくなる。巡回の時つまづくようになるのである。そのため同僚からしばしば「おかしいんでないのか」と言われる。警備員の仕事を始めて四年後に掃除監督の仕事にまわされる。さらに一年後に電気室へまわされる。この仕事はスイッチを入れたり消したりする楽な仕事で、この配置転換は一種の格下げを意味していた。ここでFさんははじめて「会社が俺のことをやめさせる気だ」と思い、結局一ヶ月位して自分からやめてしまう。何故このように思ったかというと、仕事をまわされる時、必ず

前もって次に仕事をする人が決まっていたことだったという。「これこれだから、この仕事へまわってくれ、というんじゃないんさ。この仕事はこの人がやるから、あんたはそっちの仕事にまわってくれ、ということだったんさ」。ちょうど5年勤めたところであった。

　その後、清掃会社に勤める。仕事の内容はごみ収集車の運転だった。身体はそんなに使わなかったので仕事自体はきつくなかったという。しかし、1980年ころ、運転中に目の前が突然真っ暗になり30分ほど休んで仕事をしたことがあった。その後一週間くらいはなんでもないが、しばらくしてまたそういうことがおき、ついには運転しているトラックでとめてあったバイクをひっかけてしまう。そのため約十年勤めた清掃会社もその事故を機に退職する。

　Fさんは全部で四回職場を変えている。仕事の内容から見ればそれ以上である。農機具修理販売店をやめざるをえなかったのは自然災害が原因であるが、あとの仕事のやめた理由はすべて身体の具合が原因である。Fさんの奥さんもFさんが清掃会社に勤め出す頃から近くのブロック工場に働きに出るが、工場内でダンプにひかれ半年間入院する。定年まで勤めるつもりだったと、Fさんの奥さんは言うが、足が思うように動かず結局Fさんが仕事を辞めたときと前後して退職する。現在はFさんの年金と奥さんの労災年金暮らしである。

　遅れた認定申請および裁判参加　Fさんが初めて認定申請したのは1975年で、翌年棄却される。1970年頃にはすでに身体の状況がおかしくなり、食をともにしていた弟夫婦が認定されていたこともあって、自分も水俣病ではないかと疑いは持ちつつも、子どもたちが学校を卒業してから病院に行く。第二次訴訟の原告となったのは1986年、第五陣であった。1982年の第二次訴訟提訴から四年後のことである。棄却されてから約10年もたっていた。

　Fさんは直接には語らないが、末の子供を含む二人の子どもが1985年と1986年に相次いで独立したということも、10年間の沈黙のあとに裁判に参加したことと関係があるのかもしれない。地域には裁判に対する差別偏見もあったという。Fさんの住む地区は第一次訴訟の関係者もいるところで、当時第一次訴訟に参加している人から「おまえさんも魚を食べたのだから、裁

判に加わらないか」と誘われる。しかし、子どももまだ小さく(末の子供は小学生)、身体も何とかなると思い、仕事も変えたばかりだったので、応援はするが裁判には加わらなかった。当時は新聞でかなり報道されたこともあって、近所の中傷はひどかった。「裁判をやるヤツと口をきくな」とか「裁判を起こすなんてとんでもない」という陰口も多数耳にして、「ほんとうに、いやあなもんだった」と言う。原因企業の昭和電工は大企業で、それを相手に裁判を起こすなんて常軌を逸しているという風潮だったのである。第一次訴訟を始めた当時の相当な中傷や偏見は、地域社会において現在においても多様な形でしこりを残している。

　いろいろな偏見と差別のある中、Fさんがいちばん気を使ったのが子どもの就職とそして結婚であった。このことは何もFさんだけではない。流域に住む人々すべてにとって重要であり、行動を規定する最大の要因でもあった。先のEさんは沈黙の五年間に子ども二人の就職、結婚を経験している。下流のある認定された人の話では、娘の結婚の時、相手の親から「親が水俣病に認定されているが、娘は水俣病ではないということを証明してくれ」と言われ、医者に水俣病ではないという診断書を書いてもらい無事結婚させたという。この話からもわかるように、親だけでなく親戚にも水俣病に認定されているあるいはその疑いがあるというだけで、また認定患者が多い集落というだけでも縁談話が壊れてしまうほど水俣病は、地域社会にとって、また個人にとっても大きな出来事であった。

　Fさんが第一次訴訟に加わるきっかけは、認定されている人や同じ二次訴訟の原告の人からの勧めであった。それとともにFさんの言葉で言えば「うち方[家の中]の問題も片づいてきた」からであった。Fさんにとって「うち方の問題」は相当な比重を占めていたのである。身体がどんなにつらくてもやはり子どものことが一つの大きな要因となって、申請するあるいは原告となることを妨げたのである。しかし、原告となってからはFさんは積極的に地区を、そして原告団の会である被害者の会全体を支えていく。

　認定申請にいたるまでに約10年、棄却されてから原告になるまでの約10

年は、やはり家族のことがいちばん大きな問題となり、Fさん自身の行動を規定していた。「事情がよければ、もっと早く申請あるいは原告になっていましたか」という問いに対して、Fさんは「あれでよかった」と言う。どんなに身体がつらくても、やはり家族に対する責任からあの時期にしか申請、そして裁判参加はなかったという。その責任感の強さが原告のまとめ役としての活動にも出ていることがわかる。

地区のまとめ役　Fさんは第二次訴訟原告団「新潟水俣病被害者の会」の副会長である。1986年に裁判に原告として加わり、1989年に副会長となる。被害者の会は各地区に幹事がいるが、その幹事を支える形で大勢いる原告の人々を引っ張ってきた。また会全体を支えるとともに自分の住む地区のまとめ役でもある。

　初期の水俣病問題がもたらした多様な中傷・偏見によるわだかまりが、一次訴訟の原告を中心とする認定された人々との間に残っていたが、Fさんは地区の役職についたことで、まずそのわだかまりを無くそうと働きかける。同じ地区に住む認定されている人々の団体である「新潟水俣病被災者の会」の会長さんにFさんはきちんと挨拶に行く。最初はぎくしゃくしていたが、徐々にその関係が変わってきたという。この地区では現在、認定されている人々と未認定の人々が、一緒に病院の送迎バスに乗って通院している。地区レベルではあるが、関係の修復をはかったFさんの力はやはり大きい。

　Fさん自身も身体がつらいながらも役職に就いたことで、いろいろな人たちと出会い、「運動というものは人がしてくれるものじゃなく、自分がしなきゃダメだ」という意識が生まれてきたと話す。地区をまとめていくのは大変だったが、自ら動き「上に立つ人が動けば自然と動くようになる」と語り、今も不眠や耳鳴り、口のしびれなどの身体のつらさをこらえながらも会を支えている。原告の人々が高齢化をむかえ、外に出るのさえままならない人々が増えている中、そのような人々に少しでも励みになればと、Fさんは積極的にマスコミなどに前面にでて、被害の訴えを続けてきた。

阿賀野川への思い　Fさんの人生の中でいちばん充実していた時期は先ほども

述べたように農機具修理販売店の時代である。自分で商売することの楽しさもさることなら、時間が自由に使え、大好きな魚とりもできたからだ。その後、自らとってきた川魚を食べたことで身体がおかしくなり、仕事も続かなくなる。「もう仕事辞めてから10年以上もたつんだ」とFさんは言う。そんなFさんの阿賀野川に対するイメージは前述のEさんとは違って、とにかく「きれいなイメージ」しかないという。「死に水だったんぜ、阿賀野川は［死に水にして飲ませるほどのきれいさがあったという意］。ほんとうにきれいなもんだった。今でも水銀なんてなかったら、絶対阿賀野川に漁に行っただろうなあ」とFさんは言う。自ら川にでて、川という自然のもつ恐ろしさ、そして何よりも豊かさを知る人の言葉であろう。Fさんの人生に対する大きな危機的出来事への直接的な原因が川魚であっても、Fさんはその怒りの対象を原因企業に向けるのである。

4 受苦の乗り越え──事例から読みとれること

　二つの事例から読みとれることを最後にいくつかあげておこう。二人とも裁判の原告となることで新しい関係性を育み、それを支えにして主体的に世界を創造しようとしている。新潟水俣病第一次訴訟の場合は原告の人々は下流域に限られ、血縁・地縁をもとに一つの大きな力となって公害史上初の裁判提訴という行為を成し遂げた。しかし、新潟水俣病第二次訴訟の場合は血縁・地縁が多少は関係するものの、全流域にわたり約二百余名の人々が各自の数年にわたる沈黙を破って立ち上がる。そこには全く新しい、そして非日常的な出会い＝関係性があったといえよう。同じ痛みがわかりあえる人、他の公害病の人々、全国の支援の人々とのさまざまな出会いの積み重ねを通して阿賀野川流域に住む人々は新たに生活世界を創造していく。

　非日常的な関係性、新しい関係性が自らの生活世界の変容過程を支えるとともに、Eさんの場合は、家族との関係(特に父)がプラスに働き、自らの病名の認知、受容、そして申請行動へとうながしていることもわかる。しかし、

他方で水俣病像という社会的規定要因が作用し、子どもの結婚問題に関してはEさんも特にFさんも行為・行動が停滞していることがわかる。家族内関係が対世間(水俣病像が入り込んだ「世間」)という関係によって規定され、諸個人の行動をも規定してしまうのである。

人々はさまざまな困難に対して、その人が持つ関係性に支えられ対処し乗り越えていく。これは何も公害病の人々だけに言えることではない。一つの大きな出来事が、人々の身体を破壊し、地域社会を変容させる。それは人々の支えとなる関係性の崩壊を意味する。しかし、人々は新たに支えとなる関係性を創造し展開していく能力を持っているのである。その関係性は阿賀野川とともに生きてきたという自然と人間との関係性の上に展開される人と人との関係性でもある。

EさんもFさんも長い年月をかけて、さまざまな困難を乗り越え、自らの言葉を人々に対して紡ぎ出せる力を持っている。このことはけっしてパーソナリティだけに起因するものではない。またEさんやFさんのように積極的に語る言葉をもてない人も大勢存在する。原告として裁判に加わりながら、職場での差別を恐れて活動できない人、水俣病になったことで、現在は回復したものの夫婦の仲が崩壊寸前になった人、あまりにつらく阿賀野川に身を投げようと気がつくと土手に立っていたという人もいる。長い時間をかけて関係だけでも修復される場合はまだいい。修復されずに家族の中で孤立している人もいる。そして病に苦しみながら、自分の病名すらはっきりせず無念のうちに亡くなった人々の存在も忘れてはならない。

そういった語ることができない人たちの思いを何とか取り上げ外に向かって伝えようとしてきたのがEさんでありFさんである。そこにお二人をも含める形で公害病を抱えている人々の再生への兆しが見える。さまざまな困難のなか新しい関係性によって獲得された思いであり行為である。新潟水俣病は確かに二重の意味で川の姿を変え、人と人との関係をも変えた。しかし、新しい関係性によってそれは乗り越えられようとしているのである。

忘れてはならないことは第二次訴訟の原告の人々だけが、問題を抱えてい

4 受苦の乗り越え——事例から読みとれること 177

るのではないということである。原告をとりまく家族(認定されている人もいれば申請して棄却された人もいるだろう。症状がありながらも、さまざまな事情から申請すらできない人もいるだろう)[11]や、認定されている人や棄却された人も、身体においては問題は続いており、当然そこから派生するであろう問題も続くのである。また近年の総合対策医療事業の適用により原告以外の適用者がいることから、実に新潟水俣病発生からの30年もの間、身体の痛みに耐えながら、沈黙していた人々が顕在化したことがわかる。

問題発生から30余年、高度経済成長とともに川という自然の急速な変化を目の当たりにしながら、そこに生きてきた人々の長い苦難の過程を知ることは重要である。同じ高度経済成長を生き、急速な変化のもと、自然との関係がさらに希薄になっているわたくしたちにとって、そのことは問題の重さを共有する第一歩でもある。その苦難の過程においてわたくしたちは、自然と人間の関係のあり方と、そして人々の主体的な世界の創造を学ぶことができるのである。

EさんFさんをはじめ原告の人々が政府の最終解決案をどのような思いで受け入れたのか、その心の深層にまでたどりつくことは難しい。しかし、メディアを通じて伝えられる人々の「存在」そのものに、わたくしたちは何かを感じ、その心の襞を推しはかることはできるはずである。

人々の生きる生活の場でおきた水俣病問題は、いまだおわることなく、けっして特異な問題をわたくしたちに提起しているのではないのである。

注
1) 古今書院編 (1995、3頁)。
2) 環境庁編 (1989、95〜103頁)。
3) 阿賀に生きる製作委員会 (1991、69頁)。
4)〜7) 1994年、聞き取りによる
8) 1992年5月、1994年1月、3月、1995年3月、12月の聞きとりによる。

9) 1991年8月、12月、1994年1月、8月、1995年3月の聞きとりによる。
10) Fさんこと梅沢幸一さんには、実名を出すことの許可をいただいた。「自分の名前が出ることで、他のみんなのはげましになるんだ」という強い意志を持って実名にすることに好意的であった。しかし、本章では形式上の理由からあえて仮名にした。梅沢幸一さんに深く謝意を表します。
   (新版での加筆：その後、2002年7月8日に梅沢幸一さんは逝去された。享年75才であった。心よりご冥福をお祈り申し上げます。)
11) 1992年の新潟水俣病未認定患者統計調査によれば、水俣病の影響があると思われる人は90家族に関し259名もいた。そのうち40名が認定されている。これらをあえて一般化するとすれば、現在の認定患者数690名の約5〜6倍の人々に水俣病の影響があると推測できる。つまり約5〜6倍の潜在患者が存在すると仮定できる。この数字はあくまで推測の域をでないが、熊本から40年、新潟から30年も問題が続いている現状をみれば、けっして誇張した数字ではないということが言えよう。舩橋晴俊・渡辺伸一(1995)。

文献

阿賀に生きる製作委員会編、1991、『AGA 草紙③　阿賀野川の川魚』阿賀に生きる製作委員会編。
大熊孝、1988、『洪水と治水の河川史——水害の制圧から受容へ——』平凡社。
大島美津子ほか、1990、『新潟県の百年　県民百年史』山川出版。
学習研究社編、1986、『写真集　昭和の子どもたち』学習研究社。
川手恒男・坊野光男、1970、『石油化学工業』東洋経済新報社。
環境庁編、1989、『日本の河川環境』大蔵省印刷局。
建設省・北海道開発庁・牧田茂・桜井満監修、1989、『日本の川——自然と民俗Ⅲ』新公論社。
古今書院編、1995、『最新地理統計』古今書院。
昭和電工株式会社化学製品事業本部編、1981、『昭和電工石油化学発展史』昭和電工。
昭和電工株式会社総務部広報室編、1990、『昭和電工のあゆみ』昭和電工。
地方資料センター編、1986、『新潟県の地名』平凡社。
豊栄市編、1988、『豊栄市史』豊栄市。
新潟県編、1990、『新潟県史　概説　新潟県のあゆみ』新潟県。
藤岡謙次郎編、1971、『地形図に歴史を読む　第三章』大明堂。
舩橋晴俊・渡辺伸一、1995、「新潟水俣病における集団検診の限界と認定審査の欠陥——なぜ未認定患者が生み出されたか——」『環境と公害』24巻3号、54-60頁。
毎日新聞社、1989、『昭和史 全記録 Chronicle 1926-1989』毎日新聞社。
毎日新聞社メディア編成本部編、1991、『戦後の重大事件　早見表』毎日新聞社。
渡辺徳二、1972、『化学工業』日本評論社。

第7章 職業に関連する損失およびの被害の総体

〔飯島伸子〕

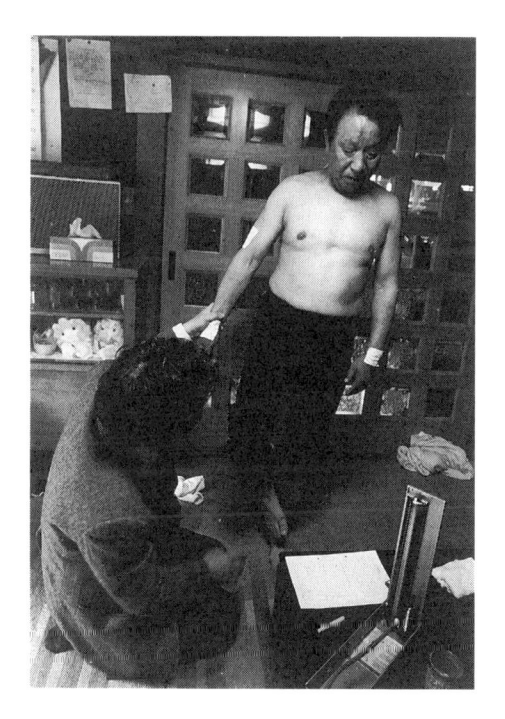

上流のある未認定患者原告の診察。片足で立つことは難しい。
撮影、田中史子(1988年5月)

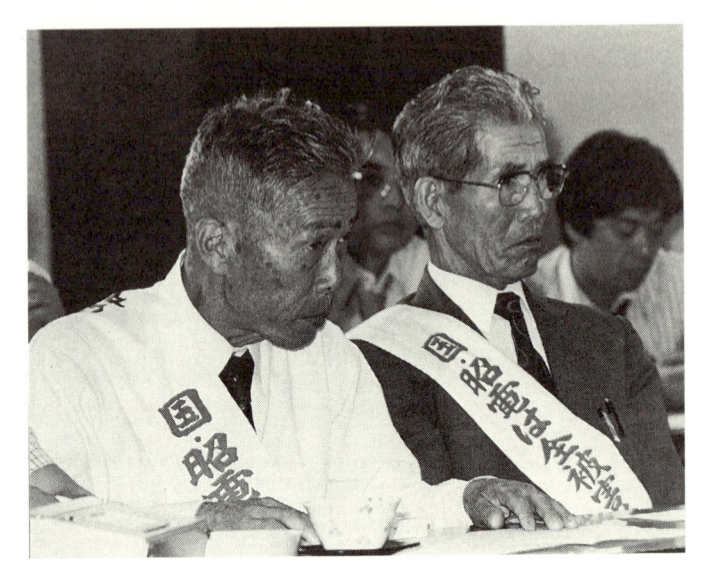

1982年5月、提訴前の昭電交渉に参加した二次訴訟原告。右側は、五十嵐幸栄・被害者の会初代会長。　　　　共闘会議事務局提供

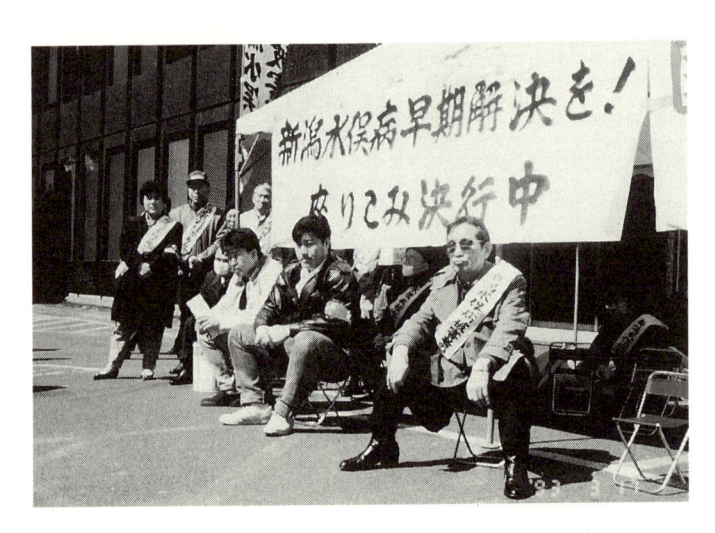

1993年3月17日、二次訴訟原告と支援者による昭電本社前の座りこみ。
　　　　　　　　　　　　　　　　　　共闘会議事務局提供

この章では、未認定の新潟水俣病患者であることによって、仕事や職業の面で生じた不利や損失に関して検討し、最後に、本書で分析している新潟水俣病患者とその家族をとりまく社会的諸相の分析をふまえながら、被害を構造的にとらえてみたい。

1 発病前と後の職業の変化

　新潟水俣病の問題に関して時間の流れのもとでの変化を見ようとするならば、問題発生前の事態とその後の事態との比較を試みる必要がある。職業に関する変化についても同じことで、新潟水俣病の発生が公表された1965年の前年の1964年の時点での職業の状況と新潟水俣病公表後の職業の状況の比較が必要である。新潟水俣病発生が公表された1965年以前の職業と、われわれが統計的調査を未認定患者を対象として実施した1992年の時点の職業の状況を比較することを通して、その変化の事実関係を把握することから始めたい。

　(1) 新潟水俣病公表以前の職業と発病の関係
　新潟水俣病発生が公表された前年の 1964 年に、調査対象者が就いていた主要な職業を、当時、対象者が住んでいた地域にしたがって居住地別(阿賀野川の上流・中流・下流別) に整理したものが表7-1である。
　表7-1には、二つの重要な事実が示されている。その一つは、新潟水俣病の発生が公表される前年には、全員が職業についていたことである。二つ目は、主要な職業として回答されたもののなかで、農林業と運輸業を主職業としていた人が、この二つだけで5割以上を占めるほどに多いという事実である。この事実に沿って、少し、解説をしておこう。
　まず、農林業が多いということは、1964 年時点で、第一次産業従事者が多かったことを意味している。ただし、この中には漁業者は含まれない。含まれているのは、農業者と林業者である。一方、漁業を主職業と答えた人の率は表7-1からわかるように、きわめて少ない。阿賀野川上流では、1964年

第7章 職業に関連する損失および被害の総体

表7-1 新潟水俣病未認定患者の1964年
時点の主職業の分布

(居住流域別、( )内は% N=83)

	下流域	中流域	上流域	合　計
農林業	8(30.8)	19(37.2)	1(16.7)	28(33.7)
運輸—川船・車	5(19.2)	20(39.2)	1(16.7)	26(31.3)
建設業	2(7.6)	5(9.8)	2(33.3)	9(10.8)
製造業	2(7.6)	1(2.0)	2(33.3)	5(6.0)
漁　業	2(7.6)	1(2.0)	—	3(3.6)
小売・卸	1(3.8)	2(3.9)	—	2(2.4)
サービス業	1(3.8)	1(2.0)	—	2(2.4)
公務員	2(7.6)	—	—	2(2.4)
行　商	2(7.6)	—	—	2(2.4)
金融・不動産	1(3.8)	1(2.0)	—	2(2.4)
その他	—	1(2.0)	—	1(1.2)
計	26 (100.0)	51 (100.0)	6 (100.0)	83 (100.0)

出典）未認定患者統計調査より

の時点で漁業を主たる職業としていた人はゼロである。しかし、水俣病といえば、熊本の水俣病患者の職業に漁業関係者が多く、漁業関係者に多発したとのイメージがある。ところが、新潟水俣病の未認定患者についていえば、主職業が漁業でない人が多いのが実態なのである。〈水俣病は漁業関係者に多発〉との先入観のために、一斉検診や認定業務に際して、主職業が漁業ではなくても日常的に阿賀野川の魚を多食している人々の存在を見落とす事態が発生したと考えられる。このことが、多数の未認定患者を生み出す結果につながる一つの要因だった、とわれわれは判断している。表7-1の数値は、新潟水俣病患者の発見のためには、主な職業が漁業である人々に注目するだけでなく、流域の人々の食生活に占める阿賀野川の魚類の位置づけも考慮に入れる必要があったことを示唆している。

つぎに、農林業と並んで二大職種であったもう一つの職業の運輸業は、歴史的に、阿賀野川と特別な関係を持っていた職業である。阿賀野川流域の運輸業は、1964年頃、阿賀野川沿いの狭い道を利用してトラックを使う場合が次第にふえてはいたが、阿賀野川の風物詩として流域の人々に親しまれた川舟を利用した運輸業もまだ重要な運搬手段だった。阿賀野川流域の人々の聞き取りを続けている星野和枝氏は、阿賀野川流域の運輸業についてつぎの

1 発病前と後の職業の変化

ように述べている。

「越後の交通は江戸時代から『陸行二分、舟八分』と言われるように舟運が発達し、人も荷も舟で移動していた。その中でも阿賀野川は河川交通の動脈的な存在であった。北蒲原の南部郷の地域〔本稿でいう中流域〕では水源が貧弱なので、夏季の日照りでは渇水に苦しみ、反面、長雨、洪水となれば、湛水して苦しむこと度々であった。〔中略〕その中で、農業の傍ら、または農地を多くもたず、もっぱら舟運で生活をたてる暮らしぶりの人も多かったと考えられる」[1]。

われわれも現地で聞いたことだが、川舟は、阿賀野川を舟で往復して上流の物品や人を下流へ、下流からの物や人を中上流地域へと運んでいたのであり、なかでも重要な役割は、阿賀野川の中流域で採取した川砂利を下流地域へ輸送する仕事であった。砂利70～80トンを積んで1～3日かけて阿賀野川を往復していたのである[2]。1964年の時点で主要な職業が運輸業と答えた人の大部分は、この川舟業であった。

表7-1に現れた職業分布は、阿賀野川の上流域、中流域、下流域で違いが見られるが、最も特徴的なのは、中流地域に運輸業の率が高いことである。ここで言う運輸業は、ここに述べたように川舟業が中心である。川舟業は、阿賀野川という動脈を上下して人や物を運搬するのが仕事であるが、物の中でも需要が多かったのが川砂利であったことから、川砂利がよく採れる阿賀野川中流地域に川舟業者が集中したものと考えられる。中流域の新潟水俣病

表7-2 調査時点（1992年）における
新潟水俣病未認定患者の土職業

(( )内は%、N=88)

	下流域	中流域	上流域	合　計
無職	16(57.1)	19(35.2)	3(50.0)	38(43.2)
農林業	3(10.7)	12(22.2)	1(16.7)	16(18.2)
運輸―川舟・車	2(7.1)	10(18.5)	―	12(13.6)
製造業	3(10.7)	6(11.1)	―	9(10.2)
漁業	2(7.1)	1(1.9)	―	3(3.4)
建設業	―	2(3.7)	1(16.7)	3(3.4)
サービス業	1(3.6)	2(3.7)	―	3(3.4)
小売・卸	―	1(1.9)	―	1(1.1)
その他	1(3.6)	1(1.9)	1(16.7)	3(3.4)
計	28 (100.0)	54 (100.0)	6 (100.0)	88 (100.0)

出典）未認定患者統計調査より

未認定患者の 1964 年以前の職業に運輸業の率が高いことは、こうした事情を反映している。そして、この職業分布が新潟水俣病の未認定の問題とかかわってくるのは、川舟業の人々に、仕事と仕事の合間のほんの短い時間を利用して、阿賀野川の魚類を捕ることの習慣があった点である。たとえば、川舟で砂利運搬を長年職業にしていた新潟水俣病未認定患者は、砂利運搬をしていた時も、仕事の後は、「暇さえあれば釣りをしていた」と話している[3]。また、その妻は、夫以上に阿賀野川の魚が好きで、夫が仕事の後で釣ってくる魚を「毎晩のように食べていた」と述べている[4]。

有機水銀で汚染された魚類を多食する機会は、漁業を主職業とする人々だけでなく、たとえば、川舟業のひとびとにも十分にあったのである。したがって、新潟水俣病に罹病する可能性は、川舟業の仕事についている人々の場合、漁業の人々とあまり変わらなかったのだということを指摘しておかねばならない。

　(2) 1992年時点の職業分布

それでは、われわれが調査を実施した1992年の時点では、仕事の分布は1964年の場合とどう変わっているだろうか。**表7-2**を見てみよう。

　表7-2で最も特徴的なのは、1964年にはゼロだった「無職」の回答率がここではきわだって高く4割近くになっている点である。

　無職率はどの居住地域でも高いが、下流域と上流域では無職の率がとくに高い。中流地域では、上・下流地域に較べるならば、無職率がやや低率だが、しかし、中流地域でも無職率は3割であるから、実際問題としては低率と言える状態ではない。中流域と上・下流域の違いを生み出しているのは、中流域では、上・下流域よりも、農業、運輸業、製造業などいくつかの職業にバランス良く従事しており、そのことが、中流域の無職率を、他の地域よりは低くしている要因と見ることもできるだろう。川舟と車の比率は以前と逆転してはいるが、運輸業の従事率は、中流域で依然として高いことも、特徴的である。

表7-3 副次的職業の分布
(1964年と1992年)

(( )内は%)

	1964年	1992年
農林業	18(41.9)	10(32.3)
運輸業	1(2.3)	1(3.2)
建設業	1(2.3)	2(6.5)
製造業	2(4.7)	–
漁　業	15(34.9)	7(22.6)
小売・卸	1(2.3)	–
金融・不動産	–	1(3.2)
その他	2(4.7)	2(6.5)
無　職	3(7.0)	8(25.8)
計	43 (100.0)	31 (100.0)

出典) 未認定患者統計調査より

無職率が高くなっている要因としては、加齢と水俣病罹病が二大要因として考えられる。これが、かりに、加齢だけの問題であれば、他の職業よりも、高齢者が従事することが比較的に可能な農林業の従事率までが激減していることの説明ができなくなるのである。そこの部分に、新潟水俣病に罹病したことの影響が現れていると見ることができよう。

ところで、無職率はこのように高いが、それでも主婦業を除いて5割近くの人々は1992年時点でも職業についている。従事者の多い順では、農林業が1位で次が運輸業であり、順位は1964年のときと同様である。従事者の数は半減しているが、農業と運輸業とは、阿賀野川流域の人々にとり、長年にわたってもっとも中心的な職業であったことがわかる。しかし、この数値は、仕事の達成率や質、条件などを問わない数値である。職業には、ともかく就いているが、未認定患者たちは、さまざまな困難を抱えている。そのことについては後述する。

(3) 副次的に重要な職業としての阿賀野川流域の漁業

先に述べたように、阿賀野川流域の人々が主たる職業として答えた中に漁業は少ない。この点は、われわれとしても意外な結果であった。しかし、主たる職業として選ばれた率は低いが、主たる職業に次ぐ職業、つまり副次的な職業としてであれば、漁業が選ばれた率ははるかに高いのである。**表7-3**を見ていただきたい。

表7-3が示す特徴は、従たる職業を尋ねた場合には、漁業が農林業に匹敵するほどに高率な回答となっていることである。主たる職業としては姿をあらわさなかった漁業が、従たる職業としては一躍クローズ・アップされてい

るのである。阿賀野川流域の人々が、従たる職業としての漁業は意識していたが、主たる職業とみなす例が少なかった背景には次のようなことがある。漁協の幹部の話によると、阿賀野川での漁獲の権利には、いくつかのタイプがある。まず、阿賀野川でサケ・マスなどを漁獲するには漁業の組合員になった上に、県水産課が発行する特別許可が必要である。サケ・マス以外の鮎、鮒、鯉、うぐい、鯰、カジカなどの魚類は特別許可は不用で、漁協の組合員であるだけで漁獲でき、投網、ヤス、鉤などを使って大量に漁獲する。漁協組合員になる条件は、年間200日以上漁に従事することと一定の出資金を負担することが二大条件である。特別許可を持っている人々や漁協組合員となっているこれらの人たちは、主たる職業を漁業として回答する率が高い。これらの形式の整った漁業者の他に、1964年ごろには、漁業権を持たなくとも、したがって出資金を一切負担しなくとも、流域の人々には単純な手法による川漁が、一種の慣行によって許されていた[5]。

中流域の安田町の住民によると、この慣行のもとで、男性たちは、仕事の合間を縫って、あるいは夜間に、阿賀野川で川漁をするのが日課に近いものになっていたということである。こうした形の漁業であれば、漁業を主たる職業とは意識しにくい。しかし、家計の助けになることは確かであるから、副次的な、従たる職業としては十分に意識されているのであり、それが、**表7-3**に反映されているのである[6]。

阿賀野川流域に、こうした潜在的な漁業者が多数いた事実を担当機関が把握していたかどうかは、阿賀野川の魚類を媒介として発生した新潟水俣病の問題を考える上できわめて重要な点である。水俣病と言えば魚類、魚類と言えば組合員資格を持った漁業者、とたどって、正式の漁協組合員でなければ汚染された魚類を多量に、継続して食する可能性はなかったかのような見方がされるならば、判断を誤ることになる。現に、そのような判断の過誤があったことで、多数の未認定患者を作り出す事態に至った経緯がある。

この表が、新潟の未認定水俣病患者のあいだにおける副次的職業に漁業が高い比率を占めていることを示しているのは述べてきた通りであるが、**表7**

表7-4 職場や職業変更の理由
(( )内は%、N=77(複数回答))

理由	人数(%)
身体が不自由になった	60 (77.9)
経営悪化・収入悪化	14 (18.2)
高齢	7 (9.1)
定年	4 (5.2)
水俣病を隠す	3 (3.9)
転居	2 (2.6)
結婚や出産	2 (2.6)
長時間労働	2 (2.6)
水俣病で差別されて	1 (1.3)

出典) 未認定患者統計調査より

-3ではもう一点、無職率が1964年と1992年で大幅に違っている点に注目する必要がある。この違いが示唆しているのは、1992年の時点では、副次的職業にさえついていない患者の数が増大していることである。はたして水俣病罹患と関連するのかどうか、重要なポイントである。

2 水俣病症状と職業変更の関係

1964年時点と1992年時点の2時点で見た職業変化の限りでは、すべての職業変更・移動例の原因に、新潟水俣病への罹病が関係するとは、必ずしも言えない。対象者の年齢構成上の特徴として高齢者が多いという点と無職率の高いこととの間に関連性があるだろうことは容易に推察できる。しかし、一方で、職業の変化に新潟水俣病の問題が係わっていないとも言えないのである。

われわれの実施した未認定患者統計調査の結果では、1964年から1992年までの28年間に、職場や職業を1度でも変わった人は82%であった。この中には、無職に変わった場合も含んでいる。1度でも変わったと答えたのは82%であるが、そのうちで1回だけ変わったと答えた人は4割、2回変わったと答えた人は約3割、3回変わったと答えた人は2割強、4回以上職を変わったと答えた人が1割強と、6割近くが2回以上職業を変えている。

では、仕事や職業を変わったことに、健康上の理由や新潟水俣病への罹病が、どのように関連しているかを検討しよう。

表7-4に職場や職業を変更した理由の内訳を示した。職場や職業を変更した理由として最も多いのが「身体が不自由になったため」である。これは、ほとんどの事例において、「水俣病で身体が不自由になったため」と言い換えることができる。水俣病と関連する転職理由としては、水俣病を隠すため

```
        3 (5.9) 隠したり隠さなかったり
   以前は隠していた 13 (25.5)
   ずっと隠している 14 (27.5)
   ずっと隠していない 15 (29.4)
      その他 6 (11.8)
   0  5  10  15  20  25  30  35(%)
```

図7-1 職場での水俣病隠し
(隠している)
(( )内は%、N=51)
出典）未認定患者統計調査より

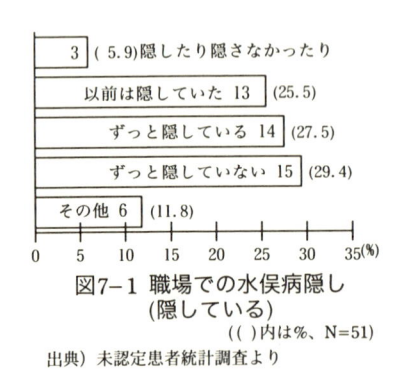

であったり、水俣病のことで職場で差別されたためなどの理由も回答されている。この三つの理由を合計すると8割以上にのぼり、1度でも職業上の変更があったと答えた82人の中のかなりの人々が、水俣病がらみで職場を変わったり転職している事実が示されている。

　健康を害されたことが、職業上の損失に大きく関与していること、言い換えるならば、水俣病となったことによって仕事や職場の変更を余儀なくされた人が高率に存在することが、この数値に示されている。この数値は、未認定の新潟水俣病患者たちの大多数が、職場で、水俣病罹病という被害の上にさらに水俣病であるための職場転換や退職措置などの精神的な負担に耐えなければならなかった上重ねの被害状態にあったことを意味するものである。

　ここで、職場や職業変更の理由として最も多く回答された「身体が不自由になったため」の内容を、もう少し深く見るために、職場で水俣病であることを隠した経験や隠した理由について検討しよう。

　過去の経験も含めて、職場で水俣病であることを隠したか、あるいは、その時点でも隠しているかについて尋ねたところ、**図7-1** に見るように、職場で新潟水俣病患者であることを隠した率は約6割である。隠したことが無いと答えた人々は3割未満であった。中には、われわれが調査した1992年の時点でも隠している人もあり、隠さなければならないという精神的負担や被害の深刻さを示している。

　では、どうして隠していたか、(あるいは、ずっと隠しつづけているか)と言えば、「子どもの結婚に影響する」と考えているからであったり、「仕事にさしつかえが生じる」からであったり、あるいは、人との関係がきまずくなったり、陰口を言われたりすることを避けようとしたためなどの理由が回答さ

表7-5 仕事をする上での身体の不自由さ
(( )内は%、N=87(複数回答))

疲れが取れない	72(82.8)
足がふらふらして不安定	61(70.1)
長時間労働の困難	60(69.1)
手に力がはいらない	50(57.5)
重いものを長時間持てない	45(51.7)
手先が不自由で細かい作業ができない	36(41.4)
目が疲れて細かい作業ができない	35(40.2)
道具や材料をうまく使えない	34(39.1)
耳が悪くなって顧客に対応できない	30(34.5)
指先の微妙な感覚がわからない	22(25.3)
仕事場までの通勤がつらい	21(24.1)
書類が見えにくい	14(16.1)
発音が不自由で顧客に対応できない	12(13.8)

出典）未認定患者統計調査より

れている。仕事の場で水俣病に罹っていることを公にするならば、仕事の場を越えた範囲でまで差別的な事態を招くおそれを未認定患者たちが感じていたこと、1990年代になっても、そうしたおそれを抱いている患者たちがいるということが、これらの回答の中には示されている。このように、隠さなければとの思いを持ち続けていなければならないということ自体が、そもそも重大な精神的負担であるとの発言は、聞き取り調査の際にも頻繁に耳にしたことである。

　職場での水俣病隠しは、われわれの調査結果による限りは、職種による違いはなかった。つまり、どのような職業や職場にも、水俣病未認定患者であることを隠した患者たちは存在していたのである。新潟水俣病に関しては、九州で見られたような地域や職場における直接的で激しい水俣病差別は一般的でなかったが、それでも、新潟においても、水俣病であることを隠せるものなら隠しておいた方が良いとの判断を患者たちがするような、水俣病をめぐる差別的な雰囲気は存在していたということである。

3　身体上の不自由さと職業への影響

　つぎに、身体上の不自由さと仕事への影響の関係について見てみよう。

(1) 就業状態への影響

　これまでに見てきたように、新潟水俣病未認定患者たちの職場や職業を変更した原因としては、身体上の不自由さによる場合がきわめて多い。

それでは、具体的には、仕事をしてゆくのに、どのような不自由さがあるのだろうか。100人中の91人が職業遂行上に身体の不自由さが影響していると答えているので、その内訳から見てゆこう(表7-5)。

　表7-5によれば、それぞれに、訴えが多いが、中でも「疲れが取れない」は8割強の人が、また「足が不安定」「長時間働けない」は7割前後と高率に回答されている。大多数の人がこうした疲労しやすさや足の弱さという不自由さを抱えているのである。「手に力がはいらない」「長時間重いものを持てない」なども過半数の人によって回答されている。つまり、2人に1人が、手と関連した不自由さに悩まされている。

　「不自由さ」に関する表7-5における最多回答の「疲れが取れない」は、職業との関係で見た場合も全職業において高率に選択されている。漁業以下5種の主たる職業において全員(100%)が選択しているし、選択率の最も低い運輸業でも6割以上の人が、この項目を回答している。

　その一方で、職業によって「不自由さ」の種類や程度が違う。農業の場合は全項目が選択されているが、これは、農業就業者の数が職業分類中最多であるということだけではない。田植え、草取り、稲刈りなど足に力を入れて立ったりしゃがんだり泥田の中を歩行したりする作業や、長時間作業が通例であること、握力が必要な道具や機械を使用する機会の多いこと、さまざまな道具を使いこなす必要のあること、穀物や苗など細かい物を見る作業のあることなど、多様な作業形態のすべてをこなす必要があるのが農業であることに原因して、身体上の不自由さが、作業の不自由さに結びつく場面が多くなっていると考えられる。

　運輸業では、川舟にしても車の運転にしても足の踏みしめ力が正常に機能していることが必要であることとの関係であろうが、「足の不安定さ」の項目は「疲れが取れない」と並んで最も高率に選択されている。また、川舟の操縦にしても車の運転にしても手の力が必要なこととの関係であろうか、「手に力がはいらず」も比較的高率に選択されている。川舟の場合は、現在も客を輸送する仕事が重要な部分を占めていることから「耳が不自由で顧客の接

遇がうまくいかない」も相対的に高率に選択されている。

　建設業のように、高所に立つことの多い職業では「足が不安定」の項目が他に抜きんでて高率の 100% になっているし、主婦の場合は、主婦業においては必要でない「顧客」とかかわりのある項目は選択率がゼロである。

　小売・卸業では「疲れが取れない」の他は「耳が不自由で顧客の接遇がうまくいかない」が選択されたのみで、後はまったく選択されていない。

　このように、身体上の不自由さの存在は、仕事を遂行する上でさまざまな影響を患者に及ぼしている。重要なのは、こうした身体上の不自由さは、選択された率の高さだけや数の論理だけでは論じられないという点である。

　たとえば、製造業で「手先の微妙な感覚欠如」は 4 割強であるが、この不自由さを回答したある男性の患者は、かつて自営で建築業をしていたが、新潟水俣病に罹病して、職人として最も大切な指先の感覚麻痺が生じたことで製造業の会社の従業者に職業変換をしている。「手先の微妙な感覚欠如」は、この場合、自らの最も得意とする職業を諦めて、収入の低い仕事に変わるという事態を引き起こしており、このことは、生計維持上の障害と同時に、職人としての誇りの失墜や生き甲斐の喪失も、この男性にもたらしている[7]。手先の仕事については、女性の患者も、同じような発言をしている。指先でためす製品の出来具合の微妙な違いがわからなくなって、「上司にどなられたことが度々」あり、家庭での人間関係の悪化もあって、人生に疲れ果ててしまった思いを抱いているというのである[8]。職業や職場の変更には、多かれ少なかれここに見たような要素が含まれているものである。つまり、身体上の不自由さは、それがあることによって、職業を遂行するための個別的で具体的な不自由さとしてあるだけでなく、その上に、経済的側面や精神的側面、生活設計的側面などで被害を拡大的に発生させがちであるが、これらの拡大的な被害は、数量的に把握されると同時に、個別的、質的にも把握されなければ、患者たちが受けた被害の深刻な実態は理解されにくいということである。被害について考えるにあたっては、この点はつねに留意の必要なところである。

(2) 職場の人間関係への影響

前項では、「身体上の不自由さ」が本人自身にとって仕事を遂行することにどのような不自由さを引き起こしているかを見たのであるが、本項では、「身体上の不自由さ」の職場の人間関係に対する影響について見ることにしたい。

先にも見たように、患者の中には職場で水俣病であることを隠している人々がいる。しかし、水俣病とは知られていなくとも、ともに働いている同僚や上司には、この患者に身体上の不自由さがあることは、容易に知られる。そのような状態の患者を職場の同僚や上司、あるいは雇用主は、どのように扱ったのであろうか。われわれは、職場での待遇が、身体の不自由さに関連して良いほうに変わった場合と悪いほうに変わった場合とについて尋ねたのであるが、その結果は、悪いほうに変わった回答のほうが多い。

まず、良いほうに変わったのは、どのような場面かというと、上司や同僚の励ましや同僚たちが仕事を助けてくれた、あるいは、上司や同僚が身体を悪くする前よりも優しくなった、などである。

他方、仕事の場での辛い経験としては、仕事をやめさせられたり、収入をカットされたり、怠け者と叱責を受けたり陰口をきかれたり、左遷されるなど、さまざまである。仕事をめぐっては、のちにとりあげる経済的損失も決して軽視できない問題ではあるが、職場の人間関係の問題も、患者たちのストレスを増大させる重要な要因であることが、ここに示されている。先に取り上げた事例の中にも、この状態を示す事例が含まれている。

(3) 職場での精神的負担

次に、これまで述べてきたように、身体上の不自由さを抱えながら仕事をしてきた患者たちが、仕事をするに際して、あるいは職場で、どのような精神的負担を感じているかについて検討しよう。

これまでに見てきた項目と重なった表現が多分にあるが、**表7-6**で特徴的

なのは、「以前できていた仕事ができなくなって辛い」という項目が圧倒的に高い比率で選ばれていることである。どのような仕事をしていたかによって仕事をする上での不自由さの具体的な現れ方は

表7-6　仕事にかかわる精神的負担
(N=91、M.A)

発病前にはできていた仕事ができなくなって辛い	66 (72.5)
同僚に迷惑をかけることが辛い	12 (13.2)
仕事の場が変わったことが辛い	10 (11.0)
同僚との人間関係の悪化が辛い	5 (5.5)
退職させられたことが辛い	4 (4.4)

出典）未認定患者統計調査より

多様であるが、その結果として、かつてはそれぞれに誇りをもってしていた仕事が、気持ちばかりはやって身体がついていかず、同僚や上司にも非難されるような出来具合となっているのである。日本人の一般的特性として、仕事を生き甲斐とする傾向が強いことはしばしば指摘されているが、そうした国民的特性がある中で、水俣病の症状のためにそれまではできていた仕事ができなくなっているのである。

　こうして、職業をめぐっては、発病が原因で仕事や職場を変えなければならず、そのことによる精神的な負担の上に経済的な損失が伴う。職場で水俣病の症状を隠さねばならない上に、症状があるために仕事のさまざまな面で不自由がある。不自由さのゆえに、職場で気を使って苦労し、そのことが原因でさらに身体上の疲労が加わる、ということの繰り返しであることが理解できよう。

　ところで、今日の時点で検討すると、患者たちに生じている職業上のさまざまな障害は高齢化の影響を除外しては考えられないとの指摘がなされるかもしれない。しかし、問題の発生は1964年であったこと、発病時期に数年間のずれがあることを考慮しても、今回の対象者の平均年齢は20歳程度若かったことを思い出すことが大切である。働き盛りの年齢のときからの、これまでに見てきたようなさまざまな被害を長い年月にわたって受けてきているのである。職業をめぐる損失や被害に限定してみても、償いようのないほどに大きな被害である。

4 職場や職業をめぐる経済的な損失

　社会学以外の分野で職業上の損失という場合は、これまでに見てきたような影響や負担について言及することは、あまり無いであろう。それだけに、新潟水俣病未認定患者の社会学的視点からの調査研究である本書では、独自な角度から仕事にかかわる影響について検討してきた。

　しかし、一般的には、職業をめぐる被害と言えば、経済的損失をさすことが多い。経済的損失を伴う職場や仕事の変更は、家族ぐるみの生活の変容をもたらすものである。そこで、この節では経済的損失について取り上げたい。ただ、経済的側面にかかわって患者たちが試みてきた個別的な対応に関しては、第5章で事例にもとづいた検討を行っているので、ここでは、第5章の事例を、未認定患者統計調査の結果の中の、収入への影響の情報によって補足することにする。

　1965年に新潟水俣病の発生が公表されたのち、さまざまな経緯を経て、新潟水俣病の未認定の患者になってしまった人々の職業に関連する経済的被害や損失の問題は、第5章で事例を紹介した中にあるように、患者本人のみならず、その家族までも巻き込んだ形で、転職や退職の経済的、社会的影響が生じることがまれではない。

　職場を自分の意向にかかわりなく変えさせられるのは、それだけで精神的に大きな負担である。職場が変わるだけでなく、仕事の場を奪われる事態、つまり退職というような事態は、さらに著しい精神的被害を生じさせる。退職は、ほとんどの場合、経済的被害をともなうものである。まして、そこに、前節までで見てきたような身体上の不自由さからくるさまざまな困難が加わっているのであるから、未認定患者たちは、水俣病に罹病したことのために、職業上の被害や損失に限ってみただけでも、幾重もの被害を受けているのである。

　図7-2は、仕事を変わったことによる収入の変化に関するものである。仕事を変わったことで収入が減少したと答えた人は「非常に減少」と「減少」

とを合計すると5割を超えている。職場や職業の変化の原因には、水俣病罹病の事実がかなり深刻に関連していることは、すでに見てきたことであるが、収入という面でも、このようにいちじるしい損害が生じているのである。未認定であることによっていかなる補償もなされていない上に、発病前の仕事が継続できず、しかも収入の減少という事態まで多くの患者に生じているのである。仕事上の損失およびそれに関連する経済上の損失は、水俣病発症と深く、そして密接に関連する被害なのである。

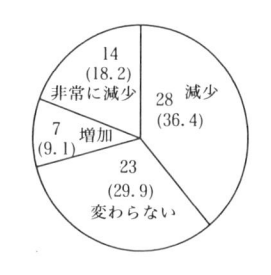

図7-2 職場・職業変更にともなう収入の変化
(( )内は%、N=77)
出典）未認定患者統計調査より

5 被害の総合的構造

ここでは、これまでの章で議論してきたことをまとめて、新潟水俣病未認定患者たちが受けてきた被害に関し、総合的な検討を試みることにしたい。

(1) 健康被害に始まる生活全般の構造的被害

わたくしは、かつて3種類の健康被害に関する調査をもとに、被害構造図式を提示したことがある。3種類の健康被害とは、熊本で発生した第一の水俣病の被害者と大牟田市にある三井三池炭坑の爆発事故によって一酸化炭素中毒症状にかかった職業病患者の労働者たち、さらに、薬害被害者のスモン患者である。水俣病患者に関してはインタビュー調査、三井三池炭坑の労働者に対しても、基本的にはインタビュー調査、薬害スモン患者に関しては統計調査とインタビュー調査によって、健康被害にはじまる生活全般に及ぶ被害が3種類の健康被害事件に共通した特徴として摘出できることを示したのである[9]。

その時の知見は、今回の研究対象である新潟水俣病未認定患者に対しても、一定の範囲で適用することが可能だと考えられるので、新潟水俣病未認定患

196　第7章　職業に関連する損失および被害の総体

〔被害の発端〕　〔第一次的派生被害（身体・精神・家族関係）〕

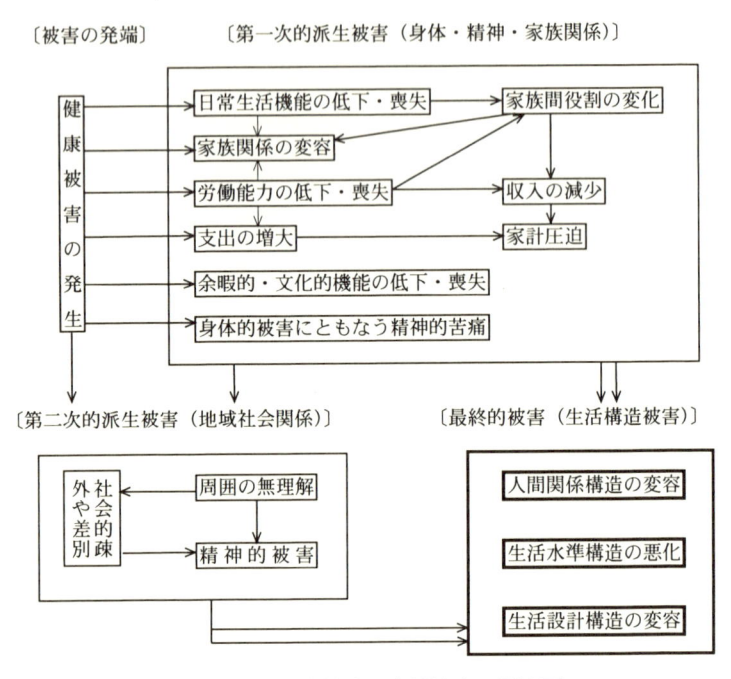

健康被害の発生
→日常生活機能の低下・喪失→家族間役割の変化
→家族関係の変容
→労働能力の低下・喪失→収入の減少
→支出の増大→家計圧迫
→余暇的・文化的機能の低下・喪失
→身体的被害にともなう精神的苦痛

〔第二次的派生被害（地域社会関係）〕　　〔最終的被害（生活構造被害）〕

社会的疎外や差別←周囲の無理解
→精神的被害

人間関係構造の変容
生活水準構造の悪化
生活設計構造の変容

図7-3　健康被害と生活被害の関連図

者の被害の総合的構造について検討する糸口として、ここに、その改訂図を示す（図7-3）。

　この図で表現しているのは、身体被害がいったん生じると、そこに端を発して被害者本人以外にその家族をもまき込んで生活全般へのいちじるしい影響が生じがちであるということである。〔被害の発端〕である身体の被害が発生すると、つぎには〔第一次的派生被害〕と名づけた患者本人の身体的精神的被害と同時に、家族の役割分担や家族関係にも影響が生じることが多い。しかし、患者本人にとって、もっとも苦痛な健康被害も家族によってさえ理解されないことがあり、時間の推移とともに家族関係に影響が生じてくる。家族が理解できないのであれば職場では、さらに理解が得られにくいし、地域社会においても似たような事態が生じる。そこから、健康被害にたいする

周囲のひとびとによる誤解をともなった差別的な対応がなされる。〔第二次的派生被害〕となづけたような精神的被害を含む影響が生じるのである。

そして、述べてきたようなもろもろの被害の蓄積は、〔最終的被害〕の人間関係や生活水準、患者本人と家族の将来計画などの、社会学で「生活構造」を構成する重要な要素とみなされているいくつもの側面を、変形や崩壊の危険にさらすことが少なくないのである。

図7-3は、先述したような3種の健康被害事件の多くの事例から引き出せる共通した被害を示したものである。多くの被害家庭で、健康被害の受害に始まり、家族関係への影響、仕事や経済的面での困難への遭遇、自治体や医療機関、学校、職場、地域住民など地域社会のさまざまな構成要素から受ける差別的な扱いに苦しめられ、そうした被害を総合した形で最後のとどめのように、生活構造の重要な場面の変容が生じるという経緯が見られたのである。

では、新潟水俣病では、被害構造はどのように捉えられるだろうか。つぎに検討しよう。

(2) 新潟水俣病未認定患者の被害構造

①新潟水俣病未認定患者の被害構造　本書で分析していることにもとづいて検討するならば、図7-3が示している被害の構造は、基本的には、新潟水俣病未認定患者にも当てはまることだと言うことができる。

新潟水俣病未認定患者の場合、認定こそ正式になされない年月が長く続いているが、身体上の影響は生じている。この被害を起点として、第一次的派生被害(身体・精神・家族関係)の欄で示したような影響は、そのすべての項目に該当者のいることが、われわれの調査で得られているし、本書の第4、5、6章そして本章において記述してきた各種の被害実態にも反映している。第二次的派生被害も、これまでの章で述べてきた中に含まれており、それらの被害が最終的には、人間関係構造や生活水準構造、生活設計構造にいちじるしい変容を及ぼしていることも、実際に発生していることである。つまり、図7-3が示しているような被害の構造は、新潟水俣病未認定患者についても、

同じように適用できると言えるのである。ただ、図7-3では言及しきれていない重要な点もある。そのことについて、つぎに述べよう。

②被害構造は加害構造と表裏の関係　われわれの新潟水俣病未認定患者や関係者に対する聞き取り調査から、あらためて確認できた点として、被害構造は、加害構造と表裏の関係にあるのだということがある[10]。被害構造は、それ自体として分析され提示されることは、もちろん必要であるが、加害構造抜きでは、その実態の半面しか述べないことになるのである。では、加害構造と被害構造の関係を新潟水俣病についてみるとどうなるだろうか。

本書で取り上げている新潟水俣病未認定患者をめぐる社会学的分析の視点は、加害論と被害論とに大別できる。加害論は、さらに原因論と追加的加害論および派生的加害論とに分けられている。論じる人によっては同一視されることもあり、実際問題としても原因者と加害者は重なる側面があるが、厳密に言えば、原因者は加害者の中に含まれる存在であり、両者の間には一定の差違がある。

ここで原因者という場合は、新潟水俣病が、そして未認定患者が作り出された原因はどこに、どのような因果関係で存在するかということが論じられるときの原因を作り出した人間たちやその組織である。原因を作り出した側が、水銀を阿賀野川に流すという行為の結果、重大な事態が流域住民の間に発生するだろうことに関してきわめて認識不足であって、いちじるしく無責任であるとは言えても、水銀を阿賀野川に大量に流して第二水俣病を作り出すことを直接の目的とした意図的な加害者であったとまでは言えないだろう。

これに対して加害論は、被害を発生させることに一種の目的的意思が関わった場合にかかわる議論である。つまり、ある機関なり、組織なり、個人なりが、意図的にある対象にたいして打撃や負担感を与えようとする意思のもとに行為する場合である。たとえば、原因をつくりだした側が、因果関係を長年否定したり、補償を拒否したり、未認定患者が作り出される事態を招くような行為をする場合は、原因者であると同時に意図的な加害者でもあり、同一の被害者にたいして二重に被害を与えていることになる。その罪が、原

因者だけである場合よりも、いっそう重いことは言うまでもない。

原因者は、新潟水俣病の場合、昭和電工および昭和電工鹿瀬工場であるが、加害者は、昭和電工という会社組織や役員たちと、社員の中で被害者に対して明確に敵対した人々、昭和電工の所属業界である日本化学工業界、因果関係を否定し、工作をはかってきた大学医学部や工学部などの関係研究者たち、おなじく医療機関や医療関係者、原因確定を遅らせた国の担当機関、ニセ患者報道など被害者を中傷する報道をした一部のマス・メディアと執筆者たち、日常的に患者や被害者に対してあからさまな差別的行為をつづけた地域のさまざまな施設や機関と一部の地域住民などと、多様かつ広汎である。

そして、被害者に関する議論は、この原因者と意図的加害者によって被害者が作り出されたという事実と不可分である。どうして新潟水俣病患者が作り出されたかと言えば、原因者の昭和電工の存在によってであるし、どうして、新潟水俣病の未認定患者というなんとも不安定な状態のひとびとが存在するようになったかといえば、第1章で指摘したように、まず、新潟県衛生部など行政による阿賀野川下流流域に被害発生を限定する対応が取られたことがある。この場合、新潟県は、決して、未認定患者を多数作り出すことを意図してこのような行政対応をしたのではない。むしろ、被害の拡大をふせぐことを目的として、じつに迅速で積極的な、したがって日本のその頃の多くの自治体と比較するならば、よほど先進的な対応をしていたのである。こうして、不眠不休で患者の発見に努力した新潟県衛生部の初期段階の対応策が、皮肉なことに、未認定患者を作り出す原因の下地を形成してしまったのである。

一方、未認定患者が多数生まれた原因は、医療関係者の判断の方向や姿勢にも求められる。そして、この場合は、ある時期から、患者認定に携わる医療関係者は、第2章、第3章で分析しているように、新潟水俣病未認定患者に対して加害者になる。未認定患者の急増は、これらの医療関係者たちによる認定拒否行為の結果として出現しているのである。新潟水俣病第一次訴訟の決着の時期が、この転換の時期と重なっている。医療関係者たちのこの行

為は、これも、第2章で分析していることであるが、大企業の利益を優先させる国の姿勢や国のそうした姿勢を歓迎し、みずからの被害者発生責任を最小限にとどめようとする原因企業昭和電工と、昭和電工を全面的にバックアップしている日本化学工業協会の意思が深くかかわっている。

さらに、未認定患者たちは、地域や職場や学校や、家庭においてさえ、第4章および本章で指摘しているように、差別的な扱いをされている。隠している率が高いことから、水俣病として差別されるというよりも、怠け者として、あるいは、動作の緩慢さや不安定さ、手先の不器用さなどが嘲笑や非難、からかいの対象にされているのである。地域や職場、学校、家庭においてさえ、構成員の一部が新潟水俣病未認定患者にたいして加害者であったし、現在もその状態は続いているのである。だが、新潟水俣病未認定患者の周辺にいる人々によるこうした加害的対応がなされる背景には、情報を伝えるメディアの加害性が大きくはたらいていることが多い。不注意に、そして不必要に、個人の映像や情報を不特定多数に送り込むメディアの姿勢が、新しい差別的仕打ちを、新潟水俣病未認定患者が、周囲のひとびとから受ける事態を作り出すのである。

このようにして、被害構造は加害構造と表裏の関係にあって作り出されるものである。被害構造が払拭されるためには、この認識にたった被害修復のありかたが求められる。

注
1) 星野和枝（1990、12頁）。
2) 川舟を所有し、その船頭をして、長年、砂利運搬を仕事にしていたAさん談。
3) おなじくAさん談。
4) Bさん談。
5) 阿賀野川漁業組合長談。
6) 釣り具業者Cさん談。
7) Dさん談
8) Eさん談
9) 飯島伸子（1975）。

10) この点については、一般的な議論としては、筆者は、『環境問題と被害者運動』(学文社) 第4章「被害の社会構造」において論じている。

文 献

青井和夫・松原治郎・副田義也編、1971、『生活構造の理論』有斐閣。
飯島伸子、1975、「我が国における健康破壊の実態」『社会学評論』26巻3号、16-35頁、有斐閣。
飯島伸子、1976、「カナダインディアンの生活と水銀汚染によるその破壊」『公害研究』5巻3号、27-36頁。
飯島伸子、1979、「公害・労災・薬害における被害の構造—その同質性と異質性—」『公害研究』8巻3号、57-65頁。
飯島伸子、1982、「食品災害における被害構造」『国民生活研究』21巻4号、11-20頁。
飯島伸子、1993、「環境問題と被害のメカニズム」飯島伸子編『環境社会学』有斐閣。
飯島伸子、1993、『環境問題と被害者運動 (改訂版)』学文社。
飯島伸子、1994、「新潟水俣病未認定患者の被害について——社会学的調査結果からの報告」『環境と公害』24巻2号、59-64頁。
五十嵐文夫、1971、『新潟水俣病——おそるべき昭和電工の水銀被害——』合同出版。
色川大吉、1983、『水俣の啓示——不知火海総合調査報告(上)(下)』筑摩書房。
星野和枝、1990、「砂利採りが舟運の中心になる——中流域の砂利採取業の展開」榎本悦代他編『AGA草紙② 阿賀野川の舟運』、12-31頁。

第8章 未認定患者の長期放置と「最終解決」の問題点

〔舩橋晴俊〕

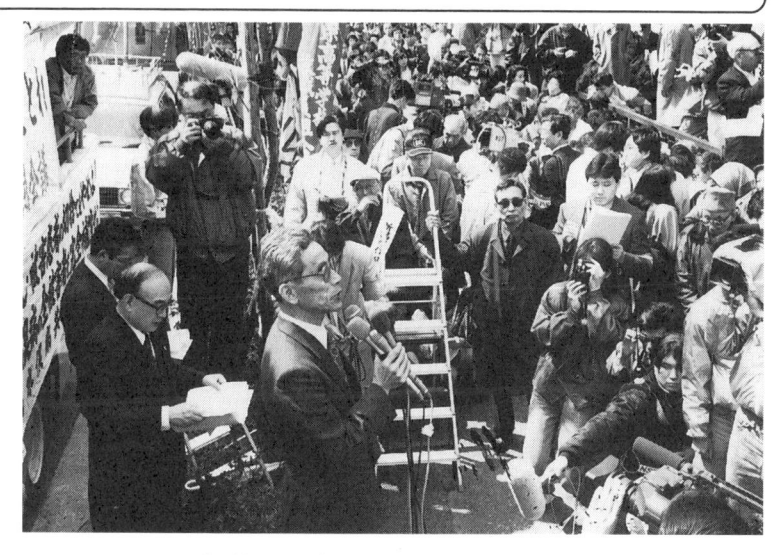

1992年3月31日、新潟地裁前、二次訴訟第一陣判決後の報告集会。マイクを持つのは、坂東克彦弁護団長。　　共闘会議事務局提供

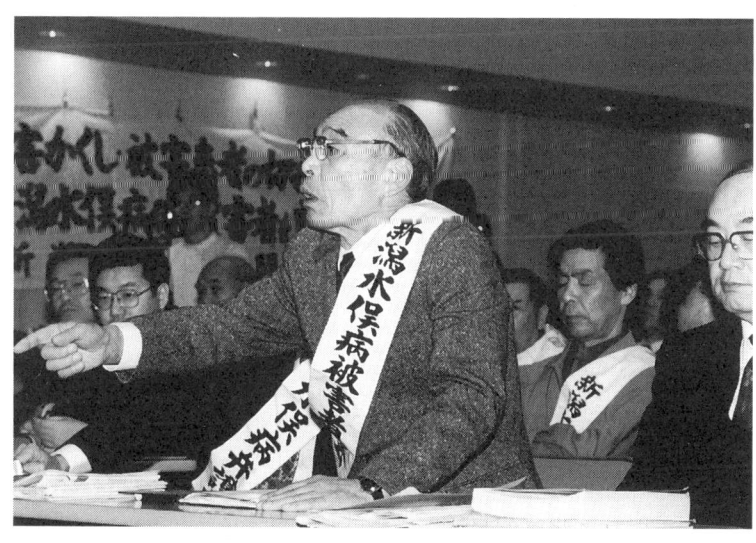

1992年4月1日、二次訴訟判決直後の対昭電交渉で発言する「被害者の会」の南熊三郎会長。　　共闘会議事務局提供

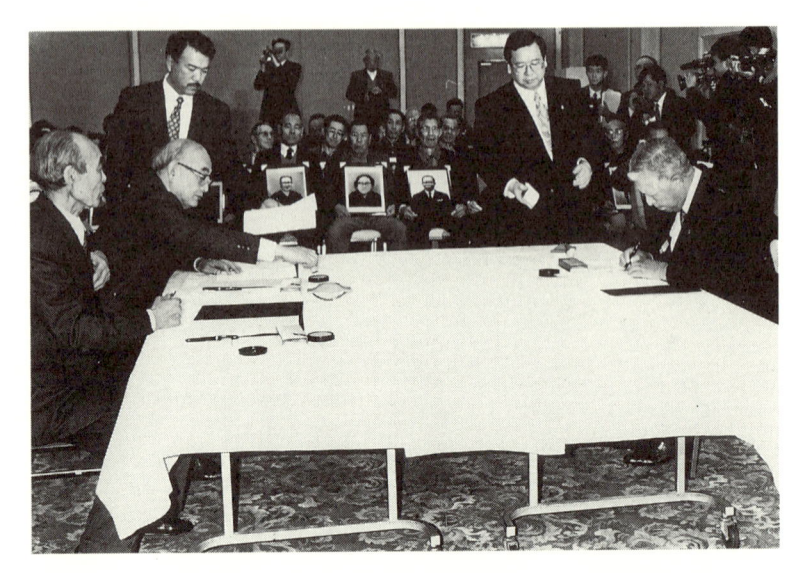

204 第8章 未認定患者の長期放置と「最終解決」の問題点

1995年12月11日、新潟市白山会館にて、解決協定書調印。左より被害者の会の南会長、清野春彦・共闘会議議長、右側が村田一・昭和電工社長。共闘会議事務局提供

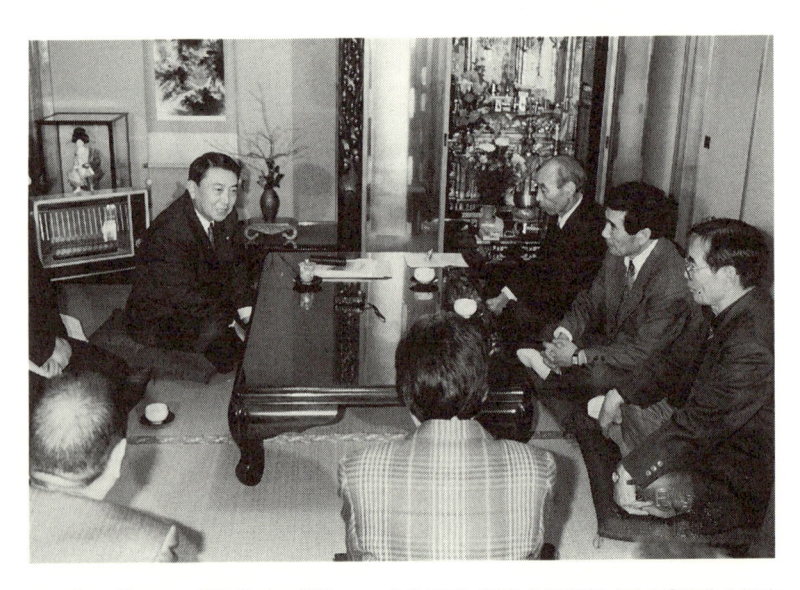

1995年12月11日、解決協定に際して、大島理森・環境庁長官(左側)が「新潟水俣病被害者の会」の南会長の自宅を訪問。現職の環境庁長官が新潟現地を訪れたのは、これが初めてであった。　　　　　　　　　　　　　　　撮影、新潟日報

新潟水俣病の未認定患者問題は、熊本水俣病のそれと並行しながら[1]、1995年末に、「最終解決」に至った。本章は未認定患者問題とその「解決」について、次の諸点を考察する。

本書の各章で見てきたように、1973年の補償協定以後、新潟水俣病をめぐって、新たに未認定患者問題が深刻化した。大量の未認定患者は、どのような社会的意志決定過程を通して生み出されたのだろうか。また、その過程を規定していた諸要因は何なのか(1節)。新潟水俣病における未認定患者問題を解決しようとする被害者側の運動は、1970年代にはじまり、1982年には、未認定患者が補償を求めて第二次訴訟を提訴する。しかし、昭和電工も行政も硬直的対応を続け、長期にわたって未解決状態が続いたのはなぜなのか(2節)。1995年末の新しい「協定」による「最終解決」は、どのような内容のものか。そこにはどのような問題点があり、被害者は、それをどう受け止めているのか(3節)。

1 未認定患者問題とそれが生み出された経緯

(1) 1971年8月時点での認定基準と認定制度

未認定患者の増大の理由を検討するためには、まず、当初、水俣病問題をめぐる認定制度がどういう形で制度化されたのかを、確認しなければならない。1973年の補償協定の成立以前の段階において、新潟と熊本では、認定制度の果たしてきた役割は異なったものであった。熊本では、認定制度は、1959年12月の見舞金契約以来、認定と見舞金の受給とが結びつく形で運用されてきた。認定を行う機関は3段階にわたって変化してきたが、チッソからの金銭給付の対象者を特定するという性格は変わらなかった(「患者切捨てへの反撃」編集委員会編、1979、26-27頁)。そして、棄却をめぐって申請者側と審査会との紛争が続いていた。これに対して、新潟では、新潟水俣病事件の発生した1965年以後、水俣病患者の医療費を行政が負担していたが、1969年

の「公害に係る健康被害の救済に関する特別措置法」(被害者救済法)によって、医療費補助に対して法的な裏付けが与えられた。1973年の補償協定成立以前の段階においては、被害者救済法による認定は、医療費補助のための認定であって、加害企業側からの補償金の給付とは無関係なものであった。

1971年8月7日に環境庁事務次官通知「公害に係る健康被害の救済に関する特別措置法の認定について」が出された。これは、71年7月1日に発足したばかりの環境庁が、大石武一環境庁長官の方向付けに基づいて、初めて水俣病について明確な方針を出したものであった。通知に示された環境庁の方針は次のようなものである。

第一に、水俣病の諸症状の一つでも認められ、かつ疫学的条件があれば、水俣病と認定するものとしていた。症状については「四肢末端、口囲のしびれ感にはじまり、言語障害、歩行障害、求心性視野狭窄、難聴などをきたすこと。また、精神障害、振戦、痙攣その他の不随意運動、筋強直などをきたす例もあること。主要症状は求心性視野狭窄、運動失調(言語障害、歩行障害を含む)、難聴、知覚障害であること」と説明されていた。第二に、認定に際して、症状の軽重については問わないとしていた。第三に、「都道府県知事等が行った認定に係る行政処分は、ただちに当該認定に係る指定疾患の原因者の民事上の損害賠償責任の有無を確定するものではないこと」とされていた。

(2) 1973年の補償協定

1973年6月21日、「新潟水俣病被災者の会」および「新潟水俣病共闘会議」と昭和電工とは、新潟水俣病問題に関する協定書を作成し、第一次訴訟に参加した患者と、それ以外の認定患者を対象とした補償金を定めた。同年7月9日には、熊本水俣病の患者のうち二次訴訟派を除く各グループが、チッソとの補償協定を環境庁で結んでおり、慰謝料(1800、1700、1600万円の3ランク)及び、生活年金(月額6、3、2万円の3ランク)を獲得した。

では、新潟の補償協定はどのような内容と特色をもっていただろうか。第

一に、被害者に対する補償としては、一時補償金、継続補償金(物価スライドをおりこんだ年金)の両方を備え、一次訴訟判決よりもはるかに充実した内容になっている。これら補償金とは別に、さらに医療費も加害企業が負担することになった。

第二に、補償協定の適用対象者は、「訴訟に参加した患者」と「認定患者」になっており、対象者の判断手続きについてのそれ以上の細かい規定はみられない。例えば、認定審査会の判断に疑問がある時や棄却された者の扱いをどうするか、どのような症状や条件を持つ者が水俣病患者であるのか、ということについても具体的なとりきめは欠如している。

第三に、補償金の額は、部分的には「症状の差異に応じた補償」という考え方の反映も見られるが、全体としては一律補償の考え方を基本としている。一時補償金は、「重症者」が1500万円、その他の者(「一般認定患者」)が、1000万円とされており、この点で、ランクがついているが、実際には、後者が死亡した場合には、差額の500万円を支払うので、結果的には、一律補償という性格を強く持つ。年金については、年額一律50万円とし、物価スライドするものとされた。

第四に、補償協定の成立したタイミングと背景について見ると、73年3月の熊本水俣病一次訴訟の判決で、チッソの加害責任が明らかにされ、死者に対しては1800万円など、それまでの公害訴訟で最高額の慰謝料が認められ、しかもチッソが控訴を断念せざるをえないという状況があった。他方で、公害健康被害補償法(略称、公健法)案が閣議決定されたのが、73年6月15日であり、同法が公付されたのが、10月5日である。公健法が成立する以前の段階で、新潟水俣病と熊本水俣病の補償協定は成立しており、後に形の上では、公害健康被害補償法の中にも位置づけられることになる。しかし、補償の体系は、公健法が他の大気汚染公害などを対象にして定めたものとは、次の点で異なっている。それは、①公健法では一時金は存在しないのに、二つの水俣病の補償協定にはそれが織り込まれていること、②年金についても、公健法では、一般の賃金水準を基準に年齢、性別、症状に応じた細かいランク分

けをしているが、水俣病の補償協定では、新潟では完全な一律補償であり、熊本ではランク分けはするが、公健法の体系より給付の差異が少なくなっていることである。全体に、水俣病補償協定は、一律補償という性格が強く出ている。

　補償協定は、被害者運動の輝かしい成果である。だが、その後の展開は、被害者の期待を裏切るものとなった。補償協定による解決への期待と、その後の未認定患者問題をめぐる紛糾という事態のずれは、なぜ生じたのだろうか。そのようなずれの生じた経過とそれを規定していた要因について考えてみよう。

(3) 未認定患者増大の経過

　新潟水俣病の全体としての認定申請数、認定数、棄却数の変化にはどの様な特徴があるだろうか（表8-1参照）。

表8-1　年度別の認定申請数、認定数、棄却数

年度		1965-69	70	71	72	73	74	75	76	77	78	79	80	81	82	83	84	85	86	計
全体	申請	43	51	102	386	517	243	215	208	195	49	37	20	13	13	8	9	7	0	2116
	認定	42	7		53	228	113	96	86	34	15	7	2	1	0	1	3	2	0	690
	棄却			2	7	43	145	207	207	252	157	146	15	31	21	15	30	10	10	1298

出典）新潟県資料、及び、新潟水俣病共闘会議、1990、『阿賀の流れに』より作成

　全体としての申請数は、1972年に急増し、補償協定が締結された1973年にピークに達し、以後漸減しながらも77年までは高い水準にあるが、78年以後は急減している。認定数は、72年にピークに達したのが73年に半減し、それ以後は一貫して減少している。棄却数は、72年までは、数少なかったが73年から75年にかけて急増し、74年には認定数と棄却数との大小が逆転している。つまり、73年以後の棄却者の急増こそ、現在の未認定患者問題の発生してきた歴史的過程であることがわかる。

　このような変化はなぜ生じたのか。これについての見解は対立している。

一方で、加害企業と行政組織によれば、1973年以後は、水俣病ではない人が多数申請するようになったため棄却数が増えたのであり、認定基準そのものは変化していない、とされる。これに対して、被害者（二次訴訟原告）側は、この棄却者の急増が、認定審査会による認定基準の実質的変更（認定要件の過度の厳格化）に起因するものであると主張してきた。

(4) 認定基準の過剰厳格化

私たちの調査によれば、認定制度の運用に関して、次のような諸事実が見出される。

第一に、同一家族の成員でも、認定審査会の判断が時期的に早く示された者ほど認定され、遅れて示された者ほど棄却されるという明瞭な傾向の存在である。私たちの実施した未認定患者統計調査(1992年)のデータによって、調査対象者本人の第1回申請棄却年と、その家族成員の中の認定患者の認定年とを比較してみよう。両者の認定年についての情報を入手できた24事例のうち、本人の申請棄却の後に、家族が認定された例は1事例（2年差）のみである。本人棄却と家族成員の認定が同一年であるのが2事例、他の21事例は、本人棄却の年が家族認定の時点より後になっている。その差は、最大で13年差、最小で1年差、平均で4.52年差である。同一の家族成員は同一の食事をしているから、同じように川魚を食べていることが推定される。もし、認定基準が時期のいかんにかかわらず、一貫しているのであれば、このような分布は起こり得ない。

第二に、未認定患者とされた人々の中には、検査の過程で検査を担当した新潟大学医学部附属病院の医師から、「あなたは水俣病だ」という判断を聞いた人が何人も存在していた。「椿先生が君は水俣病だと言った」（未認定患者統計調査、No.45)、「棄却されて悔しい、椿先生が重いほうだと言った」（同、No.62)、「椿教授に対して一番、腹が立つ。7～8人の医学生を前にして『この人は認定される』と言って、私を材料にして説明さえしたのに」（同、No.67)、「椿先生から軽症水俣病と言われたことがある。はっきり覚えている。自分

では軽症とは思わないが」(同、No.106)、「昭和50年の大学での精密検査のとき、医師の名前はわからないが、学生4人くらいを連れてきて、針や筆で感覚検査をしながら『これが水俣病の特徴なんだ』と言ったことをはっきり覚えている」(同、No.109)など。

　ここで、言及されている椿先生とは、新潟水俣病認定審査会において、発足時の1970年4月1日より副会長、72年3月23日より死去した87年10月20日まで会長を務めた椿忠雄新潟大学医学部教授のことである。当事者の指摘するこれらの事実は、補償金の権利獲得の是非を判断する機能を持つ認定審査会という場から離れて、医師が患者と対面状況で診断する際には、医学的に自律的に判断がなされたこと、その際、後に審査会で棄却された人のなかにも、「水俣病」と診断され、しかもその判断が本人にも伝達されていた人が何人もいたことを示している。

　第三に、新潟水俣病の認定審査会で中心的な役割を担った椿忠雄教授の考え方の変化である。水俣病問題に長く取り組んできた斎藤恒医師は、1973年に棄却者の増加傾向を見て、椿教授に「いままでのやり方を変えたんではないか、ものさしを変えたんではないか」と質問をした。これに対する椿教授の答えは、「三つの問題がある。第一に、斎藤君が言うように、今までと同じように、もっと裾野まで認定したら、国や昭電はどうなるのか、やっていけるだろうか。第二に、治る可能性のある病名をつけた方が幸せだ。第三に、一律補償には反対だ。手足のシビレだけで、1000万というのには反対だ」というものであった[2]。

　ここで、被害者の権利擁護の視点からは、椿教授のあげている3つの論点に対し、それぞれ、次のような反論が可能である。第一に、いかなる程度の補償金が妥当であるのか、企業がその負担能力を持っているのかというような問題は、認定審査会に判断を求められている課題ではないし、医師の専門領域を超える課題であるから、審査会委員(医師)はそれに立ち入る必要はない。第二に、何が幸せかを判断することは患者自身が決めるべきことであるし、病名についての情報操作は、被害者の権利を失わせるという重大な帰結

を招く。第三に、社会関係から切り離した形での身体被害だけにしか注目しておらず、そこから派生し拡大する生活全般の障害や社会的不利益、精神的苦痛を軽視している。

椿教授の発言は、前記の3つの理由をもって、認定患者数を抑制するために、認定基準を変化させたことを、率直に認めているものである。これはきわめて重大な発言であり、未認定患者が大量に生み出された経緯を、直接に説明するものである。

(5) 認定と補償との連動——認定審査会にとっての「構造化された場」

認定審査会の審査基準の変更は、審査委員となった医師たちの「変節」とも見える態度変化である。ではなぜ、どのような社会過程を通して、そのような椿教授を中心とする審査会の態度の変化が、生じたのだろうか。この点の解明のために「構造化された場」という社会学的視点を導入しよう。この視点は、組織社会学における戦略分析学派によって提出されたものである(フリードベルグ、1989)。この視点によれば、人間の行為は、当人の価値観だけからは充全に説明することができず、当人をとりまく社会的な利害関係や制約条件の総体としての「構造化された場」にこそ注目して説明されるべきである。

端的に言うならば、補償協定の成立は、新潟水俣病の認定審査会をとりまく「構造化された場」を変化させたのであり、それが認定基準の実質的変更を強力に動機づけたのである。ここでの「構造化された場」ということの意味は、二重である。第一は、1973年の補償協定の成立以後、認定審査会の審査は、単なる医学的判断の提出にとどまらず、申請者一人一人の補償金の獲得資格を判断するという役割をも帯びるようになった。審査会の医師は、いわば「疑似裁判官」の役割をも果たすようになってしまった。被害者団体の期待は、認定審査の医学的判断が、補償協定成立以前と同様の基準で自律的になされることであった。だが、実際には、「認定審査会の判断に基づいて補償金を支給する」という仕組みができたことによって、逆に「補償金を

支給することの是非に直結するのだから認定基準の実質を変更し、認定患者の数を抑制する」という作用が働いたのである。

熊本水俣病においては、1960年代を通して、認定が見舞金の支給に直結することから、認定のしかたに抑制的な傾向が見られ、それが申請者と審査会の対立を生んで来たが、新潟においても、同様の事態が生じるようになったのである。

新潟水俣病をめぐって生起してきた紛糾を回避し得たであろう一つのシナリオは、1971年事務次官通知の示すように感覚障害と疫学条件の存在する申請者を水俣病被害者として認定し、1973年の補償協定を適用し続けることであった。それこそ、補償協定成立時に被害者団体が期待したことであった。もしそういうように、認定制度が運用されていたならば、新潟水俣病をめぐる未認定患者問題は生じなかったであろう。

事実、椿教授の加害企業の負担能力の限界に対する懸念は、昭和電工に関する限り、その補償金負担能力の過小評価に基づくものである。実際には、昭和電工は、仮に、これまでの全申請者(約2千人)が認定されていたとしても、補償金を負担しうる経営力を持っていたことは明らかである。昭和電工による水俣病補償金の累計は、1993年9月末時点で、690人の患者に対して233.7億円である(環境庁資料による)。他方、昭和電工は、1989年以後、アメリカにおいて問題化したLトリプトファン食品公害事件について、1990年より1996年末までに、2085億円を支出しており、そのうち1433億円は、約1500人の被害者に対する解決金である[3]。

(6) 熊本水俣病との連動——「構造化された場」の第二の意味

では、なぜ、そのようなシナリオは実現しなかったのか。ここで、新潟水俣病の認定審査会にとっての「構造化された場」の第二の意味として、熊本水俣病の認定のしかたとの連動という要因が登場する。加害企業の経営危機の可能性については、新潟と熊本では、事情が異なっていた。チッソの経営規模は昭電の約3分の1であり、被害者の数は、熊本の方がおよそ8～9倍前

後と推定されるから、企業経営に対する負担のウエイトという点で、チッソは昭電の少なくとも25倍程度の負担をしなければならない[4]。つまり、昭電は、仮にこれまでの全申請者が認定されても、73年の補償協定を適用して補償金を支払うだけの経営能力を持っているのに対し、チッソはそのようなことをすれば、外部からの金融的支援がないかぎり倒産は必至である。

　この状況を前にして、新潟の認定審査会において、次のような論理の思考が働いたであろう。それは、「チッソを倒産させないためには、認定患者数を抑制しなければならない。そのためには、熊本において幅広く裾野まで含めるような認定基準を維持することはできない。熊本の認定基準を対象者が狭くなるように運用するのであれば、新潟でもそれに合わせなければならない」という論理である。ここにおいて、熊本の状況と新潟の状況とは、被害者にマイナスになる形で連動した。いいかえれば、新潟だけで、自己完結的に認定業務が行われていれば、新潟の未認定患者問題は起こらず、新潟水俣病補償問題はとうの昔に解決していたであろう。

　(7) 補償協定と認定制度との連結の意味
　ここで、あらためて、加害企業と被害者の補償協定が、行政の枠組みの中の認定制度と結合した形で作られたことの意味を考えてみたい。1971年環境庁事務次官通知での「幅広く認定」という方針は、民事上の損害賠償とは別だという判断とともに示されていた。しかし、補償協定の成立によって、結果的に、認定には民事上の損害賠償の責任判断まで連動することになった。
　補償という問題について行政側が立脚する基本的考え方は、労働者災害補償保険法などに見られるように、損害の程度に応じた補償というものであり、ランクづけをした給付の体系を設定するのを常とする。公健法においても、「障害の程度に応じた障害補償費を支給する」(第25条)と定められている。行政側の認定制度というものは、医療費支給の限りでは、幅広く症状の軽重を問わず、患者を認定しうるが(71年8月の事務次官通知はそのようなものであった)、そこに、損害賠償の問題が関与するようになると、「ランクづけ

られた補償」という考え方が登場し、症状の軽重を重要な判断基準とするようになる。認定審査会の実際の運営の仕方は、ランクづけられた補償という考え方を事実上、持ち込む形でなされたと見るべきである。しかし、それによって、一律補償を原則とした補償協定は実質的に歪曲されることになった。それは、被害者団体側としては、まことに不本意な、審査会に裏切られたとでも言うべき事態であった。審査会は、被害者を救済する機関であるどころか、「認定棄却者」という立場の人々を大量に生み出し、新たな苦悩を生み出す機関に変質してしまったのである。

言い換えると、元来、行政による補償給付はランクづけを原則にして運営されており、公健法の認定制度もそのような原則で形成されているが、そこに、一律補償という異質の原則に立脚する補償体系が連結した所に、問題が紛糾する構造的根拠があったのではないだろうか。二つの水俣病の未認定患者問題をめぐる長期にわたる紛糾は他の公害問題にほとんど見られない事態であるが、その背景には、補償協定と認定制度とが、他の事例には見られない形で連結したことがある。この連結の帰結は、公健法と対比すれば、次のようにも表現できる。公健法の公布は1973年10月5日であり、新潟の補償協定の後である。公健法による補償では、一時金はなく、年齢性別によって毎年の給付に格差がつくのに対し、補償協定には一時金があり、また一時金も年金も一律補償であり、より有利な内容になっている。しかし、1974年以後の帰結は、認定された者は、補償協定の適用によって、公健法適用による場合よりも、ずっと有利な補償を得られるが、棄却された者は、公健法の基準に比べても格段に不利な状態（補償ゼロ）になるということであった。

一律補償という運動の成果を確実なものにするためには、補償協定対象者の確定手続きを、認定制度とは別の形で設定しておけば、そのような行政側の考え方の介入による補償協定の運用における歪曲を避けることができたかもしれない。だが、73年の補償協定においては、物価スライドについては細目が定められていたけれども、対象者の確定手続きの細目や、それをめぐって紛争が生じた場合の解決方法については、明文化されていない。補償内容

については、被害者側の主張が、協定にはっきりと反映しているが、対象者の確定手続きについてはそうなっておらず、行政側の認定に全面的にゆだねるような形になっていた。

2 未認定患者問題をめぐる司法の判断と行政の硬直性

(1) 未認定患者問題への政府の対応

1973年の補償協定以後、熊本の事情と新潟の事情が連動せざるを得ないという状況を背景にして、両地域での未認定患者の急増という事態が起こってきた段階で、政府はどのように対応したのであろうか。1977年7月1日に環境庁企画調整局環境保健部長名の「後天性水俣病の判断条件について」によって、認定についての判断条件の明確化がなされた。それによって、感覚障害に加えて、運動失調、平衡機能障害、求心性視野狭窄等の複数の症候の組合せがある場合のみが水俣病と判断されることになった。さらに、1978年7月3日、環境事務次官より「水俣病の認定に係る業務の促進について」という通知が発せられた。この通知では、「水俣病に関する高度の学識と豊富な経験に基づいて総合的に検討し、医学的にみて水俣病である蓋然性が高いと判断される場合に」水俣病の範囲に含まれるとされた。

これらの決定や通知には、どのような問題点があったであろうか。第一に、当時必要であったのは、新しい事態の中で、補償の枠組みを再構築することであった。新しい事態とは、73年に両地域で補償の枠組みが確立されたことに伴いそれまで潜在化していた被害者が認定申請という形で大量に顕在化したこと、被害者のほとんどは慢性水俣病の症状を呈したこと（コラム④参照）、認定業務の遅延、加害企業の一つであるチッソの経営危機、認定棄却者の大量の出現と棄却された人々の補償要求等のことである。

この新しい事態に対処するには、73年の協定の暗黙の前提となっていた二つの制約を克服することが必要であった。73年の補償の枠組みは、被害

の社会的な全体像についての共有認識を欠如したまま、また行政組織の加害責任を不問に付したまま作られていた。それゆえ、新しい事態に対処しうる形で補償の枠組みを再構築するためには、まず、どれだけの人々がどのような被害を被っているのかを調査する必要があったし、さらに、二つの水俣病の発生拡大過程における行政責任を明確にする必要があった。しかし、これらの課題は果たされず、その帰結として、政府の水俣病問題への対処は、認定業務の促進や判断条件の明確化という表面的な次元に留まることとなり、解決の枠組みの再構築というより根本的な課題設定を欠くこととなった。

　第二に、症状組合せ論の導入により、メチル水銀の曝露を受けた被害者のごく一部しか、水俣病と認定されなくなった。被害者でありながら認定されない大量の未認定患者が生み出された。政府の判断条件の欠点は、上記のような症状の組合せがある人は水俣病であることを明示しているけれども、感覚障害と疫学条件がある人をどう判断するのかという点について沈黙していることである。結果的にそのような人々は、認定審査の手続きにおいては、棄却されることになった。そのような基準が、過剰に厳格であって不適切であることは、その後の各地の水俣病訴訟判決で再三、指摘されることになった(コラム⑪参照)。

(2) 訴訟の再開と司法の判断

　新潟でも熊本でも、70年代を通して累増した認定棄却者の中から、まず行政不服審査請求による被害者としての権利回復を試みる人々が出たが、それが無効であることが明かになるにつれて[5]、再び訴訟によって補償を獲得しようという気運が高まってくる。こうして、提訴されたのが、新潟水俣病二次訴訟(1982年)であり、熊本水俣病についての熊本での三次訴訟、京都、東京、福岡、大阪の各訴訟である(1980～88年にかけて提訴)。これらの訴訟はいずれも、認定棄却者が水俣病患者であることの司法判断を求め、加害企業に加えてさらに行政組織をも被告としてその加害責任を問い、それぞれに損害賠償を求めた。

これらの訴訟の中で、もっとも早く判決が出された熊本水俣病三次訴訟第一陣の判決(1987年3月30日)は、原告のうち未認定の80名全員を水俣病患者と認め、さらに初めて、政府と熊本県の賠償責任を認めた画期的なものとなった。この判決は、裁判長(相良甲子彦)の名にちなんで、相良判決と言われるが、その骨子は次のようなものである(『判例時報』臨時増刊、昭62・8・5号、No.1235)。
①病像については、被告が主張するような各種症候を組み合わせを必要とする見解は狭きに失する。
②国、熊本県には昭和32年9月頃から遅くとも昭和34年11月頃には、チッソ水俣工場廃水の排出停止及び汚染魚介類の採捕、販売禁止等の措置を構ずべき法的な義務が発生していたものといわざるをえず、この義務に違反し、原告患者らに損害を与えたものであるから、国家賠償法一条により、損害賠償責任がある。
③行政庁には、食品衛生法、熊本県漁業調整規則、旧水質保全法、旧工場排水規制法上の権限を行使して、魚介類の採取禁止、廃水浄化設備の設置命令、水質基準設定、排水規制等をするべき義務が発生していた。

　熊本水俣病の事実経過(第2章参照)を省みれば、この相良判決は、きわめて常識的で説得力があるように思える。司法が行政の誤りを是正するという意味では、この判決は、大阪国際空港訴訟で夜間の飛行差し止めを認めた大阪高裁判決(及びその立場に立つ最高裁判決における中村判事、団藤判事の少数意見)や、スモン病訴訟における9つの地裁での判決と比肩するような位置にあると言えよう。だが、その後の司法の判断は、必ずしも常に、このように被害者の権利回復を積極的にすすめるものではなかった。
　1992年3月31日、新潟水俣病二次訴訟第一陣の判決が、新潟地裁で言い渡された。原告94名は全員が国に対する賠償請求を求め、そのうち、3名は提訴後に認定されているので、昭和電工に対して、賠償請求を求めているのは91名であった。判決の骨子は、次のようなものである。
①被告国に、国家賠償法上の責任を認めることはできない。

コラム⑩　全国連の訴訟と運動　　　　　　　　　　　　　　　　　　　　　　［舩橋晴俊］

　全国連とは「水俣病被害者・弁護団全国連絡会議」の略称である。1980年以後に、熊本水俣病関係の未認定患者による訴訟が、熊本、東京、京都、福岡、大阪で相次いで提訴され、このうち大阪での関西訴訟を除いた各地の原告団、弁護団が全国連を結成し、新潟水俣病第二次訴訟の原告団、弁護団も加入した。訴訟の課題は、未認定患者への補償獲得と、水俣病の発生・拡大過程について国・熊本県の国家賠償法上の責任を明らかにすることである。

　全国連の取り組んだ訴訟のうち、熊本三次訴訟一陣判決(1987年3月)においては、初めて国の賠償責任を認める画期的な判決が出された。1990年9月から11月にかけて、4つの地裁(東京、熊本、福岡、京都)及び福岡高裁より、解決勧告がなされた。さらに、福岡高裁は92年2月5日に解決金についての所見を示した。全国連はこれらの勧告を積極的に評価し、熊本県も和解に応ずる態度を表明したが、政府が拒否の態度を崩さなかったので、和解は不成立に終わった。和解への動きが行き詰まる中で出されたその後の各地の判決では、病像については、被害者側の主張がほとんど認められた(6つの判決の合計で、86%が認定された)。しかし、国家賠償責任については、それを認めた判決(1993年3月の熊本三次訴訟第二陣判決、1993年11月の京都地裁判決)と、認めない判決(1992年2月の東京地裁判決、同年3月の新潟二次訴訟第一陣判決、1994年7月の関西訴訟判決)という形で、判断が分れた。

　全国連は、行政組織の拒絶的態度に対して、法定闘争と並行した大衆運動を盛り上げることによって、政権政党の政治的判断によって行政の態度変更を実現しようとした。1994年6月に成立した連立政権村山内閣のもとで交渉が続けられ、95年9月28日に、政府(環境庁)の案をふまえて与党3党(自民党、社会党、さきがけ)の合意により最終解決案が発表された(政府・与党最終案)。全国連は、10月28-29日に、東京、京都、福岡及び熊本(水俣市)で原告団総会を開き、政府与党3党の最終解決案を受けいれることを決定し、1996年5月19日に、チッソとの間で協定書を締結した。これをふまえ、5月22-23日に、福岡高裁での訴訟をはじめチッソと全国連との間でのすべての訴訟について和解がなされ、また国と熊本県に対する訴訟は取り下げられた。全国連の協定書と和解は、形式的には、チッソを相手になされているが、実質的には、政府・与党も含んだ形での「最終解決」の枠組みが作られたのである。

　その内容の骨子は、疫学条件及び四肢末梢優位の感覚障害がある者を含めて、解決対象者とすること、原因企業の負担で一時金を支払い、一時金は一人あたり260万円とし、さらに団体加算金(全国連に38億円、他の4団体へ合計11億4000万円)を加えること、政府は総合対策医療事業を継続して医療費、医療手当を支給するとともに、チッソに追加的金融支援をすることである。原告を水俣病患者として認めさせること、政府と熊本県に国家賠償法上の責任をとらせること、という訴訟の二つの基本課題については、明確な決着をつけることはできなかったが、全国連の運動は、さまざまな成果を獲得し、未認定患者に対するチッソと政府・熊本県の態度変更を生み出したのである。

②四肢末梢性感覚障害が存在し、メチル水銀の暴露蓄積が高度に推認され、かつ他の疾患によるものでなければ、水俣病であると推認できる。
③昭和電工に損害賠償を求めている原告91名のうち、88名は水俣病に罹患しているものと認められるので、昭和電工は損害賠償を支払うこと。
④弁護士費用を含む損害賠償額は、請求額2200万円に対して、300万円が4人、600万円が53人、800万円が31人である(平均すると657万円)。

この判決の後、原告・被害者側と、被告・昭和電工が共に控訴し、東京高裁で控訴審を続けることとなったが、それと平行して、直接交渉による解決への模索も始まった。

他方、87年から94年にかけて各地の熊本水俣病訴訟の判決もあいつぎ、病像論については、被害者側の主張をほぼ認めることに司法判断の大勢は収斂するようになったものの、行政の賠償責任については、認める判決(熊本三次訴訟第一陣、同第二陣、同京都訴訟)と認めない判決(熊本水俣病東京訴訟、同関西訴訟、新潟二次訴訟)が拮抗し、司法の判断は、行政の態度転換の決定打にはならなかった。1990年秋以降、熊本水俣病に関する訴訟を担当している各地の裁判所で、続々と和解勧告がなされた。それは、東京地裁、熊本地裁、福岡高裁、福岡地裁、京都地裁(以上は90年9～11月)、及び、大阪地裁(1992年)の和解勧告である。これに対して、大阪地裁に提訴している関西訴訟原告団は、和解勧告を拒否したが、水俣病全国連を構成する他の原告団は、この和解勧告を手がかりに和解協議を進めようとした。チッソと熊本県も和解による解決を受け入れると表明した(コラム⑩⑪参照)。

(3) 政府の硬直性と閉塞のメカニズム

しかし、政府は認定基準も変えず、行政責任も認めようとせず、各地裁、高裁での判決を求めるという硬直的態度を変えなかった。大石元環境庁長官も、水俣病の発生拡大については、行政に「当然法的といいますか、責任があると思います」という証言さえしているのにである[6]。政府の硬直性、問

題解決能力の欠如は、何に由来するのか。

　政府が「和解による解決」を選択しないのは、第一に、行政組織を指導すべき政権政党の首脳部の中に、問題の深刻さについての認識が欠如し、解決への意欲がないからであり、第二に、政府行政組織の内部での選択肢の閉塞とそれに由来する硬直的態度が存在しているからである。

　与党内部の無理解と消極性という要因は、1993 年、長期にわたる自民党政権が崩壊し、社会党の参加する連立政権が成立してから変化が見られるようになった[7]。これによって、各地の水俣病原告団は、社会党を中心的な窓口としながら、連立与党に対して一定の効果的な働きかけが可能になり、連立与党による政治解決への模索が開始されたのである。

　しかし、政権交代と無縁のごとく、政府行政組織の硬直的対応が続いた。この硬直的対応については「官僚の壁」ということが指摘される。だが、その内実は何か。それを一人一人の「パーソナリティの冷たさ」に求めることは、十分な説明とは思われない。ここで注目すべきは、一般に、行政組織の各省庁、各部局が、それぞれの役割課題を果たすにあたって、「問題対処の原則」を持ちそれを遵守しなければならない、という事実である。本稿の分析視点によれば、組織内の要素主体は、組織としての問題対処原則の範囲内でしか行為しえないという「拘束効果」を被っており、それに束縛された行為が「役割効果」を通して組織全体の態度を決定し、その累積的帰結として、「硬直的対応」が生まれる、と言うべきである。そのようなメカニズムの中で、水俣病問題の主管官庁である環境庁とその中の要素主体(担当部局の諸個人)は、認定基準の見直しについても、和解による解決についても、拘束効果の中で、選択肢の閉塞に陥っていた。

　未認定患者も水俣病患者であることを、環境庁が認めることは、77年、78年に公表した判断条件による認定基準の設定が誤りであったことを認めることになり、両地域あわせて、1万人規模の認定棄却者の審査のやりなおしや、その人々に対する補償の給付という問題を引き起こす。そのためには、チッソの経営破綻という状況のもとで、国家財政からの巨額の支出あるいは金融

支援をせざるをえないであろう。しかし、国家賠償法上の政府の責任が確定していない状況では、それは、環境庁にとって、処理しきれない行政的、政治的な大混乱を引き起こすことを意味する。ここにおいて、「認定に基づいて補償を給付する」という原則が、社会過程の中で逆転して、「補償問題が処理できなくなるから、下級裁判所がいくら原告たちを水俣病患者であると認めても、行政としては認定しない」という態度が登場する。「環境庁は自縛状態なんだ」とある環境庁幹部がもらした (朝日新聞1995年10月29日) のは、このような事情を指していると思われる。

さらに、政府の態度の硬直性は、大蔵省の財政支出の原則によっても規定されている。

行政組織レベルで、政治的責任を認めて「和解による解決」をしたり、国家賠償法上の責任を認めて賠償金を支払うためには、巨額の予算支出についての大蔵省の承認・決定が必要である。大蔵省の予算査定は、主査→主計官→主計局長→大臣という各段階で承認されて、はじめて、大蔵省としての承認となるが、そのすべての段階での判断は、「大蔵省としての財政支出原則」に支配されており、たとえ、(高い地位の者も含めて) 個々の担当者が「水俣病問題における国の責任」を個人として、感じたり認めていたとしても、組織としての「問題対処の原則」に例外措置を設けて、特別に支出を認めるということは不可能である。水俣病問題において、和解金という名目であれ、補償金という性格を持つ支出を、大蔵省が承認することを可能にする唯一の前提は、「政府に国家賠償法上の責任がある」という判断が、裁判所による判決という形で下されることである。言いかえると、政府の行政組織という主体は、その内部の要素主体に働いている拘束効果ゆえに、水俣病問題について「国としての損害賠償責任を認める」「和解によって解決する」という内容の意志決定を自らのイニシアチブで選択する能力を、元来、持っていないのではないか。

水俣病未認定患者問題ほど、環境庁の評判を落とし、環境庁への幻滅と不信をかきたてた問題はなかったであろう。にもかかわらず、そのような不名

コラム⑪　関西訴訟の動向　　　　　　　　　　　　　　　［関礼子、舩橋晴俊］

　全国連(水俣病被害者・弁護団全国連絡会議)が政府の解決案を受入れたことで、熊本では水俣病公式発見から40年ぶり、新潟では30年ぶりに、水俣病問題が「最終決着」した。政府の解決案は、マスコミが「苦渋の選択」と表現したように、患者にとって必ずしも十分なものとは言えなかったが、各地の水俣病未認定患者の訴訟は解決案を受け入れ和解した。こうした動向のなかで、唯一解決案の受入れを拒否したのが、チッソ水俣病関西訴訟（関西訴訟）である。

　1982年10月に大阪地裁に提訴された関西訴訟は、水俣病問題発生後に熊本県を離れた、「県外患者」によるはじめての水俣病裁判として注目された。チッソと国、熊本県を被告とする関西訴訟は、大阪、京都、兵庫、奈良の4府県に住む患者36人と遺族によって始められた。後に滋賀の患者などが追加提訴し、最終的には患者59人とその遺族が原告となった。裁判の主な争点は、国および県の責任の所在の有無、病像論、原告が水俣病であるか否かの三点だった。

　1994年7月の地裁判決は、国と県の損害賠償責任を否定し、原告患者42人にチッソが総額2億7600万円を賠償する責任があるとした。慰謝料算定は「確率的因果関係論」によるもので、原告が水俣病である確率をパーセントで表わし、それに応じて800万円（40%）から300万円（15%）までの四段階の損害賠償額を認定した。判決では残る原告のうち5人を水俣病と認めず、12人は除斥期間を経過しているため訴えの理由はないとした。この判決を不服として、原告被告ともに大阪高裁に控訴。全国連の裁判が和解に合意するなかで、関西訴訟原告団は、裁判継続の方針を選択している。

　関西訴訟はもともと全国連とは距離をおいていた。1992年12月に裁判所から示された和解勧告についても、全国連の方針とは異なって、和解拒否という態度を示したが、水俣病の「政治的解決」についても全国連と歩調を合わせず、裁判の継続という独自の方針をとることに決定した。関西訴訟原告側は、行政責任を明確にしていない、水俣病患者であることを明確にしていない、補償額が低いなど、水俣病の「政治決着」の問題点を指摘し、1998年現在、大阪高裁で係争中である*。

表　全国連訴訟および関西訴訟における未認定患者原告の判決による認定率

訴訟名	判決年月日	判決で認定が問題になった原告数	判決による認定者数	認定率
熊本三次訴訟一陣	1987. 3.30	65人	65人	100.0%
東京訴訟	1992. 2. 7	64	42	65.6
新潟二次訴訟	1992. 3.31	91	88	96.7
熊本三次訴訟二陣	1993. 3.25	118	105	88.9
京都訴訟	1993.11.26	46	38	82.6
関西訴訟	1994. 7.11	59	42	71.2
合計		443	380	85.78

（*新版における加筆：補論2を参照のこと）

誉な状態を打開する方針転換ができなかったことは、行政組織内部の要素主体にとっての選択肢の閉塞と、それに由来する組織全体としての硬直性がいかに深刻であったかを示すものである。

環境庁にとって、そのような不名誉な閉塞状態を打開する手がかりはなかったのだろうか。唯一の手がかりは、行政組織の態度転換を可能にするような外的な強制力が作用すること、具体的には、行政責任を確定するような明確な判決を裁判所が下すことであったろう。

実際には、表面の公式見解とは別に、環境庁の中の少なくとも一部の職員たちは、1950年代の政府の対応の誤りを反省しつつも、方針を転換するためには裁判によって、国が負ける判決が出ることが必要だと認識していた[8]。

なぜなら、そのような判決によってこそ、行政組織の方針変更が可能になり、財政支出による問題対処を通して、環境庁が本来の機能を回復する可能性が開けるからだ。

この視点から見れば、裁判官が和解勧告をすること自体が、行政組織がいかなる条件の下で意志決定の変更ができるのかという内部メカニズム(あるいは意志決定の実際)についての無理解を露呈しているものであり、判決を下すことを回避するのは「司法の責任放棄である」と言わねばならない。

このような自縛状態と閉塞は、少なくとも一部の環境庁職員において、激しい内面的葛藤を生じさせていた。それを象徴的に示すのは、1990年12月5日の山内豊徳環境庁企画調整局長の自殺事件である。山内局長の遺稿集(山内豊徳、1992)に記されている本人の言葉やまわりの人々の回想を総合すると、山内局長は、個人としては、当時の政府の公式見解を内心では納得できないものと感じつつ、しかも役職上は、「和解はできない」という公式見解を環境庁を代表して表明せざるを得ず、患者との直接的対話と和解を模索している当時の北川石松環境庁長官の行為を制止しなければならない立場にあった。自殺の背後には、政府の公式見解を守らねばならないという組織人としての立場と、それでは問題解決にならないという内心の思いとの間の激しい葛藤があったと推定されるのである。

このような状況の中で、環境庁が唯一導入したのが、山内局長時代に準備され、平成4年度(1992年度)より、二つの水俣病発生地域で開始された水俣病総合対策(健康管理事業及び医療事業)である。その中心をなす医療事業とは、「水俣病が発生した地域において、水俣病とは認定されないものの、水俣病にもみられる四肢末端の感覚障害を有する者について、医療の機会を確保することにより、症候の原因解明及び健康管理を行い、地域の健康上の問題の軽減・解消を図るため療養費及び療養手当を支給する」ものであり、その対象者には「医療手帳」あるいは「保健手帳」が交付される。ここで、療養費とは、社会保険の自己負担分(の一部)であり、療養手当とは医療手帳を交付された者のみに対し支給され、入院の場合に、1カ月22,000円、2日以上通院の場合、20,000円(70歳以上)あるいは、16,000円(70歳未満)となっている。この総合対策医療事業は、国の損害賠償責任を認めるという前提に立つものではなく、またその対象者は、認定制度上は「水俣病ではない者」とされ、認定申請はできないという位置づけがされた。その対象者は、1997年4月末時点で、認定申請を棄却された人(訴訟原告および非原告の双方を含む)を中心に、合計12374名(熊本県8834名、鹿児島県2706名、新潟県834名)に達している(巻頭の**表3**を参照)。

3 「最終解決」の意義と問題点

(1) 1995年12月の協定成立とその内容

1995年秋、二つの水俣病をめぐる紛争は、政治的な「最終解決」を迎える。問題の社会的顕在化から数えれば、熊本については約40年、新潟については約30年が経過していた。熊本については、9月末に、政府・与党の最終解決案が提示され、熊本水俣病の患者諸団体は、関西訴訟原告団(原告患者58人)を除いて、10月末までにそれを受諾することを表明した。この熊本水俣病の決着を受けて、熊本案をベースにして新潟でも交渉が進められた。

1995年12月11日、新潟水俣病被害者の会、新潟水俣病共闘会議および昭和電工は、新潟水俣病問題解決についての協定を結ぶに至り、1982年以来続いていた第二次訴訟は終結することになった。この協定成立を受けて、12月11日、大島理森環境庁長官が歴代長官として初めて被害者たちに会うために新潟県を訪れ、反省の意をこめてあいさつをした。また、12月15日には、熊本および新潟の水俣病を対象にして「水俣病対策について」の閣議了解がなされ、村山富市首相が「水俣病問題の解決にあたっての内閣総理大臣談話」を発表した。

　被害者と昭和電工の間で結ばれた協定書の骨子は次のようなものである。
①昭和電工は、「自らが排出したメチル水銀が新潟水俣病を引き起こした原因者としての責任を重く受け止め、原告をはじめ阿賀野川流域に居住する住民並びに広く社会に対し、深く陳謝する。」
②解決対象者は、「過去に通常レベルを超えるメチル水銀の曝露を受けた可能性があり、四肢末梢優位の感覚障害を認められる者」で、公健法上の認定申請が棄却される者。具体的には、政府・県が行っている総合対策医療事業の対象者とする[9]。
③一時金の性格は、「昭和電工の排出したメチル水銀と個々人の健康障害との因果関係の有無を確定する方法によらず」、昭電が「汚染者負担の原則にのっとり本問題が生ずる原因となったメチル水銀の排出をした者としての社会的責務を認識して」支払うものである。
④一時金の額は、対象者一人あたり260万円とし、さらに「被害者の会」に対する団体加算金として4億4千万円（原告231人に対し、一人あたり190万円相当）を一括して支払う。
⑤「昭和電工は、地域の再生・振興に参加・協力する趣旨から、新潟県に対し、総額2億5千万円を寄附する」。被害者側は、新潟県の行う事業の運営に参加・協力する。

　これらの協定や談話を通して、何が運動の成果として獲得されたのであろうか。第一に、これまで、昭和電工によっても政府によっても水俣病ではな

いとされてきた未認定患者について、政府は、間接的な表現ながら、被害者であることを認めた。大島環境庁長官は、「公健法の認定申請の棄却は、メチル水銀の影響がまったくないと判断したことを意味するものではありません。救済を求めることは無理からぬ理由があり、いわゆるニセ患者と呼ばれるいわれはないと考えています」と発言した(新潟水俣病共闘会議、1996、「新潟水俣病とたたかう」No.76、15頁)。

　第二に、昭和電工は陳謝の意を表明し、政府は、水俣病のこれまでの経過に対して、反省の意を表明した。村山首相はその談話で「多年にわたり筆舌に尽くしがたい苦悩を強いられてこられた多くの方々の癒しがたい心情を思うとき、誠に申し訳ないという気持ちで一杯であります。」「今、水俣病問題の発生から今日までを振り返る時、政府としては……［中略］……、新潟での第二の水俣病の発生を含め、水俣病の原因の確定や企業に対する的確な対応をするまでに、結果として長期間を要したことについて率直に反省しなければならないと思います」と語っている。

　第三に、昭和電工は解決のために、各被害者への一時金、団体加算金、地域再生振興事業のための県への寄付金を支払うことを表明し、このうち一時金は、第二次訴訟原告に加わっていない未認定患者でも、行政の行う総合対策医療事業の対象者であれば、すべての人に支払われることになった。

　協定書による被害者の権利の獲得、首相と環境庁長官の談話による被害者としての間接的承認、及び、行政による総合対策医療事業の実施のいずれもが、第二次訴訟提訴と第一陣判決、さらに熊本水俣病の被害者団体と連帯しての長期の運動によって、獲得されたものである。第二次訴訟の開始以前の状況、すなわち、認定申請を棄却された被害者が何の補償もなくニセ患者という中傷と偏見にさらされていた状況と比べれば、大きなちがいがあり、この意味で、被害者とその支援者の運動は、被害者の境遇の改善に大きな貢献を果たした。

(2) 「最終解決」の問題点

　だが、以上のような形での最終的な決着には、いくつかの問題点と不十分さが残されていることも指摘しなければならない。第一に、原告たちは、水俣病患者と認めて補償をせよ、という主張をしてきたが、これについての表現は、「解決対象者は、認定申請が棄却される人々であるが、水俣病の診断が蓋然性の判断であり、公健法の認定申請の棄却は、メチル水銀の影響が全くないと判断したことを意味するものではないことなどに鑑みれば、救済を求めるに至ることは無理からぬ理由があることから、本協定の対象者とするものである」(協定書1.(2)ア)というものにとどまった。

　第二に、一時金の性格及び金額についても、被害者側の要求とは距離が残った。被害者側は、損害賠償を求めていたが、そのような明確な性格づけは、協定書ではされていない。金額についても、各個人に対し一律260万円及び団体加算金が全体で4億4千万円という額にとどまった。これは訴訟における請求額(2200万円)はもとより、二次訴訟第一陣判決の平均額(657万円)と比較しても低額である。また、認定患者には年金が支給されてきたにもかかわらず、この協定の対象者には年金はない。すでに認定されている被害者のうち、少数の劇症型患者を除いた大多数の人と、二次訴訟原告は、その病状において差がないことを考えれば(関川智子、1985)、そこに補償の格差が生じる結果になった。

　第三に、熊本水俣病に関して実施可能な協定内容に、新潟の協定内容も連動させられるという結果になった。熊本水俣病においては、加害企業であるチッソにすでに一時金の支払い能力がなく、政府の金融支援が不可欠であり、しかも被害者が数千人にのぼることから、一時金を抑制しようという政府の意向が強力に働いている。昭和電工はチッソとちがい、経営力があるから自主交渉で、充分な補償を獲得しようという運動方針を共闘会議は打ち出していたが、結果としては、それを実現することができなかった。

　第四に、この協定の直接の相手は昭和電工であったが、政府に対する要求

や運動も同時に終結させるということが「紛争の終結」の項に明記されている。被害者の運動と訴訟は加害企業の責任と同時に、二つの水俣病の発生拡大と、認定棄却に関する行政の責任をも争点とするものであったが、この時点での政府の態度表明をもって、運動としての行政の責任追及は断念することになった。しかるに、政府としては、上述のような発言はあるものの、未認定患者が水俣病患者であることの明言は回避し、また、水俣病の発生拡大過程における国家賠償法上の責任を、認めようとはしないままである。

(3) 被害者による協定受け入れの背景と心情

 被害者の会と共闘会議は、内容の不十分な点を知りつつ、不満を持ちながらも、やむを得ず、協定に合意することに踏み切ったのである。では、このように不十分な内容を持つ協定を、この段階で、なぜ、被害者は受け入れたのであろうか。第一に、長期にわたる運動の中で被害者の会の患者が高齢化し死者も多数に上り（1995年時点での原告231名のうち、協定成立時までに41人が死亡）、負担の大きい運動の継続の中で健康状態が悪化する人も続出していた。生身の人間としての限界が被害者自身にも、支援者にも意識されるようになる中で、労苦の多い運動をこれ以上続けることは、きわめて困難になりつつあった。「生きているうちに解決を」という願いは被害者の会の中で切実化していた。

 第二に、裁判のテンポが非常に遅く、早期に裁判による判決を獲得できる展望がなく、また長期間をかけて争っても、一審判決より有利な判決になるかどうかが不明であった。高裁での判決でさえあと何年必要かわからず、もし加害者や行政がさらに上告して最高裁での判決を求めることになると、被害者の多くは死亡してしまうことが予測された。

 第三に、二次訴訟一陣判決の平均よりも低額の一時金であるにもかかわらず、被害者側がそれを受け入れた背景には、総合対策医療事業の継続を絶対確保したいという願いがあった。一時金をめぐる交渉の過程で、環境庁側より、もし熊本での妥結額を超えるような形で一時金を増大させるならば、そ

の分、総合対策医療事業の給付をカットする、という意向が示された。また、政府与党は昭和電工に対しても、チッソと横並びの一時金にするように働きかけた。新潟の運動が熊本より手厚い一時金を獲得しようと努力することに対して、被害者側にも加害企業側にも、それを断念させるような圧力がかけられていた。

　被害者の会と共闘会議が、不十分な内容の協定を結ばざるを得なかった事情を、原告たちは異口同音に「がんじがらめにされた」と語っている。したがって、被害者の会のリーダーたちは、その心情を、「悔いが残るし、無念だとの思いが残る」、「気持ちの中味は煮えくり返っているが、とても続けられない」と表現し、ある女性原告は「いのちの時間を止めてくれれば、本当に、その国の責任も、企業の責任も、本当に、私は判断を待ちたかったんだけども、もう、いのちの時間も限られていますしね」と、語るのである[10]。

(4) 坂東弁護団長の辞任の意味

　このような被害者の無念の思いを具現化したのが、坂東克彦弁護団長の大詰めでの辞任であった。被害者の会と共闘会議の大勢が、熊本案をベースにした協定を受け入れざるを得ないという方向に向かった11月17日、坂東弁護団長は、清野共闘会議議長にひそやかに辞表を提出した。弁護団にはとどまるが弁護団長を辞するという選択をしたのである。

　坂東弁護士は、第一次新潟水俣病訴訟の提訴以来、長年にわたって被害者の権利回復に奮闘し、第二次訴訟では弁護団長として法廷活動の先頭に立ち、共闘会議の運動の象徴とも言える人物である。坂東弁護士は、新潟水俣病に留まらず、熊本水俣病の真相の解明や訴訟においても活躍し、二つの被害者運動の連帯の橋わたしともなってきた。四国に引退していた細川一博士（元チッソ附属病院長）へのインタビューによる猫400号実験の事実の発掘、西田栄一元チッソ水俣工場長の訊問における水俣工場排水と水俣病の因果関係確認の証言の引出し（熊本水俣病第一次訴訟、1971年2月）（『法律時報』524号、1972、435頁）などは、その端的な例である。昭和電工側がもっとも恐れてい

た弁護士と言えよう。

　坂東弁護士の辞任は、新潟について結ばれる協定が、「水俣病問題の正しい解決」という運動の理念からみて不十分なものであることを明らかにし、被害者の窮迫した状況に乗じてそのような協定を押しつけて来る昭和電工と政府に対して、その非を批判するという意義を持つ。一部には、坂東弁護士の弁護団長辞任をもって、弁護団が分裂したかのような報道も見られたが、この辞任は分裂ではなくて、〈分業〉と解釈すべきものである。

　1995年の9月から12月にかけて、共闘会議の運動は、両立が不可能な二つの課題を同時に達成しなければならないという困難な状況に直面していた。一方で、政府と企業の不正を糾弾し、被害者の権利回復のためには、妥協的な協定を結んではならず、解決金ではなく損害賠償金をかち取らねばならない、被害者をはっきり水俣病患者として認めさせなければならないという要請。他方で、生身の人間である被害者原告は、もう身体的限界にまで来ており、死亡する人が続出しているという状況があり、これ以上、運動の重荷を負い続けたり負わせ続けることは困難であり、生きているうちに解決しなければならないという要請。

　司法が早期に判決する姿勢を持たず、被害者が高齢化するなかでは、この二つの要請は対立するものとならざるを得ず、一つの主体が、二つの要請を同時に実現することは原理的に不可能であった。そこで、全体としての被害者の会は、内容が不十分なことを百も承知で協定を受け入れることによって、後者の要請を実現したのに対し、坂東弁護士は、弁護団長辞任によって、正義の実現の主張を具現化したのだと言えよう。この事態は、皮相な観察者には分裂と見えるかもしれないが、むしろ緊張関係を内包しながらの〈分業〉と意味づけることができる。

　共闘会議が最終局面で直面した二つの要請の対立は、法哲学的な難問に対応するものである。それは「正義の実現」と、「世界が生きること」とが、どうしても両立不可能だという状況において、どういう選択をすべきかという難問である。世界が存続し、かつ、正義が実現することこそ、もっとも望

ましいことである。しかし、現実の社会の中には、「世界が生きること」と、「正義を行うこと」とのどちらか一つを犠牲にしなければならない極限的な状況というものがある。この時、「世界が滅びるとも、正義は行われるべきだ」というカントの立場と、「正義が滅びるとも、世界は生きるべきだ」というイェーリングの立場の相剋が登場する（団藤重光、1973、212頁）。1995年秋に新潟水俣病共闘会議が直面した困難はこの難問と同質のものであり、全体としての共闘会議の運動は、この難問に対して、運動内部での〈分業〉によって、これら二つの原理的にとりうる立場を、両方とも同時に社会に対して主張することによって、回答したのである。

　被害者の会は、最終的には不十分な内容の協定を受け入れた。それは、ぎりぎりのところで「世界が生きること」を選択したという意味を持つ。だが同時に、会員である被害者は口々に言う。「坂東先生の態度は本当はあたりまえです」「坂東先生の気持ちはわかる。私らも最後まで正しくやりたかった。私らももっと若ければ」「坂東先生を本当に尊敬しておったし、坂東先生は正しい」[11]と。これらの言葉は、坂東弁護士の辞任という選択が、「正義を行う」ために必要だったことを証するものである。

　このような思いを持つ被害者の会の人々にとって、解決協定成立後も運動の課題は残っている。それは、第一に、未だ潜在化している未認定あるいは未申請患者が、協定の適用対象者として、権利回復することを支援することであり、第二に、地域の再生・振興のための事業への協力である。被害者の会は、新潟県が行う地域の再生・振興のための事業(新潟水俣病についての資料館建設などの事業)に自らも拠金し、共闘会議とともに積極的に参加して行くことを表明している。最後に、協定成立後に、ある女性原告が語った次のような気高い心情を、書き留めておきたい。

　　「13年も闘って、私らは、お金の問題じゃなくてね、やっぱり責任をはっきりさせてもらいたいのが一番の願いだったんだけれども、まあ、このような状態になりましたし、でもまたその反面で13年ものあいだ、新潟県内もちろんですけれども、日本全国の方々のいろいろの励ましや、やさしい言葉をかけられたのが、今の情勢というか、解決案から見ればね、そっちの方が、ほんと私らとしては宝物

なんだなあと思って、あきらめて、あきらめが、まあ、つくんですよね。お金なんてのは、なにどうでもいいけども、支援者の方からね、いろいろな激励や励ましの言葉をいただいたのは、一生涯、死ぬまで、自分の頭に刻み込んで、それを結局心の支えにして、これから病気はもちろん、もう治るものでもないしね、ますます悪くなっても、それを励みにして、この生涯、暮らして行かねばだめだなあと感じています」[12]。

結 び

　水俣病問題は、日本社会のさまざまな領域における病理を露呈させてきた。まず露呈したのは、「企業の病理」と「行政の病理」である。加害企業としての昭和電工は、熊本の先例があるにもかかわらず、高度成長期に公害防止策をとらず、第一次訴訟では因果関係も賠償責任も否定しようとし、第二次訴訟では、未認定患者を被害者として認めようとはしなかった。総体としての政府行政組織は、経済成長を優先するあまり、熊本水俣病の発生と拡大に対して無責任な態度に終始し、原因究明をうやむやにし、必要な防止対策をとらず、第二の水俣病の発生を招いたのであった。二つの水俣病のそれぞれの初期の段階で、医学は原因究明に大きな貢献をしたものの、認定制度の導入と確立以後においては、医学的判断が大量の未認定患者を生み出すという役割を担い、棄却された人々の苦悩の源泉となった。また、加害者の言い逃れを助け、原因究明を妨害し、未認定患者が被害者であることを否定しようとした工学分野や医学分野の研究者が、熊本でも新潟でも再三登場した。検察と警察は、1950〜60年代を通してチッソの違法行為を長期にわたって放置し、その任務を的確に果たさなかった。行政の病理を正すべき司法は、1980年代以降、迅速な審理をしないことによって、また行政の誤りに対して毅然とした態度をとらないことによって、被害者の期待を裏切り、不十分な協定をやむなく受け入れる状況に被害者を追いやる結果を招いた。裁判の過程も一つの社会過程であり、審理のテンポと判決は、裁判官個人の姿勢だけにもっぱら左右されるわけではない。それらは、被害者側の立証と弁論の充実に規定され、またそれを支える運動組織の強弱や、それに協力するさま

ざまな学問分野の専門家の層の厚さにも影響され、さらには、社会的関心、世論の動向、マス・メディアの報道姿勢等によっても影響されるものである。司法の中途半端な態度と判決の背景には、世論・マスコミの動向の限界や、社会諸科学をも含む専門的研究の限界もあると言わなければならない。

　水俣病は被害者にとっての病であると同時に、それとはちがった意味において、日本社会のさまざまな領域における深刻な病理と限界を示すものである。その克服は未だ充分になされたとは言えないのである。

　　　　注

1) 熊本水俣病問題についての最大の組織である水俣病全国連は、1995年10月28-29日に、東京、京都、福岡及び水俣市で各地原告団の総会を開き、政府・与党の解決案の受け入れを決め、1996年5月22-23日に、チッソと和解し、国及び熊本県に対する訴訟を取り下げた。
2) 斎藤恒医師の新潟水俣病二次訴訟証言第1回(1986年12月)および筆者らの聞き取り(1991年7月)による。
3) 有価証券報告書より筆者が計算。なお二次訴訟の和解の結果、昭和電工は「新潟水俣病問題解決金」を1995〜96年に、27億6740万円支出している。これと認定患者に対する補償金の総合計を推計すると、1996年末で、約285億円となる。
4) 1993年12月20日の熊本日日新聞によれば、1993年11月末までの認定申請者数は、新潟1997人、熊本13290人、鹿児島3913人なので、新潟水俣病と熊本水俣病の申請者比率は、1対8.6になる。
5) 認定審査会の判断が不当とする行政不服審査請求は、新潟水俣病について160件、熊本水俣病について517件なされたが、最終的にこの手続きを通して認定に至ったのは、新潟水俣病では1名、熊本水俣病では3名、計4名にとどまった。巻頭の表4、表5を参照。
6) 新潟水俣病二次訴訟での大石武一氏の証言(1988年10月11日)。
7) 1993年8月9日、日本新党、社会党、新生党、公明党、民社党などの連立による非自民の細川内閣が成立する。その後、1994年4月28日、社会党の内閣離脱にともない、新生党、公明党を中心にした羽田内閣成立。同年6月30日には、自民、社会、さきがけ3党の連立により、村山政権が発足する。社会党員(村山富市)が首相になったのは、ほぼ半世紀ぶりであった。
8) 元政府職員からの聞きとり(1994年8月)による。
9) ただし総合対策医療事業の対象者のうち、医療手帳の交付対象者は、解決対象者として一時金が支払われるが、保健手帳の交付対象者は、一時金支払いの対象者にはならない。巻頭の表3も参照。
10) 11) 12)　新潟水俣病二次訴訟原告よりの聞き取り(1995年12月26〜27日)

文献

「患者切捨てへの反撃」編集委員会編、1979、『棄却——患者切捨てへの反撃　水俣病行政不服審査（公害補償法）斗争の記録』水俣病研究会。
関川智子、1985、「新潟水俣病原告患者の実態」『社会医学研究』No.6、108-117頁。
団藤重光、1973、『現代法学全集1　法学入門』筑摩書房。
新潟水俣病共闘会議、1996、「新潟水俣病とたたかう」No.76 (1月24日発行)。
E．フリードベルグ (舩橋晴俊、クロード・レヴィ＝アルヴァレス訳)、1989、『組織の戦略分析——不確実性とゲームの社会学』新泉社。
山内豊徳、1992、『福祉の国のアリス』八重岳書房。

新版についての追記

　本章の初版での記述に対して、1999年4月に、高野秀男氏（新潟水俣病共闘会議事務局）より、多岐にわたるていねいな論評を筆者宛の私信として送っていただいた。その中には、次のような傾聴すべき指摘があった。

　「『正義の実現』と『世界が生きること』とは、対峙、あるいは対立することなのでしょうか。もしくはそういうとらえ方で良いのでしょうか。私は、このようなとらえ方、思考が、これまでのいわゆる左翼といわれる運動が閉塞状況に陥った要因ではなかったか、と思うのです。つまり、『正義』と『生きること』とは対峙、対立するのではなく、『正義』は『生きること』の一部を形成する、内包されるものとして、とらえられなければならないのではないか、ということです」。

　この論評に対して本章の考察の意図をあらためて述べるのであれば、本章は、最終解決の局面（すなわち、長期にわたる運動過程の中では特殊な一部分であるがきわめて重要な局面）において、共闘会議の運動に現れた二つの志向性の意味を、法哲学的な二律背反問題に対するカント的な立場とイェーリング的立場の選択という文脈で考察しようとしたものである。なぜ、1995年の第二次訴訟の最終局面において、運動にとっての方針選択が非常に難しかったのか、また二つの違った選択が出現せざるをえなかったのかということについて、本章は、その理由を、法哲学的な問題の水準においては、「世界が生きること」と「正義の実現」との間での二つの原理的に可能な選択である、ということに求めている。

　付言すれば、運動過程の通常の状況においては、「正義の実現」と「世界が生きること」とは対立するものではない。また、現実の運動過程における当事者の努力の意味という水準で捉えるならば、坂東弁護士の弁護団長辞任が正義を志向したものであると同時に、被害者の会の運動が一貫して正義のためのたたかいであったことは明確である。この点で、「『正義』は『生きること』の一部を形成する、内包されるものとして、とらえられなければならないのではないか」という高野氏の指摘はもっともであると考える。

補論1　新潟水俣病の教訓化をめぐる動きと残された課題

〔関　礼子〕

　新潟水俣病の教訓を将来に伝えようという動きには、2005年4月現在、性格を違える3つのコアがある。1995年の解決協定の締結を契機に、水俣病の教訓化事業として建設された(1)「新潟県立環境と人間のふれあい館」、(2)「新潟水俣病被害者の会」および「新潟水俣病共闘会議」、(3)「安田町新潟水俣病被害者の会」[1)]である。これらのコアは、いずれも新潟水俣病を現地で学ぼうという個人や団体を受け入れており、互いにゆるやかなネットワークを形成しつつ、それぞれが特徴ある活動を行っている。本稿では、解決協定締結からの約10年間を振り返り、新潟水俣病の教訓化をめぐるそれぞれの動向をみてゆく。そのうえで、新潟水俣病問題に残されている問題に言及する。

1　「新潟県立環境と人間のふれあい館」建設の経緯と事業内容

　(1)新潟県の「水俣病の教訓を生かした事業」

　1995年12月11日、新潟水俣病被害者の会（被害者の会と略称）および新潟水俣病共闘会議（共闘会議と略称）は昭和電工と解決協定を締結した。解決協定には、昭和電工が地域再生・振興に参加・協力する趣旨から、新潟県に総額2億5千万円を寄付するという内容が盛り込まれた[2)]。新潟県も地域再生・振興の事業に積極的に取り組む姿勢を示した。

　1996年3月6日、被害者の会と共闘会議は、水俣病の資料館建設、新潟水俣病に関する書籍や学校副読本の出版などを要望した[3)]。ここで要望があった水俣病に関する資料館が、2001年に開館した「新潟県立環境と人間のふれあい館」（ふれあい館と略称）である。また、新潟県は『新潟水俣病のあらまし』と小学生の副読本『未来へ語りついで―新潟水俣病が教えてくれた

もの』を発行している（新潟県福祉保健部生活衛生課、2002a, 2002b）。

(2) ふれあい館の開館までの経緯

表1はふれあい館開館までの経過を示したものである。水俣病の資料館が、最終的にふれあい館の名称で開館するまでには、ふたつの大きな問題が生じていた[4]。

ひとつは、建設地をめぐる問題である。1996年9月、新潟県が福島潟を資料館建設地としていることが明らかになると、建設予定地が阿賀野川から離れていることに疑問の声があがった。だが、もうひとつの問題は、この疑問を吹き飛ばすほどのインパクトを持っていた。それが資料館の名称をめぐる問題である。

新潟県は、1996年12月に「新潟水俣病の教訓を生かした事業」として資料館を建設することを決めた。建設地が福島潟であることから、新潟水俣病のほかに水環境の保全というコンセプトが加わったが、1997年2月、福島潟・新井郷川漁協は、魚が売れなくなるという理由で、水俣病の資料館建設に反対の姿勢を示した。漁協の反対は、資料館建設が水俣病への差別や偏見を助長するのではないかと懸念する、水俣病認定患者の反対の声でもあった。この問題を契機として、同年10月、水俣病認定患者が属していた被災者の会は、共闘会議を脱会した。

その後、暗礁にのりあげた資料館建設事業は、1998年9月16日の新潟県知事と被災者の会との面談でようやく動き出す。新潟県は資料館の早期着工を優先し、①資料館の名称に「水俣病」を使わない、②承諾なしに患者の写真を展示しないという被災者の会の要求を受け入れた。「新潟水俣病の教訓を生かした事業」に「水俣病」の名称が使えないという状況のなかで、県は被害者の会や共闘会議メンバーを含むワーキンググループによる会議を重ねて展示内容やコンセプトを練り上げた。こうした経緯を経て、2001年8月にふれあい館が開館した[5]。

(3) 「新潟水俣病資料館」という名称が加わる経緯

「新潟県立環境と人間のふれあい館」として開館したふれあい館は、2003年、

表1 ふれあい館開館までの経緯

年　月	事　項
1995.12.11	被害者の会・共闘会議と昭和電工との間で解決協定締結。地域再生・振興のために新潟県に250,000,000円を昭和電工が寄付することが盛り込まれる。
1996. 3. 6	被害者の会および共闘会議が県に資料館建設、水俣病関連書籍などの出版、環境保全・再生・創造に関する活動や調査研究振興のための記念賞創設を事業内容として要望する。
1996. 9.10	資料館の建設は福島潟であることが明らかになる。
1996.12. 9	12月新潟県議会で「新潟水俣病の教訓を生かした事業」の予算額を250,528,000円とすることが決まる。資料館を建設し、開館は1999年を目処とする。
1997. 2.24	福島潟・新井郷川漁協が資料館建設に反対を表明する。
1997. 7. 9	資料館建設にむけて基本計画策定委員会が発足する。
1997.10.17	被災者の会が共闘会議を脱会する。
1997.10.21	第4回基本計画策定委員会開催。
1997.10.31	被害者の会と共闘会議が県知事に「要請書」を提出。資料館の別称に「新潟水俣病資料館」と明記することなど4点を要請。
1997.11.11	県知事が認定患者の写真抜きでは展示が成り立たないと述べる。
1998. 2.18	県の98年度予算案に資料館設計の費用は計上されず。
1998. 3.18	安田町新潟水俣病被害者の会が資料館建設を積極的に進めるよう、患者ひとりひとりの言葉を添えて、県知事にお願いの手紙を出す。
1998. 4. 8	新潟県・豊栄市・共闘会議で三者協議。
1998. 4.20	被災者の会が人権などの観点から写真展示を認めないように新潟県に要望。
1998. 8. 7	県知事が被災者の会と直接に面談することを明らかにした。
1998. 9.16	県知事が被災者の会と面談し、資料館の名称に「水俣病」の文字を入れない、写真も被災者の会の承諾なしに展示しないという同会の要求を受け入れた。
1998.10. 5	被害者の会と共闘会議が「水俣病」を館の別称に入れること、資料館の早期着工を最優先に進めることを県知事に要請。
1998.10.14	県知事が資料館展示内容について、被災者の会の患者の顔写真は本人の承諾なしに展示ができないため、写真展示は無理であると定例記者会見で説明。
1999. 1.22	1年3ヶ月ぶりに第5回基本計画策定委員会が開催される。施設規模・機能・建設スケジュールなど資料館の基本計画をまとめ、施設開館までに環境再生啓発事業に関して意見を聞く組織を設ける、水俣病の差別・偏見を取り除く取り組みの検討などを提言。
1999. 9.10	新潟県生活衛生課が資料館（環境再生啓発施設）の建設・展示内容の基本設計を環境再生啓発施設懇談会に提示。「新潟水俣病発生の時代的背景が説明不足」などの意見が出て基本計画は了承されず。
1999.11.25	環境庁が平成11年度第2次補正予算に資料館開設のための予算を計上。県の事業費とあわせ、10億円規模の事業になる。
2000. 4.	ふれあい館建設工事着工（2001.1建設工事完了、2001.3展示工事完了）。
2001. 8. 1	ふれあい館が開館。
2003. 9.	ふれあい館に「新潟水俣病資料館」の名称が加わる。

出典：新潟水俣病被害者の会（1997-1999）、新潟水俣病被害者の会・新潟水俣病共闘会議編(1996)、新潟日報、熊本日日新聞、新潟県福祉保健部生活衛生課（2002a）、その他収集資料より作成。

「新潟県立環境と人間のふれあい館—新潟水俣病資料館—」という名称になる。被災者の会の反対で抜け落ちた「水俣病」の文字が、ふれあい館に付与されたのはなぜか。その理由には、開館後の事業展開が深く関係している[6]。

ふれあい館では、2001年度、新潟水俣病の歴史を紹介するパネル展示、新潟県が作成した映像「新潟水俣病」の上映、新潟水俣病の経験・教訓を伝える「語り部」の"口演"、水俣病に関する講演会などを行なった。新潟水俣病を学ぶコア施設として、小中学校やその他団体を受け入れるだけでなく、要望があった場合には語り部の協力を得て出張による"口演"も行なった（新潟県立環境と人間のふれあい館、2002）。2002年度は、前年度の事業を引き継ぐだけでなく、新潟県内と熊本県水俣市で「語り部交流会」を企画・実施し、「それぞれの阿賀・写真展」や開館1周年を記念した「みなまた展」を開催している（新潟県立環境と人間のふれあい館—新潟水俣病資料館、2003）[7]。

「新潟水俣病資料館」の名称を獲得する過程で重要だったのが、2002年10月20日、11月10日に実施された「新潟水俣病講座」である。講師として招かれた坂東克彦弁護士は、1995年11月に、いわば共闘会議と袂を分かつ形で新潟水俣病第二次訴訟の弁護団長を辞任していた（第8章）。その坂東弁護士が「水俣病裁判を振り返って」という題のもとにおこなった「新潟水俣病講座」[8]に、これまでふれあい館に足を運ぶことがなかった新潟水俣病認定患者が、「坂東先生にはお世話になったから」と、はじめて訪れた。これが契機となって、ふれあい館開館に至る過程でもつれた糸がほぐれ、2003年に「新潟水俣病資料館」の名称がつくことになったのである。

2　被害者の会および共闘会議の活動

1996年3月に被害者の会および共闘会議が新潟県に提出した要望書は、新潟県が行なう地域振興策を、「未来を志向した今後の環境行政や環境問題全体の取り組みの一環としてとらえ、県と県民が主体的に考え、取り組む事業」と位置づけた。また、事業内容として資料館建設、出版事業、記念賞創設の3

点を提案した。この提案は同時に、被害者の会および共闘会議が取り組むべき新たな課題となる（表2）。資料館建設事業で、被害者の会および共闘会議は、要望書の提出やワーキンググループへの参加などを通して、ふれあい館建設に大きく寄与した。

また、出版事業では、『新潟水俣病ガイドブックⅡ　阿賀の流れに』（新潟水俣病共闘会議 2002）を刊行した。2005年6月には、新潟水俣病公表40年にあわせて『阿賀よ伝えて──103人が語る新潟水俣病』の刊行も予定している。被害者の会および共闘会議が広く市民に呼びかけて発足した「新潟水俣病から学ぶ市民の会」[9]は、1999年に「新潟水俣病から学ぶ市民講座」（連続市民講座）、2000年に第2期「新潟水俣病から学ぶ市民講座」を開催し、毎回の講義の内容や感想などを小冊子にまとめた。市民講座での呼びかけでつくられた「新潟水俣病

表2　被害者の会および共闘会議が新規にはじめた活動

年月日	事　項
1997. 6. 8	被害者の会が同日開催の総会に先立って「新潟水俣病犠牲者慰霊式」を開催。熊本などからも被害者が参加、国会議員や県会・市会議員、関係市町村長からもメッセージが届けられた。
1997.12	第1回新潟水俣環境賞表彰式。
1998. 2	環境庁外郭団体「（財）水と緑の惑星保全機構」主催の「日本・フィリピン水俣病経験の普及啓発セミナー」（於・マニラ）に被害者の会会長代行や共闘会議事務局次長が参加・報告。新潟県からは福祉保健部生活衛生課課長が参加した（以後、ベトナムや中国で開催のセミナーにも参加）。
1998. 5.30	「ダイオキシン・環境ホルモン・ミナマタから学ぶ5・30のつどい」開催。
1999. 7.17	被害者の会と共闘会議が幅広い運動展開を目的に結成した「新潟水俣病から学ぶ市民の会」主催の「新潟水俣病から学ぶ市民講座」（第1期・全4回）がスタートする。
1999.12.11	第1回新潟水俣環境賞作文コンクール表彰式。
2000. 7.15	第2期「新潟水俣病から学ぶ市民講座」（全5回）がスタートする。
2002. 9.28	『新潟水俣病ガイドブックⅡ　阿賀の流れに』を発行。
2003. 9.30	2000年7月開催の「新潟水俣病から学ぶ市民講座」での聞き書き集スタッフ募集の呼びかけに集まった制作委員会が『いっち　うんめぇ　水らった─聞き書き・新潟水俣病』を発行。
2004. 3. 2	被害者の会と共闘会議が水俣病経験の普及啓発セミナー（第1回　指導者対象セミナー、於東京）での講演・シンポジウムに参加・協力。
2005. 3.21-25	東京および新潟で開催の水俣病経験の普及啓発セミナー（開発途上国行政担当者・招聘研修事業）に被害者の会の語り部が協力。
2005. 6.12	新潟水俣病事件公表40年の事業として共闘会議が『阿賀よ伝えて──103人が語る新潟水俣病』の刊行を予定。

注：ふれあい館に関連する事項、毎年開催されている活動は省略している。
出典：新潟水俣病聞き書き集制作委員会編（2003）、新潟水俣病共闘会議（2002）、新潟水俣病被害者の会（1997－1999）、新潟県福祉保健部生活衛生課（2002 a）その他収集資料から作成。

患者聞き書き集制作委員会」は、水俣病患者 10 名からの聞き書きを一冊の本にした[10]。

県に要望したが具体化しなかった記念賞の創設も独自で実現している。1997 年創設の「新潟水俣病被害者の会環境賞（新潟水俣環境賞）」は、「水俣病（水銀による環境汚染）問題、その他県内にかかわる公害・環境問題において、優れた功績をあげた個人や団体」を対象とした賞である[11]。1999 年からはじまる「新潟水俣病被害者の会環境賞（新潟水俣環境賞）作文コンクール」は、「子供のときから環境問題に関心をもち、理解し、行動すること」が大切であるという趣旨から、「次代を担う子供たちより『環境』を題材に」作文を募り、優秀作品を表彰するものである[12]。

解決協定が締結された時期、被害者の会および共闘会議の運動はひと段落するかのように思われていた。だが、実際は、広く市民を巻き込むことに意識的になりつつ、新潟水俣病の教訓を伝えるという役割を遂行してきた。第二次訴訟係争中から行われている現地調査も途切れることなく続いている[13]。

他方で、被害者の会のひとりひとりに目を向けた場も形成されてきた。温泉に 1 泊しての忘年会や新年会は、なかなか一堂に会することのない被害者の会や共闘会議のメンバー、弁護士らが懇談し、親睦を深める好機になっている。新潟水俣病を語り伝えてゆくときに、被害者ひとりひとりが持つ力は大きい。直接に対面して言葉を交わすことで、その力がさらなる活動の展開につながってゆく可能性を大にする。次にみてゆく安田町新潟水俣病被害者の会の活動は、被害者と支援者のコミュニケーションを足がかりに展開されてきた運動の実例である。

3 安田町新潟水俣病被害者の会の活動

組織の枠はしばしば個人の働きを覆い隠し、その働きを組織の働きのなかに埋没させる。表にはあらわれないが、ふれあい館に「新潟水俣病資料館」という名称が加わった経緯にも、被害者の会および共闘会議による新たな運動展開過程

表3　1995年以降に旗野秀人（安田町新潟水俣病被害者の会）が展開してきた主な運動

年	事　項
1995	「それぞれの阿賀」展開催（「それぞれの阿賀」展実行委員会）、安田町新潟水俣病被害者の会がはじめて忘年会を開催（以後は毎年開催）。
1996	阿賀野川支流のツベタ川で「川とふれあう会」の企画・運営。安田町新潟水俣病被害者の会がはじめて「お花見の会」を開催（以後は毎年開催）。
1998	水俣でお地蔵さんの石を探す「冥土のみやげ水俣ツアー」。安田町千唐仁にお地蔵さんを建立。
1999	北海道へ講演にゆく「冥土のみやげ北海道ツアー」。
2000	第8回追悼集会が安田町町制40周年記念町おこし助成事業になり、集会で町長が挨拶する。安田町新潟水俣病患者の会「会津ころり三観音ツアー」。
2001	北海道へ講演にゆく「冥土のみやげ北海道ツアー」、関西訴訟支援集会参加と講演の「冥土のみやげ大阪ツアー」。
2002	関西訴訟支援集会参加の「冥土のみやげ大阪、神戸ツアー」、『阿賀に生きる』上映と講演会・写真展開催のための「冥土のみやげツアー・栃木」。全労済助成による冊子『阿賀のお地蔵さん』とビデオ作品『阿賀野川、昔も今も宝もん』を製作（「阿賀の会」）。
2003	渡辺参治さん米寿記念ＣＤ『うたは百薬の長』、ビデオ作品『ともちゃんとキミイさんの夏休み』製作（「冥土のみやげ企画社」）。「冥土のみやげ盛岡ツアー」。
2004	ふれあい館で「表政治写真展」開催。ゲストに北海道常呂町在住の表政治と金澤和美。里村洋子『安田の唄の参ちゃん―瓦職人・新潟水俣病未認定患者　渡辺参治さんの聞き書き』を刊行（冥土のみやげ企画社）。関西訴訟支援集会に参加する『冥土のみやげツアー・大阪、神戸』、『阿賀に生きる』上映と講演で「冥土のみやげツアー・沖縄」、関西訴訟最高裁傍聴と支援集会参加、講演で「冥土みやげツアー・東京」、常呂町で映画上映と講演で「冥土のみやげツアー・北海道」、講演で「冥土のみやげツアー・ふちのべ」。ビデオ作品『冥土のみやげツアー・北海道』を製作。

出典）旗野（2004）から抜粋、作成。

にも、そこに属する個人の無視しえない働きがあった。他方で、安田町新潟水俣病被害者の会の活動は、組織としての輪郭があいまいであるがゆえに、会のキー・パーソンである旗野秀人という個人の働きが顕著にみえる運動である[14]。

　大工の棟梁である旗野は、同じ町に住む者として安田町（現在、阿賀野市）の新潟水俣病被害者運動にかかわり、運動の「裏方」を支えてきた「支援者」である。自らを「仕掛け人」と呼ぶ旗野が1995年以降に仕掛けた運動（表3）は、棟梁としての旗野が多様な職人をネットワーク化して家を建てるのに似て、ネットワーク型の運動である。異なるのは、そのときどきの運動の仕掛けにあわせて、柔軟にネットワークを形成する点だろう。旗野が名のる「阿賀に生きるファン倶楽部」、「阿賀の会」、「冥土のみやげ企画」などは、彼の所属を示すのではなく、彼の「仕掛け」を実現するためのネットワークを特徴づける、自

由自在なネーミングである。以下、主な「仕掛け」の概要を紹介してゆこう。

(1) 映画『阿賀に生きる』と追悼集会

　安田町で新潟水俣病未認定患者の運動を支えてきた旗野と佐藤真監督との出会いが、ドキュメンタリー映画『阿賀に生きる』に結実したのは1992年だった（コラム⑨参照）[15]。翌1993年に映画の主役的な存在であり、親戚のような付き合いがあった夫婦が亡くなった。安田町で運動を支え、やはり親戚のような付き合いをしてきた未認定患者の男性も亡くなった。旗野は「恩返しのような気持ち」で5月の連休に追悼集会を開いた。追悼集会は毎年の恒例行事となり、全国各地から多くの人が安田町を訪れるようになった。新潟水俣病に関心を持つ人、映画に魅かれて参加する人とさまざまであった。こうしたネットワークが旗野の運動を大きく広げ、表3にあるようなビデオ（2002、2003、2004年）やCD（2003年）の製作を可能にした。なお、完成したビデオやCDは、さらなるネットワークを生みだす契機になっている。

(2) 地域のなかに新潟水俣病を埋め込む——お地蔵さんの建立

　『阿賀に生きる』を撮影するにあたって、旗野は「阿賀野川のほとりに暮らす人の暮らしをそのまま撮って欲しい」と要望した。地域の日常の中で被った新潟水俣病の被害は、運動といういわば非日常的な場面ではなく、日常のなかから照射しうるという考えからだった。安田町の地域に根ざした活動を行ってきた旗野は、1998年、阿賀野川のほとりに水俣の石で彫ったお地蔵さんを建立した。新潟水俣病によって亀裂が生じた地域の人間関係修復の願いを込めたお地蔵さんは、地域のなかに自然に受け入れられた。誰ともなく花を供える。冬にはあたたかな衣服、夏には涼しげに赤のまいかけに衣がえする。お地蔵さんはやさしい顔をしているが、その存在が持つ影響力という点でいえば「過激」である。ひとたび建立されると、誰であろうと簡単には移動できないし、粗末にすれば「ばちがあたる」。だから、阿賀野川の土地に腰を据えたお地蔵さんは後世まで新潟水俣病の記憶を伝えるだろうと、旗野は願いを込めて語る。

(3)「冥土のみやげ」になる運動を

　旗野の運動は、「あの世とこの世をつなぐ」ものである[16]。ともに歩みながら一足先に彼岸に旅立った被害者を悼むとともに、これから生まれ来る未来の世代に、あの世に結びつく今を伝えるものである。被害者は高齢化し、次々に亡くなってゆく。だからこそ、解決協定が締結され、裁判が終わった後は、「冥土のみやげ」になる運動をしてゆきたいのだと、旗野は語る。2003年、当時、安田町の運動の中心になっていた被害者男性が亡くなった。前年に製作されたビデオ『阿賀野川、昔も今も宝もん』の「主役」のひとりだった。男性の遺族は、「亡くなってはじめてビデオをみた、じいちゃんはすごい仕事をした」と語った。被害者が「冥土のみやげ」にできる運動とは、遺族にとっても誇りになる運動なのである。

4　残された課題と新たな被害者の顕在化

　新潟水俣病を教訓化し、語り継ぐ運動が展開される一方で、新潟水俣病に関する諸問題を検証する作業も行なわれてきた。たとえば、新潟水俣病における胎児・小児の水銀汚染に関する調査研究が、新潟水俣病患者と長く向き合ってきた斎藤医師や関川医師らによって、新たに進められた[17]。新潟青陵大学の松村教授らは、他にも行政で働く保健師が新潟水俣病にいかにかかわったかを、面接調査から明らかにしている[18]。これまでに十分に検討しきれていなかった点を明らかにすること、さらに被害者や関係者の証言をひとつでも多く記録する地道な活動は、新潟水俣病を教訓化し、語り継ぐうえで、ますます重要な課題になるだろう。

　ところで、新潟では現在、兄弟関係にある2名の男性が公害健康被害補償不服審査会に認定申請棄却処分への不服を申し立てている（平成14年第1号事件、平成14年第2号事件）。これまでに訴訟運動に参加したことがなく、総合対策医療事業が適用されていない新しい患者である[19]。家族や親族に水俣病認定患者が多数おり、主治医が「なぜ今まで認定されなかったか」と不

思議に思うくらいの症状を持つ患者である。

　水俣病被害者の顕在化を阻む要因には差別や偏見があった(第4章)。そしていまなお、差別や偏見は払拭されていない。新たに顕在化した2名の背後に、なおも多くの被害者が潜在化しているだろうことは、容易に推測しうるだろう。

　　注
1)「安田町新潟水俣病被害者の会」は、1976年につくられた安田町千唐仁を中心とした「地元で集団検診を実現させる会」の流れを汲むもので、「安田町未認定患者の会」、「安田町水俣病患者の会」、「安田の会」などの名称を使用してきた。ここでは、「安田町新潟水俣病被害者の会」と表記する。
2) 解決協定書は、新潟水俣病被害者の会・新潟水俣病共闘会議編(1996、255-260頁)を参照のこと。
3) 要望書は、新潟水俣病被害者の会・新潟水俣病共闘会議編(1996、268-271頁)を参照のこと。
4) これらふたつの問題は、関(2003、257-273頁)を参照のこと。
5)「新潟県立環境と人間のふれあい館条例」(2001年3月公布、2004年一部改正)は、「ふれあい館」設置の目的を、「新潟水俣病を経験した県として、二度と同じような公害を発生させてはならないという教訓を将来に伝えるとともに、水の視点から環境を考え、環境を大切にする意識を育むため」であることを明確にしている。
6) ふれあい館では水環境一般や福島潟に関する学習機会の提供なども行なっているが、以下では新潟水俣病に関する事業のみに言及する。
7)「それぞれの阿賀・写真展」は、後述する安田町の被害者の会のキー・パーソンである旗野秀人が手がけたものである。また、ふれあい館が受け入れた団体実績に明記されている「新潟水俣病現地調査」は、新潟水俣病を伝える活動を行っている共闘会議が例年、実施しているものである。ふれあい館設立までを支えたふたつのコアが行う活動を、第三のコアとしてふれあい館がサポートできる状況となり、3つのコアのゆるやかなネットワークによる活動の展開が明示されたのが2002年であったといえる。
8) この講座はもうひとつの成果を生んでいる。坂東弁護士が所蔵していた新潟水俣病にかかわる膨大な量の運動・裁判資料が、坂東弁護士自らによる詳細な資料解説とともに「ふれあい館」に寄贈されたことである。これら資料は現在、閲覧可能になっている。
9)「新潟水俣病から学ぶ市民の会」は「新潟水俣病の経過と同被害者の体験から新潟水俣病の教訓を学び、市民講座等を開く」ことを目的とし、事務局は共闘会議内におかれた(「新潟水俣病から学ぶ市民の会会則」による)。
10) 新潟水俣病患者聞き書き集制作委員会(2003)を参照のこと。
11) 新潟水俣病被害者の会(1997、3頁)による。水俣病に関する功績では、河辺広男、白川健一(故人)、津田敏秀、西村肇ら各氏の受賞がある。
12) 1999年12月、新潟水俣病被害者の会の「第1回新潟水俣環境賞作文コンクールのお知らせ」による。
13) ちなみに、1997年に被害者の会は新潟県弁護士会が憲法50周年記念に設けた「新潟県弁護士会人権賞」の第1回受賞者に選ばれた。

14) 安田町新潟水俣病被害者の会とその運動における旗野の位置づけは、詳しくは関（2003、199–219頁、274–295頁）を参照のこと。なお、この会は、共闘会議の現地調査への協力をはじめ、被害者の会の活動に大きく寄与している。
15) 2004年には「阿賀に生きる」の続編「阿賀の記憶」（佐藤真監督、文化庁支援事業）が完成し、「阿賀に生きる」12周年の追悼集会では特別完成試写会が開かれた。
16) 旗野（2003）を参照のこと。
17) この調査結果は、2003年にセイシェルで開催された国際会議「子供の発達に関する会議」で報告された。
18) 松村他（2003）を参照のこと。
19) 2人は、新潟水俣病の解決協定締結から5年を経た2000年に認定申請をしたが、4ランクで棄却された。4ランクは総合対策医療事業の適用を受けられるが、申請受付は既に終わっており、その対象にならなかった。

文　献

里村洋子、2004、『瓦職人・新潟水俣病未認定患者　渡辺参治さんの聞き書き』冥土のみやげ企画社。
関礼子、2003、『新潟水俣病をめぐる制度・表象・地域』東信堂。
新潟県福祉保健部生活衛生課、2002a、『新潟水俣病のあらまし』。
―――、2002b、『未来へ語りついで―新潟水俣病が教えてくれたもの』。
新潟県立環境と人間のふれあい館、2002、『平成13年度(2001年度)事業実施報告』。
新潟県立環境と人間のふれあい館―新潟水俣病資料館、2003、『平成14（2002年度)事業実施報告』。
新潟水俣病聞き書き集制作委員会編、2003、『いっち　うんめぇ　水らった―聞き書き・新潟水俣病』。
新潟水俣病共闘会議編、1990、『新潟水俣病ガイドブック　阿賀の流れに』。
新潟水俣病共闘会議編、2002、『新潟水俣病ガイドブックⅡ　阿賀の流れに』。
新潟水俣病被害者の会、1997–1999、「公害を根絶し、人と自然にやさしい社会をもとめて！」No.2–5。
新潟水俣病被害者の会・新潟水俣病共闘会議編、1996、『阿賀よ忘れるな―新潟水俣病第二次闘争の記録』。
旗野秀人、2003、「あの世とこの世を紡ぎたい」『ひとりから』18: 30–34。
旗野秀人、2004、「渡辺参治さんと私と新潟水俣病事件」（「冥土のみやげツアー・ふちのべ」での講演配布資料）。
松村幸子・二階堂一枝・篠原裕子・菅原京子・花岡晋平、2003、「行政で働く保健師の新潟水俣病に対する活動の検証」『新潟青陵大学紀要』3: 161–182。

追記：本稿は平成15–17年度科学研究費補助金（若手研究（B））15730231による研究成果の一部である。本稿脱稿(2005年4月)後、現地では新潟水俣病公表40年の節目をむかえ、さまざまな動きがみられた。6月には泉田裕彦新潟県知事が「ふるさとの環境づくり宣言―新潟水俣病40年にあたって」を公表。8月には新潟県主催の新潟水俣病40年記念事業が開催された。関西訴訟最高裁判決後に不知火海で多数の新たな認定申請者が出て、裁判も提訴されているが、新潟県においても人数的には相対的に小数であるが新たな認定申請の動きがある。

補論2　水俣病関西訴訟の最高裁判決とその含意

〔舩橋晴俊〕

はじめに

　2004年10月15日、熊本水俣病関西訴訟に最高裁の判決が下された。その内容は、病像論においても行政の加害責任においても、被害者原告側の主張を大幅に認め、未認定患者の多くを水俣病患者と認めるとともに、国および熊本県の国家賠償法上の責任を認めるものであった。熊本水俣病関西訴訟において被害者・原告が目指していた目的と、新潟水俣病第二次訴訟における被害者・原告の目的とは、本質的に同じものである。新潟水俣病第二次訴訟は、1995年の解決協定によって終結したが、同一の目的を追求した水俣病関西訴訟が、最高裁での原告勝訴で決着したことの意義は大きい。

　熊本水俣病関西訴訟において、司法が最終的に下した判断はどのようなものであり (第1節)、どのような意義があるのかを検討してみよう (第2節)。そして、そのような判決が、ようやく2004年になって下されたこと、熊本水俣病の公式発見から48年後、新潟水俣病の公表から39年後になったことの問題性を、行政組織の対応の経過にどのような問題があったのかという視点から検討してみたい (第3節)。

1　水俣病関西訴訟の結果

(1) 水俣病訴訟の中での関西訴訟の意義

　新潟水俣病第二次訴訟は、1982年6月に原告が提訴し、1992年3月に新潟地裁で第一審第一陣判決がなされ、1995年12月に原告と昭和電工の間で解決協定が結ばれ、1996年2月に東京高裁と新潟地裁で和解が成立した。同様

に、1996年5月には、熊本水俣病第三次訴訟の各地の原告（東京、京都、熊本、福岡）とチッソとの間で和解がなされた。その際には、「最終解決」ということが、政府と企業によって強調された。だが、総体としての水俣病問題、すなわち、熊本水俣病と新潟水俣病の双方を包括して見た場合、この時期の一連の和解は、内容的にも手続き的にも、文字通りの意味で最終解決というわけではなかった。

　手続き的に見れば、熊本水俣病関西訴訟が、各地の全国連訴訟の終結後も、続けられたからである。内容的に見れば、1995-96年の解決協定・和解においては、①未認定患者が水俣病患者であるのかどうかについて、明解な結論が出されたわけではなく、②政府および自治体の責任の問題は棚上げされた形になった。原告患者達が提起した二つの重要な問題について、明解な決着がつけられたわけではなかった。

　そこで、注目されるのが、一連の全国連訴訟が和解した後も、唯一、訴訟を継続した関西訴訟の動向である。水俣病関西訴訟の争点は、一連の熊本水俣病第三次訴訟および新潟水俣病第二次訴訟の争点と、本質的には同一である。それは、第一に、未認定患者の認定問題であり、第二に、行政の加害責任の問題である。関西訴訟の第一審判決は、1994年7月11日に大阪地裁でくだされ、第二審判決は、2001年4月27日に大阪高裁で言い渡された。最後に、2004年10月15日の最高裁判決によって、水俣病関西訴訟は劇的な終結を迎えた。各判決の内容がいかなるものであったかを、検討してみよう。

　(2) 関西訴訟の一審判決

　水俣病関西訴訟は、熊本・鹿児島両県の不知火海沿岸において、チッソによる汚染により健康被害を受け、その後関西に移り住んだ人々が、権利回復を求めて提訴した訴訟である。1982年10月28日、チッソ水俣病関西患者の会に集う40名の原告が、チッソと国・熊本県を被告として、大阪地方裁判所に提訴することによって、関西訴訟第一審が開始された。中心的争点は、行政の加害責任と、認定申請棄却の不当性である。原告数はその後増加し、59

名となったが、裁判は長期化し、一審判決まで約12年を要した。

　第一審の判決は、1994年7月11日に下された。判決の内容は、原告側の期待に反し、被告側の主張を大幅に認めるものとなった。判決内容の骨子は次のようなものである。

①水俣病の病像については、昭和52年［1977年］判断条件が妥当であるとの主張に立ち、原告側の主張、すなわち、メチル水銀曝露歴と四肢末端ほど強くなる感覚障害が存在することをもって水俣病と認めよという主張は、受け入れなかった。
②損害賠償額の算定にあたっては、確率的因果関係論を採用し、患者の症候が水俣病に起因する可能性の程度（確率）が、15％から40％と認められる者、合計42名について、一人当たり300万円から800万円を認め、これとは別に弁護士費用50万円を認めた。
③行政責任については、関連法規に基づく規制権限の不行使が問題になるのであるが、食品衛生法、水質保全法、工場排水規制法、熊本県漁業調整規則など、いずれの法規との関連でも、行政側（国、熊本県）に国家賠償法上の違法はなかった、とした。

　このような判決については、その後さまざまな論評がなされているが、注目されるのは、次のような宮澤信雄の指摘である（宮澤、1997、455-456頁）。

　　「関西訴訟ではめまぐるしく裁判官が変わった」。「特に裁判が終わりに近づいた段階で、かつて最高裁調査官をつとめた中田昭孝氏が裁判長になった」、「最終段階九二年四月に右陪席になった小宮山進裁判官は、その直前まで別の裁判で国側の代理人をつとめていた法務省の役人、いわゆる訟務検事である」。「裁判の最大の山、現地検証が終って、あとは判決文を書くばかりという九二年九月になって、主任として直接判決文を書くはずの左陪席が替えられ、古閑裕二裁判官になった」。

　宮澤が指摘しているように（宮澤、同上）、これらの判決間際の人事異動は、地裁の審理の自律性、公正さについて、疑問を抱かせるものである。特に、

別の裁判で国側の代理人をつとめた経歴を有する者が、国が被告になっている訴訟の裁判官を担当することによって、裁判の公正さは保たれるであろうか。また、現地検証は、裁判官の心証形成に重要な役割を果たすのに、左陪席の人事異動によって現地検証を経験していない裁判官が、判決文を書くことにしたのも、不自然である。

このような背景のもとに出された大阪地裁判決は、国と熊本県の賠償責任を認めなかった点において、原告側が承服できるものではなく、原告患者たちは1994年7月25日、大阪高裁に控訴した。被告チッソも、未認定患者の多くに損害賠償を認めていることを不服として控訴した。

(3) 関西訴訟の控訴審判決

控訴審において、被害者原告側は、一審に引き続き、当時の行政の関連部局担当者の証人尋問を続けるとともに、水俣病病像においても、最新の医学的知見にもとづき、「昭和52年判断条件」が、妥当性を持たないことを立証しようとした。

2001年4月27日、大阪高裁において、控訴審判決が下された。控訴審判決は、一審判決とは大きく異なり、病像についても行政の加害責任についても、原告側の主張を大幅に認めるものとなった。

①控訴審判決は、一審原告58名のうち、51名については、メチル水銀中毒の罹患を認め、チッソとの関係での慰謝料を認めた。慰謝料の額は、400万円（15名）、600万円（27名）、800万円（9名）であり、別に弁護士費用を50万円とした。ただし、国・県との関係では、そのうち6名については、除斥期間に該当するとし、45名に限って、慰謝料を認めた[1]。

二審判決は、「メチル水銀曝露歴と感覚障害があれば、水俣病である」という原告側の主張をそのまま認めたのではないが、感覚障害を重視して、その上で、家族内認定患者の存在などの一定の条件をみたす場合は、メチル水銀の罹患を認めた[2]。

言い換えると、二審判決は、「52 年判断条件は、患者群のうち補償金額を受領するに適する症状のボーダーラインを定めたものと考えるべき」(『判例時報』1761号、27頁) とし、この判断条件に合致するのは水俣病患者の一部にとどまること、この判断条件では排除される人々の中にも水俣病患者が存在することを認めたのである。

②行政責任については、「被告国及び県において、遅くとも昭和 34 年 11 月末ころには、少なくとも水俣病の原因物質がある種の有機水銀化合物又は有機化前の水銀化合物であり、その排出源がチッソ水俣工場のアセトアルデヒド排水であることを、断定はできないにしても、高度の蓋然性をもって認識できた」との判断を示し (『判例時報』1761号、18頁)、被告国には、水質二法に基づく工場排水の規制権限の行使を怠った過失があること、そして、被告国の不作為と本件患者らの被害発生とは因果関係があると判示した。また、熊本県知事には、熊本県漁業調整規則による工場排水の規制権限の行使を怠った過失があり、熊本県は、昭和 35 年 1 月以降のメチル水銀中毒症に対して損害賠償責任を負うとの判断が示された。

このような判決が出された背景には、どのような審理経過と、判断上の根拠があったのだろうか。

第一に、病像論について言えば、患者原告側が、病像および因果関係についての最新の研究成果に依拠した主張を、控訴審を通して積極的に提示したことにより、被告 (国・熊本県) 側の病像についての主張を圧倒したという事情がある。

原告側の主張を支えたのは、津田敏秀教授 (岡山大)、浴野成生教授 (熊本大学)、及び、阪南病院の三浦洋医師たちの研究と証言であり、主要な論点としては次の諸点がある。

①国側の主張は、曝露群と非曝露群とを対照させ、地域住民集団における症状の発生頻度の差異に着目するという疫学的手法を使っていないとい

う方法論上の欠陥を有する（津田敏秀、1997）。
② 疫学的方法に基づいてデータを分析すれば、「水俣周辺地区においては四肢末端に優位な感覚障害を発症した個人におけるメチル水銀による発症確率は、少なくとも99％以上であると断言して良い」（津田敏秀、2000）。
③ メチル水銀による感覚障害は、慢性水俣病の場合、末梢神経の傷害にもとづくものではなく、大脳皮質の傷害に起因するものであり、行政側が認定審査の際に依拠してきた末梢神経説は誤りである（浴野成生、1998；三浦洋、1999）。
④ 関西訴訟の原告患者の感覚障害は、二点識別覚の検査などの方法を使うことによって、末梢神経の傷害によるものではなく、メチル水銀による大脳皮質傷害であることが実証される（三浦洋、1999）。

　第二に、二審判決は、行政責任について、国と熊本県の国家賠償法上の責任を認めているが、そのような判断の根拠になっているのは、一審判決とは異なった事実認定である。

　「遅くとも昭和34年11月末ころには、被告国及び県は、少なくとも水俣病の原因物質がある種の有機水銀化合物であること、そして、その排出源がチッソ水俣工場のアセトアルデヒド排水であることを、断定はできないものの、高度の蓋然性をもって認識できる状況にあった」（『判例時報』1761号、20頁）。そして、「当時の状況は、昭和31年5月の公式発見以来、既に死亡者を含む多数の患者が発生していて、その被害拡大の防止には一刻の猶予も許されないという、非常事態ともいうべき危機的であったのであって」という認識のもと、二審裁判官は水俣病の被害の甚大さや事態の切迫性を認めており、水質二法に基づく排水規制によって、「一時的に被告チッソが操業停止に追い込まれるとしても」、生命・健康の安全を図る点で「やむを得ない規制」であるとも判示している（同上、21頁）。

　ただし、被告国・熊本県に、食品衛生法に基づいて規制すべき作為義務があったとは言えないとし、食品衛生法との関係での賠償責任は認めなかった。そのような判断の根拠となっているのは、昭和32年時点では行政指導等に

より漁獲抑制の効果が上がっていたという認識と、食品衛生法による規制は漁民などの自家摂取には法的効果が及びようもないということで、食品衛生法の規制の有無と本件患者らの発症との間には因果関係が認められないとしたものである。

このように二審判決は、国と熊本県との加害責任を認めるものであるが、除斥期間の起算点として、原告が汚染地域から転居して四年経過した時点をとり、7名については、国と県に対する損害賠償請求権が消滅しているとした（同上、26-27頁）。そして、国と県の損害賠償責任はチッソの四分の一の範囲と判示している。

(4) 関西訴訟の最高裁判決

このような二審判決に対して、チッソは上告しなかったが、国と熊本県は承服せず上告した。

最高裁での審理は、控訴審までとは異なり、原告、被告、裁判所の相互作用が極めて少ないものであった。被告側（国と熊本県）が上告理由書を出しているが、それが、原告側には伝えられていない。三年半の審理の間に、弁論が開かれたのは、一回だけ（2004年7月3日）である。その際、国側は五分間ほど主張を述べるにとどまり、他方の原告側の主張も1時間半ほどであった[3]。

2004年10月15日に下された最高裁判決は、基本的には、控訴審判決を踏襲するものであった。あらためて、判決の要点を記せば次のようになる。

① 水俣病の病像については、高裁判決の判断を是認しており、病像論については、それ以上の踏み込んだ判断を示さなかった。すなわち、不法行為に基づく損害賠償請求が問題になっている本件において、1977年判断条件を採用せず、感覚障害に加えて、メチル水銀に対する曝露歴、家族内の患者の存在など、一定の条件がある場合には水俣病であるとする高裁判決の判断を肯定した。

②国家賠償法上の責任に関しては、国については、1960年1月以後、水質二法の適用をしなかった点で、熊本県については、同じ時期に熊本県漁業調整規則の適用をしなかった点において、作為義務違反があるとした。国・熊本県の賠償責任は、チッソの四分の一であるとした。

③ただし、除斥期間の考え方を採用し、1959年12月末以前に水俣湾周辺地域から転居した者については、水俣病に罹患しているとしても、そのような患者については、国および熊本県の損害賠償責任は認められないとし、高裁判決で国・県の損害賠償責任を認めた45名のうち、8名の患者の請求については、高裁判決を破棄し、請求を認めなかった。この点のみが、原告患者にとって、最高裁判決が高裁判決よりも後退した点である。

2 関西訴訟最高裁判決の意義

　本判決は、国と熊本県の責任について、最高裁が下したはじめての判決であり、おそらくは最後の判決となると思われる。では、このような関西訴訟における最高裁判決は、いかなる社会的・歴史的意義を有するだろうか。

　(1) 水俣病問題についての司法判断の確定
　第一に、この判決は、手続き的に見た場合、司法が行政の加害責任と水俣病の病像について、最終判断を下したことを意味している。
　1995-96年の政治解決は、行政とチッソからは「最終解決」という意味づけがなされていた。「すべての紛争を終結させる」ことは、政治解決にあたっての環境庁の基本方針であった。しかし、1995年の政治解決は、①行政の加害責任の明確化と、②一連の訴訟における原告たちを水俣病と認めること、という二つの争点について、明解な答えを出さず、あいまいにすることによって、達成されたものであった。それゆえ、被害者原告から見れば、「苦渋の選択」という言葉が語られ、割り切れない思いが残ったのである。

関西訴訟の高裁判決と最高裁判決は、この二つの論点について、司法としての明解な判断を下すものとなった。行政責任をめぐる判決は、1950-60年代における行政の対処の誤りを明確にするものであり、他方、病像論をめぐる判決は、1970年以降の約30年間の行政対応の誤りを批判するものとなっている。

　第二に、関西訴訟の最高裁判決において、原告の主張が大枠として認められたということは、新潟水俣病第二次訴訟の争点が関西訴訟と本質的に同一である以上、新潟水俣病第二次訴訟における原告被害者側の主張を、最高裁が実質的に認めたことを含意している。

　まず、関西訴訟の最高裁判決において、熊本水俣病の発生と拡大について国家賠償法上の行政責任が認められたことは、新潟水俣病の発生についても政府に責任があることを意味している。

　また、新潟水俣病第二次訴訟の原告であった未認定患者と関西訴訟の原告である未認定患者は、同様の病像を示していた。関西訴訟において、司法が、感覚障害と曝露歴を有する者で一定の条件を満たす者は、水俣病患者であることを認め、認定審査会の基準をメチル水銀中毒症の判定基準としては不適切であるという判断を示したことは、新潟水俣病第二次訴訟の原告達も、水俣病であることを司法が認めたことを意味している。

(2) 公害問題の解決過程についての教訓

　第三に、運動論的に見ると、公害被害者運動において、訴訟という戦術の選択が成功した代表例と意味づけうる。

　訴訟の結果は、100％予想できるものではない。公害被害者からみて、どんなに正当と思える要求でも、裁判で敗れたり、ごく一部の要求しか獲得されないということは、数多く見られてきた。訴訟において、和解の可能性が開けた時に、あくまで判決を求めるかどうかは、被害者運動にとって冒険という側面があり、裁判を続けることが裏目にでることもありうる。

　しかし、関西訴訟の第一審判決は、被害者側から見れば、きわめて不十分な内容であり、とうていなっとくできるものではなかった。関西訴訟の第二

審判決は、原告側の要求を大幅に認めたものであり、原告側としては、行政側が最高裁に上告しないことを求めていた。原告側は第二審の判決を最終的に確定させたかったのであり、最高裁において第二審の内容が覆されることを、懸念せざるを得なかった。上告は、国・熊本県側が行ったのであり、その前提の上で、原告患者側も最高裁で裁判を続けるという選択をした。この選択は、運動論的に見れば、リスクを伴うものであったが、結果的には被害者運動として正しい選択であったことが、明らかになった[4]。

第四に、最高裁判決は、あらためて被害者の救済と補償の仕組みの再定義を要請していると言えよう。1995／96年の政治解決も、もし、最高裁判決がこのような形でくだされていることを前提にした場合、もっと異なった形になっていたはずである。その場合には、国と県の明示的加害責任を前提にした枠組みになったはずだからである。また、症状が感覚障害のみという立場の人をも水俣病患者と認めることを前提にして補償の体系が構築されたはずだからである。

第五に、最高裁判決は、1970年代以降の水俣病問題の取り扱いにおいて、行政が採用した手法や政策判断が、さまざまな点で不適切であったことを示すものである。

まず、新潟でも熊本でも、未認定患者の中には、行政不服審査請求の制度を利用して権利回復を求めたが、それが果たされなかった人々が多数存在する。最終的に最高裁において権利回復が果たされたような人々（未認定患者）について、行政不服審査請求が、なんらの積極的な役割を果たせなかったことは、この制度のあり方に深刻な反省を迫るものである。

また、どのような人々が水俣病患者であるのかという点で、1973年以降、行政組織は、自分に都合の良い見解を示す専門家を集めた組織を何回も作り、その判断を根拠として、多数の被害者の認定申請を棄却してきた。最高裁判決は、そのような行政組織の自己正当化の手法と、それに協力した専門家の役割に対する厳しい批判を含意するものである[5]。この点については次節でさらに検討してみよう。

3 行政組織による認定制度の運用の問題点

　最高裁判決は、1973年以後の認定制度の運用の誤りと歪みを明るみに出すものである。30年余にわたって、大量の棄却者を出すような形での認定制度の運用が続き、それを正当化するための論理が、行政と特定の専門家集団によって、再三にわたって、構築されてきた。環境庁はどのような努力によって認定制度を防衛しようとしてきたのだろうか。そして、そのような形での認定制度の運用の破綻は、どのような教訓を残しているのだろうか。

(1) 未認定患者問題に対する行政の対応の過程

　どの範囲の人々が水俣病患者なのかが問われる状況は、二つの水俣病問題において繰り返し現れてきた。1971年の環境庁発足当時に、大石長官のもとで示された環境庁の判断は1971年8月7日付けの環境庁事務次官通知「公害に係る健康被害の救済に関する特別措置法の認定について」に示されている。この通知は「昭和46年判断条件」と言われるものであり、水俣病の諸症状の一つでも認められ、かつ汚染された魚の摂食歴があれば、水俣病と認定するものとしていた（本書の第8章1(1)を参照）[6]。

　しかし、1973年以後、環境庁は、水俣病患者の範囲をより狭くメチル水銀中毒患者の一部に限定するような方向で行政判断と政策選択を繰り返してきた。そのような判断や政策の繰り返しは、以下のような経過から生み出されてきた。

　1973年の第三水俣病問題の顕在化とともに、「環境庁水銀汚染調査検討委員会健康調査部会」（椿忠雄会長）が設置され、有明町で水俣病が疑われた人々について検討を行ったが、最終的には水俣病と診断できる患者はいないとの結論を出した（1974年6月）。

　1975年6月ごろ、「水俣病認定検討会」（椿忠雄座長、委員15人）が設置された。この検討会は、認定申請の急増と認定業務をめぐる紛糾という情勢

の中で、行政側としての認定基準の明確化を行おうとしたものである。この検討会での議論を背景にして、1977年7月1日に「後天性水俣病の判断条件について」という環境庁企画調整局環境保健部長の通知が発せられる。この通知は「昭和52年判断条件」と言われるものであるが、1971年の事務次官通知とは異なり、感覚障害、運動失調、求心性視野狭窄、平衡機能障害などの複数の症候の組み合わせがある場合を、水俣病の範囲とした。この判断条件によれば、メチル水銀に対する曝露歴があり、感覚障害が認められても、その他の症状が認められない者は水俣病の範囲から除かれることになる。その後の認定申請の棄却による大量の未認定患者の出現は、この「昭和52年判断条件」が根拠になっている。

　ところが、1985年8月の熊本水俣病第二次訴訟控訴審判決において、福岡高裁は、「昭和52年判断条件」は「昭和46年判断条件」から変化していることを判示し、認定申請を棄却された原告患者4名を水俣病と認めた（『判例時報』1163号、11-40頁）。この判決は、環境庁の認定行政の正当性を揺るがすものであった。この判決への対処として、環境庁は1985年10月、「水俣病の判断条件に関する医学専門家会議」（祖父江逸郎座長）を開催した。しかし、そのメンバー8名のうち5名が「昭和52年判断条件」の作成に関与した者であり、判断基準の公正な見直しという点では手続き的に疑問があること、審議がきわめて短時間で掘り下げた学問的検討はしていないこと、祖父江座長自身には水俣病研究の実績がないことなどの問題点を有するものであった。この会議は、わずか2回、のべ6時間半の会合で、昭和52（1977）年の「判断条件により判断するのが妥当である」という行政側に都合の良い結論を出してしまった（津田、2004、96-102頁）。

　しかし、このような1985年の対応も、再び司法判断によって、その妥当性が揺らぐことになる。1987年3月の熊本水俣病第三次訴訟判決では、65名の原告患者を水俣病と認めると共に、国家賠償法上の責任を国と熊本県に認めた。さらに、1990年9月から11月にかけては、熊本水俣病の未認定患者による訴訟（全国連の訴訟）において四地裁（東京、熊本、福岡、京都）と

福岡高裁よって、被告である行政側に対して解決勧告がなされた。

これらの訴訟は、未認定患者団体によって 1980 年代に提起されたものであるが、1990 年代になっては、顕著に社会問題化する。「昭和52年判断条件」をかざして認定申請を棄却するという環境庁の従来の対応では、紛争の沈静化は不可能となり、別の新たな対応を迫られることになった。そこで 1991 年に設置されたのが、「中央公害対策審議会水俣病問題専門委員会」（井形昭弘委員長）である。この委員会は 14 名からなり、1991 年 2 月から 11 月にかけて 8 回開催されたが、その課題は、昭和 52 年判断条件に依拠しながら、社会問題化した未認定患者問題をいかに終息させるかという方途を考えるというものであった。この委員会での議論をふまえて、環境庁は、1992 年に総合対策医療事業を開始し（本書第 1 章 6(2) を参照）1995／96 年の政治解決に際しては、未認定患者を水俣病と認めることを拒否しつつ加害企業からの解決金の支払いで紛争を沈静化するという行政側の基本方針を策定したのである。

以上のように、環境庁は認定審査の基準の妥当性が社会的に批判され、その正当性が揺らぐたびに、1977 年、1985 年、1991 年と三度にわたって、専門家と称する人々を動員して、認定基準（つまり、水俣病の病像）についての自らの公式見解を防衛しようとした。この過程の特徴と問題点はどのようなものであろうか。

第一に、これらの委員会や会議には、そのつど、水俣病問題の専門家と称する研究者が動員されているが、はじめから、環境庁の見解を支持するような人々が集められている。

第二に、これらの組織において、自律的で、徹底的な学問的審議が行われたわけではない。むしろ、1991 年の中公審専門委員会の議事録が示しているように[7]、審議は、学問的解明というよりは、行政組織の既定方針の正当性を防衛しようという利害関心によって、方向づけられている。

第三に、病像についての提出された結論は、当事者たる未認定患者に対しても、独自に水俣病の医学的研究を続け、一連の未認定患者訴訟において原告患者を支援してきた研究者たちに対しても、まったく説得力を持たないも

のであった。

けれども、第四に、提出された結論は、そのつど、社会過程においては、巨大な「役割・制度効果」を発揮する位置におかれ、環境庁の政策的判断の「正当性」を根拠づける役割を果たしてきた。

まとめて言えば、環境庁は、病像論について説得性の薄い無理な主張を繰り返しており、環境庁に有利な特定の学説を提唱する学者を動員して枢要な役割につけ、自分の政策を防衛しようとしてきた。関西訴訟の最高裁判決は、そのような政策手法の破綻を示すものであり、これまでの行政の方針と、それに協力した専門家と称する人々に根本的な反省を迫るものである。

　(2)　環境庁の対応と科学的研究の自律性喪失の背景としての「構造化された場」

では、なぜ、環境庁は、このような専門家動員による正当性の再構築努力を繰り返し、最後には、最高裁判決という形でその破綻が判示されるような主張に固執したのだろうか。

認定制度の運用については、二つの意味での「構造化された場」が、環境庁を取り巻いていた。第一の「構造化された場」の含意は、第8章で述べたように、1973年の補償協定によって、認定制度と補償金支給とが結びついたことによって、認定制度の運用に対して、補償金支払額抑制という利害関心が、介入するようになったことである[8]。

この構造化された場の下では、事実上、「補償協定によって定められた補償金の受給にふさわしい病像とは何か」、という基準で、水俣病の認定業務が行われるようになった。

「補償協定を適用するのだから、感覚障害だけの患者は水俣病とは認めない」という逆規定の論理が働いた。その結果、メチル水銀中毒症としての水俣病患者について、自律的に純粋の医学的判断をすることができなくなった。

第二の「構造化された場」とは、行政が訴訟の当事者になったことである。1973年に未認定患者から提起された水俣病第二次訴訟以後、環境庁は、認定基準の正当性を法廷でも争わなければならなくなった。さらに、1980年

提訴の熊本水俣病第三次訴訟以後、行政組織の加害責任と認定基準の正当性問題とが絡み合う形で、行政は被告とされることになった。訴訟の被告という立場は、法廷で自分が負けないための論理を、より強固に構築する必要を、その主体に課す。環境庁は、法廷において「未認定患者に対する棄却が正当であった」という主張を守るために、そのつど、ますます強固に理論武装するように促されたのである。

このような二重に「構造化された場」に置かれた環境庁は、さまざまな専門家を招集して、上述のような委員会や会議を再三設定して、水俣病の病像についての基準と論理を防衛しようとした。このような社会的文脈の中で、これらの専門家集団をとりまく「構造化された場」が設定され、それが科学的研究の「枠組み条件」を深く規定した。

一般に科学者集団の研究は、①研究課題の設定、②研究のための諸資源の確保、③情報入手の可能性という、研究遂行の「枠組み条件」に取り巻かれながら進行する。これら枠組み条件の設定において、研究主体の独立性・自律性が確保されるのか、それとも、外部主体への依存性・従属性が強いのかは、科学研究の過程と結果に影響を与える。

これらの枠組み条件に加えて、「科学的討論のアリーナ」が、「公共圏」という性質をもって組織されているのか、そのような性質を持たないのか、ということも、科学研究の経過と結果に影響を与える。科学的討論のアリーナが公共圏という性格を備えるためには、十分な時間を確保して継続的にきちんと議論すること、実証性と論拠を大切にすること、異論や反論に対する開放性が存在すること、科学的真理を尊重し他の利害関心を超越すること、誤謬が明らかになればそれを訂正すること、などの諸条件が、そこにかかわる主体によって実現されなければならない。

しかし、環境庁が組織化した、専門家会議や委員会等には、そのような特徴は希薄である。これらの会議や委員会では、討論アリーナが公共圏の性格を備えるに至らず、科学研究の論理は自立することができず、枠組み条件を操作する行政組織の誘導する方向で、結論がつくり出されてきたと言わねば

ならない。環境庁が組織した専門家集団は、そのつど、水俣病の病像について、環境庁の期待したような「専門家としての結論」を提供した。しかし、それは、自律的・実証的な科学的研究に立脚したものではなかったために、結果的に、科学的主張としては破綻を示すことになった。

これらの委員会などでは、椿忠雄氏や井形昭弘氏が、重要な役職を担当した。しかし、最終的に、誰が水俣病患者なのかという問題についての、これらの人々の所論は、津田敏秀氏や浴野成生氏、三浦洋氏らの研究に圧倒され、論破されたと言わなければならない。環境庁が重用した人々の「研究成果」や「専門家達の判断」と称するものは、「二流の研究」にとどまるものであったと言うべきであろう。

結果的に、環境庁は、未認定患者問題の処理において、「二流の研究成果」を過剰に重視し、それらを提唱する学者たちを、行政的・政治的過程では重用して、巨大な「役割・制度効果」を発揮する地位につけ、多数の未認定患者を長期にわたって無権利状態に閉じこめ、社会過程において苦しめ続けることになった。

このような行政手法は、結果として、「追加的加害」を帰結したというべきである。このような社会過程から学ぶべき教訓は大きい。そこには、行政組織による専門家の登用はどのようにあるべきなのか、医学的診断や医学的研究の自律性をいかにして守るのか、医学的診断の問題と被害者の権利回復としての補償の問題とを、どのように区別しつつ、その上で、また結びつけたらよいのか、といった諸問題が提起されているのである。これらの問いについての回答は、まだなされているとは言えないのである。

注

1) 除斥期間該当者は7人だが、そのうちの一人については、メチル水銀中毒の罹患を認めていない。なお、除斥期間の適用とは、民法に根拠があり、一定の時間の経過により請求権が消滅することを認めることを言う。
2) メチル水銀曝露があって、さらに次のいずれかの要件を満たせば患者と認めた(『判例時報』1761号、28頁)。

① 「舌先の二点識別覚に異常のある者及び指先の二点識別覚に異常があって、頸椎狭窄などの影響がないと認められる者」
② 「家族内に認定患者がいて、四肢末梢優位の感覚障害がある者」
③ 「死亡などの理由により二点識別覚の検査を受けていないときは、口周辺の感覚障害あるいは求心性視野狭窄があった者」

3) 小野田学弁護士の教示(2005年3月) による。
4) 本書の初版第8章において、筆者は、行政の態度転換に対して、判決が有する積極的な可能性について論じたが、これに対して、熊本水俣病京都訴訟の弁護団の一因である中島晃氏が、全面的な批判の文章を発表している(中島、1999)。しかし、関西訴訟の大阪高裁判決と最高裁判決の結果を見れば、中島氏の意見が的はずれであることは明瞭と思われる。
5) この点は、保健医療社会学会シンポジウム「水俣病問題からの問い」(2005.5.14、熊本学園大学)における原田正純氏の指摘に負う。
6) 「昭和46年判断条件」、及び、後述の「昭和52年判断条件」は、津田(2004, 90-95頁)に、資料として収録されている。
7) 「中央公害対策審議会水俣病問題専門委員会」の議事録は、日本精神神経学会ホームページにて公開されている (http://www.jspn.or.jp)。
8) 「昭和46年判断条件を適用し続けたとすれば、少なくとも数千人規模の患者の認定と、一千億円単位の補償金が必要となる」ことを、当時の認定業務の関係者は予想し、それを回避しようという利害関心が働いたと推定される。

文献

浴野成生、1998、「メチル水銀中毒症に関する意見書」(1998.3.8 水俣病関西訴訟控訴審に提出の意見書)『水俣病研究』2号、59-74頁。
大阪地方裁判所、1994.7.11、「水俣病関西訴訟第一審判決」『判例時報』1506号、5-98頁。
大阪高等裁判所、2001.4.27、「水俣病関西訴訟控訴審判決」『判例時報』1761号、3-55頁。
最高裁判所、2004.10.15、「水俣病関西訴訟上告審判決」『判例時報』1876号、3-12頁。
津田敏秀、1997、「水俣病問題に関する意見書」『水俣病研究』1号、53-86頁。
津田敏秀、2000、「医学における因果関係の考え方と水俣病」(2000.5.15 水俣病関西訴訟控訴審に提出の意見書)『水俣病研究』3号、87-104頁。
津田敏秀、2004、『医学者は公害事件で何をしてきたのか』岩波書店。
中島晃、1999、「水俣病問題のあり方を問う——現代社会学叢書『新潟水俣病問題』(飯島伸子、舩橋晴俊編) を読んで」『法と民主主義』通巻340号、52-57頁。
福岡高等裁判所、1985.8.16、「熊本水俣病第二次訴訟控訴審判決」『判例時報』1163号、11-40頁。
三浦洋、1999、「水俣病関西訴訟控訴審証人調書」大阪高等裁判所。
宮澤信雄、1997、『水俣病事件四十年』葦書房。

新潟水俣病関連文献リスト

〔作成＝関礼子・舩橋晴俊〕

【　】は、本書筆者による解説、あるいは補足を表示している。
＊印は、新版における追加。

〈A：新潟水俣病問題全般に関する基本文献〉

飯島伸子・舩橋晴俊編、1993、『新潟水俣病未認定患者の生活と被害――社会学的調査報告――』東京都立大学人文学部飯島伸子研究室・法政大学社会学部舩橋晴俊研究室（非売品）、281頁。【未認定患者発生の社会的メカニズム、未認定患者の被害の構造を明らかにする目的で、未認定患者100人を対象にした統計調査の報告書。新潟水俣病の被害者に関して、統計的手法を含む組織的な社会学的調査を行ったのは、この調査がはじめて。本書中では、「未認定患者統計調査」と略称】

五十嵐文雄、1971、『新潟水俣病――おそるべき昭和電工の水銀公害――』合同出版、242頁。【水俣病発生前後の地域状況、水俣病被害者の状況、第一次訴訟の過程などを豊富な資料をもとに論述。昭和電工の企業体質を論じた「附昭和電工」も収録】

五十嵐雄一郎・羽生英一・高見優他編、1992、『AGA草子④　阿賀野川と新潟水俣病』阿賀に生きる製作委員会、225頁。【「新潟水俣病被災者の会」の会長だった近喜代一氏（故人）の「日記」の抄録(1965～1967年)の他、映画製作を通して見た水俣病と阿賀の生活、草倉鉱山の問題などが論じられている。詳細な「新潟水俣病年表」(1929～1992年)収録】

滝沢行雄、1970、『しのびよる公害――新潟水俣病――』野島出版、414頁。【新潟水俣病公式発見からの約5年間について記述している。本書の半分以上が資料や文献目録などで、初期の問題の経過を示す資料をほぼ網羅している】

斉藤恒、1996、『新潟水俣病』毎日新聞社、413頁。【新潟水俣病の運動を医療面から支えた医師（木戸病院健診センター所長（当時））の書。「記録　新潟水俣病」と「水俣病の医学」の二部構成。関川病やL－トリプトファン問題にも言及。年表収録】

＊関礼子、2003、『新潟水俣病をめぐる制度・表象・地域』東信堂、370頁。【マスメディアや認定制度によってつくられる「社会的な病」としての新潟水俣病被害の諸相を明らかにした】

＊新潟県福祉保健部生活衛生課編、2002、『新潟水俣病のあらまし』48頁。【解決協定書締結後に新潟県が水俣病の教訓を後世に残す事業の一環で作成】

＊新潟県福祉保健部生活衛生課編、2002、『未来へ語りついで——新潟水俣病が教えてくれたもの』新潟県、48 頁。【水俣病の教訓を後世に残す事業の一環で作成された小学校高学年向けの副読本】

＊新潟水俣病聞き書き集制作委員会、2003、『いっち　うんめぇ　水らった——聞き書き・新潟水俣病』新潟水俣病聞き書き集制作委員会、225 頁。【新潟水俣病の認定患者と未認定患者10人の聞き書き】

新潟水俣病被害者の会・新潟水俣病共闘会議編、1996、『阿賀よ　忘れるな——新潟水俣病第二次闘争の記録——』新潟水俣病被害者の会・新潟水俣病共闘会議、327 頁。【新潟水俣病二次訴訟の和解を契機に、第二次訴訟の経過を振り返り、今後の運動の課題を明らかにしている。地裁判決以降の声明や確認書などの他、二次訴訟関連の動向を詳細に記した「新潟水俣病闘争年表」、及び、二次訴訟の法廷の経過についての詳細な「新潟水俣病第二次訴訟年表」を収録】

新潟水俣病共闘会議編、1990、『新潟水俣病ガイドブック　阿賀の流れに』新潟水俣病共闘会議、30 頁。【阿賀野川を遡っての「現地調査」の雰囲気を共有しながら、新潟水俣病の概要を学べる構成になっている。阿賀野川沿岸地域の暮らしに与えた水俣病の衝撃がわかる】

＊新潟水俣病共闘会議編、2002、『新潟水俣病ガイドブックⅡ　阿賀の流れに』新潟水俣病共闘会議、41頁。【1990年刊行のガイドブックの改訂版】

＊新潟水俣病40周年記念誌出版委員会編、2005、『阿賀よ伝えて——103人が語る新潟水俣病』新潟水俣病40周年記念誌出版委員会、399頁。【新潟水俣病公表40周年を機にまとめられたさまざまな関係者の証言と回想】

河辺広男、1997、『新潟水俣病と阿賀野川水銀汚染を追う』河辺医院附属環境医学研究室（非売品）、66 頁。【阿賀野川及び周辺地域の水銀汚染がいかなるものであったかを探究するという視点から新潟水俣病問題の経過を記述】

＊坂東克彦、2000、『新潟水俣病の三十年—ある弁護士の回想』日本放送出版会、221頁。

＊坂東克彦・平野孝編、2003、『マイクロフィルム版戦後日本公害環境史料坂東克彦史料』柏書房、75巻(リール)。【坂東克彦弁護士が所持していた膨大かつ貴重な史料】

＊堀田恭子、2002、『新潟水俣病問題の受容と克服』東信堂、317頁。【新潟水俣病によって被害者の生活世界がいかに変容し、いかに再構築されていったかを考察】

〈B：新潟水俣病に関連する個別的問題についての文献〉

飯島伸子、1970、「産業公害と住民運動——水俣病問題を中心に」『社会学評論』Vol. 21, No.1: 25-45.【熊本水俣病と新潟水俣病を比較。社会学としてはじめて新潟水俣病問題を論述】

飯島伸子編、1979、『公害・労災・職業病年表（改訂版）』公害対策技術同友会。Iijima Nobuko (ed.), 1979, *Pollution Japan: Historical Chronology*, Asahi Evening

News.

飯島伸子、1984=1993、『環境問題と被害者運動（改訂版）』学文社、247頁。【社会学の視点から熊本水俣病と新潟水俣病の比較。被害構造論を確立】

飯島伸子、1994、「新潟水俣病未認定患者の被害について——社会学的調査結果からの報告」、『環境と公害』Vol.24, No.2: 59-64.【新潟水俣病未認定患者の調査の概要と被害の状況についての分析】

石田芳英・小川弘幸・熊倉克久・寺尾邦宏他編、1991、『AGA草紙③　阿賀野川の川漁』阿賀に生きる製作委員会、130頁。【阿賀野川の魚種・漁法、漁業協同組合について、また、ダムの建設による川の変化や昭和電工の排水による漁業被害、水俣病発生による漁獲規制などが論じられている】

内村瞭治、1977、「水銀法転換はなぜおこなわれないのか」、『公害研究』Vol.7, No.2: 36-46.【第三水俣病と水銀パニックは、水銀法によるソーダ製造からの製法転換をはかる契機になった。論文はこうした経緯と製法転換が遅れている状況について考察している】

映画『阿賀に生きる』スタッフ著、村井勇編、1992、『焼いたサカナも泳ぎだす——映画『阿賀に生きる』製作記録』記録社（発行）、影書房（発売）、213頁。【映画スタッフと阿賀の人々との交流から生まれた「阿賀の世界」を、ひとつの映画として表現してゆく過程が記録されている。映画採録シナリオ、新潟水俣病年表など収録】

榎本悦代・熊倉克久・知野泰明他編、1990、『AGA草紙②　阿賀野川の舟運』阿賀に生きる製作委員会、111頁。【阿賀野川中流域の砂利採取業の変遷を中心に、地域社会の生活と阿賀野川との「かかわり」を記録している。巻末に年表「阿賀野川・砂利採取の歴史」を収録】

折原浩、1971、「"判決"以後の昭電社員」『中央公論経営問題』第38号、258-272頁。【一次訴訟判決以後の昭和電工および昭電労組の態度と、それを批判し被害者と連帯しようとする昭電内部の少数派の労働運動の状況】

河辺広男、1991、『水銀汚染を追って18年——新潟水俣病研究会からの報告』河辺医院附属環境医学研究室(非売品)、183頁。【筆者は新潟水俣病研究会に属し、河辺医院附属環境医学研究室を主宰。スギの年輪中の水銀を分析することで、データがなかった昭和31年以前のアセトアルデヒドの年度別生産量を推定。生態系での水銀の移動をカブトムシの実験などで考察】

川名英之、1987、『ドキュメント日本の公害（第一巻　公害の激化）』緑風出版、465頁。【熊本・新潟での水俣病の発生と第一次訴訟について。巻末に水俣病を含む「公害・環境問題年表〔1〕」（1876年～1971年まで）収録】

川名英之、1989、『ドキュメント日本の公害（第四巻　足尾・水俣・ビキニ）』緑風出版、493頁。【水俣病認定問題(未認定患者問題)、四大公害訴訟以降の訴訟（刑事事件を含む）の動向について】

環境庁環境保健部、1997、『水俣病　その歴史と対策』環境庁環境保健部、20頁。【水俣病の発生から問題の政治的解決まで。日本語と英語で記されているパンフ

レット】

環境庁公害健康被害補償制度研究会編、1994、『公害健康被害補償・予防関係法令集(平成6年版)』中央法規出版.【公健法と認定制度に関する法律・政令・省令・通知・審議会答申など】

〔『環境保健レポート』編集部編〕、1974、「特集 いわゆる"第3水俣病"問題の経過」日本公衆衛生協会『環境保健レポート』No.32:3-87頁.【"第3水俣病"問題の資料特集。10年後の水俣病研究班の報告など9点の重要資料を収録】

北川徹三、1967、「阿賀野川河口沿岸における水銀中毒事故の原因に関する考察」、『官公庁公害専門資料』Vol.2, No.6:30-53.【新潟水俣病の原因は昭電の排水ではなく、新潟地震の際に流出した水銀農薬が塩水楔になって阿賀野川に流入したためであると主張】

北川徹三、1981、『メチル水銀による汚染原因の研究 水俣湾と阿賀野川』紀伊國屋書店、164頁.

北野博一、1969、「新潟水銀中毒の反省」、『公衆衛生』Vol.33, No.2:22-27.【新潟県が初期に水俣病の発生・拡大防止のために行った漁獲規制、一斉検診などの対策は、当時、県職員だった筆者の努力に負うところが大きい。行政の立場から新潟水俣病問題を考察した論文。昭電の企業体質も問題にしている】

喜田村正次、1969、「有機水銀中毒──新潟の水俣病」、『官公庁公害専門資料』Vol.4, No.1:61-68.【新潟水俣病に対し昭電側が主張した「水銀農薬汚染」説(新潟地震で流出した農薬が原因であるとする説)を批判する論文】

城戸あつ子・山崎喜比古・片平洌彦・牧野忠康・園田恭一、1987/1988、「関東に在住する水俣病と診断された人々の生活史と実態(上)(下)」『公害研究』Vol.17, No.1:54-61/Vol.17, No.3:48-57.【東京近郊に移住した被害者の調査から健康問題や精神的・社会的問題を考察し、移住が被害者に与えた影響を考察している】

熊倉克久・星野和枝・村井勇他編、1990、『AGA草紙① 阿賀野川の河道の変遷』阿賀に生きる製作委員会、100頁.【阿賀野川の歴史と暮らしについての郷土史研究。水害や風土病、伝説などについて、聞き書きを含めて記述している】

近藤喜代太郎、1996、「阿賀野川流域における水俣病の発生動態──暴露の実態と患者の認定」『日本衛生学雑誌』Vol.51, No.2:599-611.【筆者は新潟水俣病訴訟の証人として法廷で証言している。国や昭電の病像論を肯定し、原告は他疾患を含む疑いが大きいとして認定審査会の審査を評価する】

斎藤恒・池田隆好・高橋哲郎・山内久美子・高橋安子、1974、「上越地区の水銀汚染と新潟水俣病の医療」『医学評論』No.46:35-43.

齋藤恒・萩野直路・旗野秀人、1981、「新潟水俣病患者と認定の問題」『公害研究』Vol.10, No.3:36-42

斎藤恒・萩野直路、1988、「新潟水俣病の認定をめぐる「科学」──新潟水俣病第2次訴訟から──」『医学評論』No.84:38-45.

斎藤恒、1990、「新潟水俣病第2次訴訟原告患者の実情」、『医学評論』No.88:25-31【訴訟原告のうち第三陣までの129人の申請時期や発病時期、被害の家族集積性

などについて報告】

斎藤恒、1992、「新潟水俣病第 2 次訴訟の争点」、『医学評論』No.91：1-9.【被告昭和電工・国が主張する「昭和52年判断条件」に対する反論】

斉藤驍、1989、「昭和電工塩尻工場公害・職業病訴訟の意義」、『公害研究』Vol.19,No.1：49-56.【長野県塩尻市での昭電の粉じん等による大気汚染による健康被害、工場労働者の職業病被害の損害賠償請求訴訟とその和解について】

佐藤真、1997、『日常という名の鏡——ドキュメンタリー映画の界隈——』凱風社、381頁.【著者は映画『阿賀に生きる』の監督。『阿賀に生きる』の映像世界はいかにして生まれたかが記されている】

＊里村洋子、2004、『安田の唄の参ちゃん－瓦職人・新潟水俣病未認定患者渡辺参治さんの聞き書き』冥土のみやげ企画社、88頁.【米寿記念ＣＤ『うたは百薬の長』を出した渡辺参治さんのライフヒストリー。渡辺さんは、うたを通して水俣病を伝える活動をしている】

白川健一、1975、「遅発性水俣病について——新潟水俣病の長期追跡から」、『科学』Vol.45, No.12：750-754.【自覚的・他覚的症状が数年後にあらわれる遅発性水俣病や微量慢性汚染による水俣病の発病についての問題提起】

杉澤あつ子・山崎喜比古・園田恭一・片平洌彦・牧野忠康、1990、「有機水銀汚染地域から移住した水俣病と診断された人々の生活史——近畿地方での調査による検証——」『公害研究』Vol.19, No.4：38-46【近畿地方に移住した熊本水俣病被害者の生活史に着目しながら、健康被害だけでなく、精神的・社会的問題について検討している】

関礼子、1995、「『関川水俣病』問題Ⅰ——新潟県におけるもうひとつの『水俣病』」、『環境社会学研究』No.1：161-169.【新潟県内で発生した関川水俣病発生疑惑の経緯。関川水俣病は第三水俣病より先に新潟大学の椿教授によって否定されている】

＊関礼子、2002、「"困った水俣病患者"の参治さん」『ひとりから』16：71-79。【「水俣病らしくない」被害者の大学での語り部活動】

関川智子、1985、「新潟水俣病原告患者の実態」『社会医学研究』1985年6号：108-117.

滝沢行雄、1971、「新潟水俣病の原因に関する一資料——発掘された狂死ネコから分析された水銀をめぐって」、『科学』Vol.41, No.9：520-525.【阿賀野川上流の三川村で狂死ネコを発掘、骨中の水銀量を測定し、地域の水銀汚染について報告】

武内忠男、1992、「水俣病におけるガリレオ裁判——水俣病研究史の報告」、『公害研究』Vol.21, No.3：59-67.【第三水俣病の否定は認定基準の厳格化の契機になったと考えられる。この報告は、第三水俣病の否定が「用意された」結論だったことを、当時の記録から明らかにしている】

椿忠雄、1968、「阿賀野川流域の有機水銀中毒」、『内科』No.21：871-875.

椿忠雄、1969、「阿賀野川の有機水銀中毒」、『労働の科学』Vol.24, No.2：16-19.

椿忠雄、1972、「新潟水俣病の追跡」、『科学』Vol.42, No.10：526-531.

田所恭子、1995、「危機的出来事とその受容－克服過程――新潟水俣病を事例に――」『年報社会学論集』No.8：215-226.

田中史子、1994、『生（いのち）――40年目の水俣病――』(株)ジャパン・プレス・フォト、111頁.【熊本および新潟の水俣病についての写真集。市原京子の「水といのち、水俣病の歴史」、浅見洋子の詩も収録】

津田敏秀・三野善央・松岡宏明・山本英二・馬場園明、1997、「水俣病の40年目の「解決」に根拠を与えた2論文」『環境と公害』Vol.26, No.3：48-55.【「解決」の根拠となった2論文（後藤論文と近藤論文）をデータを示しながら明快に批判。なお、後藤論文は「感覚障害のみの水俣病」を認めると「実に多くの偽陽性例をその範疇に取り込むことになり、診断の特異性は著しく減少する」と述べている】

戸田清、1993、「昭和電工トリプトファン食品公害事件」、『社会薬学』Vol.12, No.1：3-15.【米国での事件を企業責任や遺伝子工学の技術論の観点から検討。問題の経緯や被害の状況などがわかる】

中村剛治郎、1971、「新潟水俣病――独占体と地域社会」、『経済評論』10月臨増：174-184.【昭和電工のお膝元にあたる鹿瀬町の戦前から戦後にかけての企業支配の状況を検証】

新潟県環境保健部環境衛生課、1993、『新潟水俣病のあらまし』、新潟県環境保健部環境衛生課、8頁.【小学校高学年から中学校の生徒向けのガイドブック】

新潟県環境保健部、1993、『にいがた水俣病　その歴史と対策』、新潟県環境保健部、11頁.【魚介類の食用規制など環境汚染対策、医療事業など地域住民の環境保健対策をはじめ、新潟水俣病問題とその対策の経過について】

新潟県立図書館編、1973、『新潟水俣病関係文献目録』新潟県立新潟図書館、28頁.【図書、学術雑誌、一般雑誌、パンフレットなど604件の目録】

新潟水俣学校聞き取りクラブ編、1984、『怒れ阿賀――新潟水俣病被害者川べりの生活――』新潟水俣学校聞き取りクラブ、40頁.

新潟水俣病共闘会議、1982-1996、「新潟水俣病とたたかう」No.1-No.77.【共闘会議の機関紙。二次訴訟の間の法廷内外の運動が詳細に記されている原資料】

新潟水俣病共闘会議編、1984、『いまなぜ"みなまた"か――第二次新潟水俣病のたたかい』新潟水俣病共闘会議、60頁.【新潟水俣病発生から第二次訴訟提訴までの経緯、第二次訴訟の論点や原告の訴えなど。水俣病略年表収録】

新潟水俣病研究会編、1982、『新潟水俣病研究　創刊号』新潟水俣病研究会、51頁.【研究会誌。阿賀野川の安全宣言の問題点、水銀農薬による水田汚染問題、昭和電工の水銀汚染と水俣病発生の関連や昭和電工の水俣病への対応についての3研究】

新潟水俣病研究会編、1982、『新潟水俣病研究　第2号』新潟水俣病研究会、58頁.【研究会誌。新潟水俣病第二次訴訟提訴の背景や目的について弁護士や医師の立場から報告。資料として「新潟水俣病研究会10年の歩み――公開シンポジウム」演題を収録】

新潟水俣病研究会編、1986、『よみがえれ阿賀――新潟水俣病 Q & A ――』新潟水俣病研究会、74頁。

新潟水俣病弁護団、1984、『新潟水俣病裁判　第二次訴訟』343頁。【第二次訴訟の第三陣までの訴状と、訴状陳述にあたっての補足意見陳述集、および、4つの原告準備書面を収録】

旗野秀人、1985、「私と水俣病」『別冊　どんこん』No.3：37-46.【安田町を中心とした行政不服審査請求の運動や自主検診への取り組みの経緯】

旗野秀人編、1993、『栄作さん、小浮のジイちゃん、ありがとう』旗野秀人（発行）、越書房（制作）88頁。【映画「阿賀に生きる」の主役のひとりである小浮のジイちゃんこと加藤作二氏と、「安田町水俣病未認定患者の会」初代会長の市川栄作氏の追悼文集。両氏の年譜収録】

旗野秀人編、1995、『追悼文集　阿賀の岸から』旗野秀人（発行）、越書房（制作）、91頁。【市川栄作氏や加藤作二夫妻の追悼集会の模様、被害者の話を聞き、「阿賀に生きる」を見て公害を学んだ安田町立大和小学校の社会科プログラム、生徒の感想文など】

旗野秀人、1996、「阿賀の岸から」、にいがた県民教育研究所『にいがたの教育情報』No.45：34-37.【新潟水俣病を次世代に伝える試みとして安田町の小学校の授業、「川とふれあう会」のイベントを紹介】

＊旗野秀人、2003、「あの世とこの世を紡ぎたい」『ひとりから』19：30-34.【安田町（現・阿賀野市）で「患者さんが冥土の土産にできるような運動」の仕掛け】

＊旗野秀人、2005、「豊かに生きるとは―新潟水俣病患者と三〇年」田中正造大学出版部『救現』9：26-39。【地元の被害者運動を支えてきた旗野秀人氏の活動の履歴】

坂東克彦、1972、「公害裁判――公害と法律家」、宇井純編『現代社会と公害』勁草書房、67-126頁。【1971（昭和46）年4月19日講演録および「討議」。新潟水俣病第一次訴訟が提訴されるまでの過程、裁判の論点などを運動内部の視点から論じている。追録として「昭和電工の控訴権の放棄と勝利の判決」を収録】

坂東克彦、1973、「新潟水俣病の到達点と今後の課題」『議会と自治体』No.176：116-123.

坂東克彦、1982、「新潟水俣病の現状と課題」『公害研究』Vol.11, No.4：13-20.【第一次訴訟の勝訴と補償協定の締結から、未認定患者問題が顕在化する経緯について】

坂東克彦、1985、「新潟水俣病第二次訴訟」『公害研究』Vol.15, No.2：36-40.

坂東克彦、1992-1994、「忘れえぬ人々」（プロローグ～第8回）にいがた県民教育研究所『にいがたの教育情報』No.31：94-105,No.32：88-97,No.33：92-103,No.34：88-96,No.35：94-103,No.36：96-105,No.38：88-98,No.39：96-107

＊坂東克彦、1998、「闘い終えて―新潟水俣病闘争史（講演録）」田中正造大学出版部『救現』7：2-31。【新潟水俣病訴訟を牽引してきた弁護士が語る新潟水俣病の歴史と自らの信念】

坂東克彦弁護士久保医療文化賞受賞記念講演会・祝賀会実行委員会編、1995、『白木博次講演集　水俣病と有機塩素化合物——両者の密接な因果関係について——』坂東克彦弁護士久保医療文化賞受賞記念講演会・祝賀会実行委員会、67頁。【付属資料「15年以上に亘るワクチン禍裁判と私」収録】

深井純一、1982、「水俣病をめぐる国の責任」、『公害研究』Vol.11, No.4：21-28.【通産省の石油化学育成政策と水俣病発生を関連づけながら国の責任を指摘】

深井純一、1985、「新潟水俣病行政の研究——熊本水俣病との比較——」『公害研究』Vol.15, No.1:54-61.【熊本水俣病との比較で、新潟県がとった被害者の発見と救済、漁獲規制などの行政規制を分析した論文】

＊深井純一、1999、『水俣病の政治経済学——産業史的背景と行政責任』勁草書房、326頁。【新潟水俣病の産業史的背景と行政責任についての詳細な記述と分析】

舩橋晴俊・渡辺伸一、1995、「新潟水俣病における集団検診の限界と認定審査の欠陥——なぜ未認定患者が生み出されたか」、『環境と公害』Vol.24, No.3:54-60。【新潟水俣病未認定患者の調査から未認定患者が大量に生み出されたメカニズムの解明を試みた】

舩橋晴俊、1995-97、「熊本水俣病の発生拡大過程と行政組織の意志決定（一）（二）（三）」『社会労働研究』Vol.41, No.4：109-140／Vol.43, No.1・2：97-127／Vol.44, No.2：93-124【熊本水俣病における被害の発生と拡大の過程で、行政組織の意志決定にどのような欠陥があったのかを、組織過程・政治過程を詳細に検討することによって、無責任のメカニズムを社会学的に解明することを課題としている。続稿を予定】

＊舩橋晴俊、2000、「熊本水俣病の発生拡大過程における行政組織の無責任性のメカニズム」、相関社会科学有志編『ヴェーバー・デュルケム・日本社会―社会学の古典と現代』ハーベスト社、129-211。【行政組織を焦点にした加害メカニズムの社会学的解明】

＊堀田恭子、2001、「公害被害者の生活経験と被害者運動―新潟水俣病の事例より」、舩橋晴俊編『講座環境社会学2　加害・被害と解決過程』、有斐閣、61-87。【新潟水俣病被害者にとっての運動の意味】

本間義治編、1995、『阿賀野川の陸水生物学的研究——新潟水俣病の原因究明との関連において——』新潟日報事業社、182頁。【新潟水俣病の原因究明を目的に1968年発足した「新潟河川生態研究グループ」の約25年にわたる研究成果論文集。阿賀野川の陸水生物、漁法や漁具、川魚の水銀汚染など】

＊松村幸子・二階堂一枝・篠原裕子・菅原京子・花岡晋平、2003、「行政で働く保健師の新潟水俣病に対する活動の検証」『新潟青陵大学紀要』3：161-182。【14名の保健師への面接調査により新潟水俣病問題における保健師の活動を明らかにした】

吉田三男、1991、『怒りの阿賀　新潟水俣病と環境教育』あずみの書房、205頁。

吉村尚久、1996、「水俣病の実態を新大生はどのようにとらえたか——法廷の熱弁、坂東弁護士教壇で再現——」、にいがた県民教育研究所『にいがたの教育情報』No.

45：25-33．【実地見学と坂東弁護士の集中講義についての新潟大学の学生の感想、講義の目的や概要について】

渡辺伸一、1995、「『関川水俣病』問題Ⅱ――被害状況と問題隠蔽の構造」、『環境社会学研究』No.1：170-177．【新潟水俣病と関川水俣病とを関連づけながら、運動、行政の対応などを通して問題が隠されてゆく状況を論じた】

〈C：新潟水俣病に関する雑誌特集〉

『月刊いのち――労働災害・職業病――』1971, No.61、日本労働者安全センター（発行）、〈新潟水俣病（阿賀野川有機水銀中毒事件）裁判勝訴－その闘いに学ぶ〉（坂東克彦「新潟水俣病闘争の総括－裁判勝利の意味と今後の課題――その1 新潟水俣病事件の本質」4-8 頁、宮下弘治「新潟水俣病闘争と県評労働者」9-16 頁、小林 懋(つとむ)「新潟水俣病の裁判提起までの闘い――被災者と民水対――」17-23 頁、編集部「被災者 近喜代一さんの談話から」24-25 頁、「熊本・富山等の関係者の新潟水俣病判決に寄せた言葉」26-27 頁、菊池啓子「昭和電工内部告発の闘い」28-30 頁、「(インタビュー) 判決の日 椿忠雄教授に聞く――新潟水俣病の判決を聞いて」31-34 頁、「(インタビュー) 北野博一博士に聞く――新潟水俣病と取り組んで」35-44 頁、山田信也「埋もらされた無機水銀中毒――新潟水俣病原因工場の――労働者のこと――」45-50頁、日本労働者安全センター編「年表：新潟水俣病闘争の歴史的あゆみ」51-54 頁。日本労働者安全センター編「年表 (別表)：阿賀野川有機水銀中毒事件（新潟水俣病）――裁判経過のあらまし」55-57頁）。

『ジュリスト』1971, No.493、〈特集 新潟水俣病判決〉（沢井裕・島林樹・清水誠・坂東克彦・馬奈木昭雄「座談会 新潟水俣病判決と公害裁判――富山イ病・新潟水俣病・熊本水俣病――」18-44頁、西原道雄「新潟水俣病判決の意義」45-50 頁、河合研一「新潟水俣病裁判における審理過程の問題点」51-55 頁、牛山積「故意・過失をめぐる判断について」56-60 頁、滝沢行雄「因果関係と疫学の役割」61-65 頁、淡路剛久「一律請求――損害賠償の新しい方向性」66 70 頁、片桐敬弌「新潟水俣病裁判」71-75 頁）、「資料 新潟水俣病判決〔要旨〕、患者等目録、原告別請求、認容額一覧表」76-87頁。

『法律時報』1971, No.518、〈特集新潟水俣病判決〉（清水誠「新潟水俣病判決について」8-14 頁、牛山積・久保全雄・片桐敬弌・清野春彦・坂東克彦「座談会 新潟水俣病判決の検討」15-32 頁、渡辺喜八「新潟水俣病判決に想う――原告弁護団長として」33-40頁、宇井純「新潟水俣病判決と公害問題」41-48頁、「新潟水俣病訴訟判決文」147-260頁）。

『判例時報』1971, No.642、〈新潟水俣病判決をめぐって〉（西原道雄「新潟水俣病訴訟における一律請求」87-88、99 頁、清水誠「新潟水俣病判決における故意・過失の問題について」89-90頁、滝沢行雄「新潟水俣病の判決を聞いて」91-92 頁、冨島照男「新潟判決と四日市公害訴訟」93-95、90 頁）、「新潟水俣病損害

賠償請求事件第一審判決」96-195頁。
- 『月刊いのち——労働災害・職業病——』1973, No.81、日本労働者安全センター（発行）、〈特集－環境破壊との闘い——公害闘争——〉（「新潟水俣病被災者の会 会長 近喜代一氏の逝去を悼む」1頁、坂東克彦「水俣病の真実」41-49頁、小林懋「新潟水俣病判決後の新潟における共闘会議被災者の闘い」50-53頁、「新潟水俣病問題に関する協定書・覚書・確認書等」54-56頁、新潟水俣病共闘会議・同被災者の会「第三水俣病の発生に関する声明」57頁）。
- 『判例タイムス』1992, No.782、〈特集水俣病訴訟をめぐって〉（加藤一郎「司法と行政——水俣病をめぐって」2-6頁、森島昭夫「水俣病多発地域における行政救済」7-15頁、新美育文「国・県の責任」16-29頁、「水俣病の病像と損害賠償責任——水俣病東京訴訟第一審判決を中心に——」、野村好弘「確率的（割合的）因果関係論」53-63頁）、「水俣病東京訴訟第一審判決」65-259頁、「新潟水俣病第二次（第一陣）訴訟第一審判決」260-301頁。
- 『法律のひろば』1992, Vol.45, No.11、〈特集東京水俣病・新潟水俣病判決〉（山中優一「水俣病国賠訴訟の経緯と概要」4-11頁、河村吉晃「水俣病訴訟における国・県の責任」12-30頁、佐村浩之「水俣病訴訟における因果関係論」31-37頁、岩尾総一郎「水俣病東京訴訟及び新潟訴訟判決」38-46頁、佐久間政和「水俣病損害賠償訴訟の経緯と概要」47-53頁）
- 『判例時報』1992, No.1422、「新潟水俣病第二次訴訟第一陣第一審判決」39-81頁。
- 『ジュリスト』1996, No.1088、〈特集 水俣病和解〉（小島敏郎「水俣病問題の政治的解決」5-11頁、豊田誠「水俣病問題の解決をめぐって」12-20頁、大塚直「水俣病判決の総合的検討（その一）」21-29頁）。
- ＊『季刊 ばらくて』2002, No.10 〈特集 『阿賀に生きる』の10年〉（旗野秀人「阿賀のほとりで・特別編『お迎えがくるまではがんばろう』」10-14頁、大熊孝「『阿賀に生きる』に学ぶ——『鮈流し漁』から自然との共生を考える」15-20頁、佐藤真「『阿賀に生きる』から10年」21-27頁、下村伸「収まりのいい文脈に回収させてしまってはならぬ——『阿賀に生きる』十年に寄せて」28-30頁）。

〈D：熊本水俣病問題全般に関する基本文献〉

- 有馬澄雄編、1979、『水俣病——20年の研究と今日の課題』青林舎、959頁。【水俣病の医学的研究の集大成。通称、青本。巻末に二つの水俣病を対象とした非常に詳細な年表を収録】
- 石牟礼道子、1969、『苦海浄土——わが水俣病——』講談社、294頁。【水俣病発生から1968年の政府見解発表までの被害者、家族、地域社会の姿を美しい筆致で描いた迫真の記録】
- 色川大吉編、1983、『水俣の啓示——不知火海総合調査報告（上）（下）——』筑摩書房、上巻426頁、下巻503頁。【水俣病と近代化による被害の総合的な把握のために行われた、「不知火海総合学術調査団」による学際的な調査研究報告。水俣

病と地域社会の変容を、歴史や政治、経済、社会など様々な側面から分析している】
* 色川大吉編、1995、『新編水俣の啓示——不知火海総合調査報告』筑摩書房、573頁【1983年刊行の本の新編】
  宇井純、1968、『公害の政治学——水俣病を追って』三省堂新書、216頁。【熊本水俣病の発生から新潟水俣病の発生までを中心に記録。当時の新聞や報告書など資料を多く用い、水俣病を多面的に捉えた先駆的な著作。三省堂新書】
  NHK取材班、1995、『NHKスペシャル戦後50年　その時日本は　第三巻』NHK出版、397頁。【水俣病発生当時の状況を、チッソの内部にいた人々がはじめて語ったドキュメンタリー「チッソ・水俣　工場技術者たちの告白」を収録】
* 緒方正人（語り）辻信一（構成）、1996、『常世の舟を漕ぎて―水俣病私史』世織書房、248頁。
  岡本達明・松崎次夫編、1989–1990、『聞書　水俣民衆史』全5巻、草風館。【水俣地域の変貌の様子やチッソ工場の労働者の話などの聞き書き。『明治の村』294頁、『村に工場が来た』250頁、『村の崩壊』284頁、『合成化学工場と職工』318頁、『植民地は天国だった』348頁の五巻。毎日出版文化賞特別賞受賞】
* 木野茂・山中由紀、2001、『新・水俣まんだら―チッソ水俣病関西訴訟の患者たち』緑風出版、374頁。
  「熊本県民医連の水俣病闘争の歴史」編集委員会編、1997、『水俣病　ともに生きた人びと――たたかいを支えた医療人の記録――』大月書店、252頁。【熊本県民医連の医師たちの水俣病問題への取り組みの記録】
  熊本大学医学部水俣病研究班、1966、『水俣病——有機水銀中毒に関する研究』449頁。【1960年代半ばにおける医学的研究の集大成。通称、赤本】
* 栗原彬編、2000、『証言水俣病』岩波書店、206頁。
  後藤孝典、1995、『ドキュメント「水俣病事件」　沈黙と爆発』集英社、270頁。【1970年代初頭の一株株主運動、自主交渉派の運動の中心にいた弁護士による記録】
  富田八郎、1969、『水俣病』水俣病を告発する会（非売品）、503頁。【宇井純がペンネームで『月刊合化』に連載した「水俣病」を掲載。通称、白本。新潟水俣病訴訟の弁護団長を長らく担当した坂東弁護士は、第一次訴訟提訴の頃にこの論文で水俣病を学んだという。宇井純「新潟の水俣病(上)(下)」「水俣病にみる工場災害」、野村茂・二塚新「水俣病年表」を収録】
* 西村肇・岡本達明、2001、『水俣病の科学』日本評論社、343頁。
  原田正純、1972、『水俣病』岩波新書、244頁。(= 2004, Harada, Masazumi, "Minamatabyo", Kumamoto Nichinichi Shinbun Culture & Information Center.)【初期水俣病の原因物質解明の段階から訴訟、患者をめぐる社会的被害の状況などを、臨床医学の視点から論じた。胎児性水俣病、隠れ水俣病や裁判のなかでの医学問題など。岩波新書。2004年に英訳を刊行】
* 丸山正巳・田口宏昭・田中雄次・慶田勝彦編、2004、『水俣の経験と記憶―問いかける水俣病』熊本出版文化会館、302頁。

水俣病患者連合編、1998、『魚湧く海(いおわく)』葦書房、346 頁。【政府の解決策受け入れを契機に水俣病患者連合の軌跡を振り返った書】

水俣病被害者・弁護団全国連絡会議編、1997、『水俣病裁判――人間の尊厳をかけて』かもがわ出版、356 頁。【水俣病発生から 1996 年の和解に至る過程についての、水俣病全国連の運動を担った弁護士集団による記録。宮本憲一「水俣病問題の歴史的教訓」収録】

水俣病研究会編、1996、『水俣病事件資料集(上・下)』葦書房、1754 頁。【熊本水俣病に関する 848 点の原資料と約 800 点の図表類を採録。毎日出版文化賞受賞】

水俣病研究会編、1999、『水俣病研究 1』葦書房、199 頁。【水俣病問題の政治解決を契機に、改めて水俣病問題の全容を明らかにしようという試みで発刊された。今後、継続的に刊行予定。1 号は特集「水俣病問題の政治解決」】

＊水俣病研究会編、2000、『水俣病研究 2〈特集・水俣病医学の再検討〉』葦書房、198 頁。

＊水俣病研究会編、2004、『水俣病研究 3〈特集・水俣病論争のすすめ〉』弦書房、216 頁。

＊水俣病に関する社会科学的研究会、1999、『水俣病の悲劇を繰り返さないために――水俣病の経験から学ぶもの』国立水俣病総合研究センター、139 頁。

宮澤信雄、1997、『水俣病事件四十年』葦書房、506 頁。【著者は元 NHK アナウンサー。30 年近くの取材にもとづき、詳細な資料検討と想像力を駆使して、水俣で本当に何があったかを歴史にとどめる試み。第 7 回若月賞受賞】

宮本憲一編、1977、『講座　地域開発と自治体 2　公害都市の再生・水俣』筑摩書房、320 頁。【認定制度、行政責任、地域再生などを主題とした 1970 年代の学際的研究】

＊矢吹紀人、1999、『あの水俣病とたたかった人びと』あけび書房、247 頁。

＊George, Timothy, S, 2001, Minamata-Pollution and Struggle for Democracy in Postwar Japan, Harvard University Asia Center.

新潟水俣病問題年表

(作成＝渡辺伸一・舩橋晴俊)

A 住民・被害者・運動団体、及び、裁判の動向	B 企業、行政（自治体、政府）	C 社会的、政治的、行政的背景、熊本水俣病問題の動向
	〈1928（昭和3）年〉 10.22 昭和電工の創業者森矗昶、昭和肥料㈱を設立。以後、鹿瀬発電所、豊実発電所の電力と揚川村（現津川町）水谷山の石灰岩を利用し鹿瀬町にてカーバイド生産を開始。 〈1934（昭和9）年〉 11．― 昭和肥料とラサ工業㈱の共同出資により、昭和合成化学工業㈱設立。アセチレン系有機合成品の製造に着手。 〈1936（昭和11）年〉 3．― 昭和合成化学工業、鹿瀬工場にてアセトアルデヒドの生産開始。阿賀野川へ排水。 〈1939（昭和14）年〉 6.1 昭和肥料、同系統の日本電工㈱と合併し、昭和電工㈱を設立。 〈1946（昭和21）年〉	〈1932（昭和7）年〉 5.7 日本窒素㈱水俣工場、アセトアルデヒドの生産開始。

〈1950（昭和25）年〉
1.― 日本窒素㈱は、新日本窒素肥料㈱として再発足、急速な復興に向かう。
〈1953（昭和28）年〉
―.― この頃より水俣病周辺でネコの狂死が漸増。
〈1955（昭和30）年〉
7.― 通産省、第一期「石油化学工業の育成対策」を決定。
〈1956（昭和31）年〉
5.1 水俣市の新日本窒素付属病院より、水俣保健所に原因不明の奇病患者の発生について届出（水俣病の公式発見）。
〈1957（昭和32）年〉
4.4 伊藤水俣保健所長、水俣湾産魚介類で、猫に水俣病を発症させる。
9.11 厚生省公衆衛生局長が、熊本県の照会に対して、食品衛生法の適用による水俣湾での漁獲禁止はできないとの回答。以後、熊本県は、効果的な対応策を欠如。
〈1958（昭和33）年〉
6.24 参議院社労委で、厚生省環境衛生部長が、水俣病原因物質はタリウム、セレン、マンガンのいずれか、あるいはその組合せであり、水俣工場からの流出が推定される、と答弁。

11. 中旬 昭和電工の排水で阿賀野川が赤く濁る。昭電の赤水と呼ばれ、その間、不漁となる。
〈1953（昭和28）年〉
―.― 鹿瀬工場、阿賀野川川原に捨てた工場廃薬物から有毒物を流出させ、漁業に被害を与える。
〈1957（昭和32）年〉
5.― 昭和電工、昭和合成化学工業を吸収合併、鹿瀬工場のアセトアルデヒドを増産。
9.25 阿賀野川漁連の鹿瀬工場の被害訴えにして、新潟県が、鹿瀬工場と「残滓・汚濁水処理のおそれなきよう適切な処理を」と覚書交換。

《1959（昭和34）年》

1.― 阿賀野川漁業協同組合協議会、昭電に補償要求。

3.7 昭電と阿賀野川漁連、損害補償2400万円で妥結。

《1959（昭和34）年》

1.2 鹿瀬工場裏手のカーバイド残滓捨て場が崩壊、堆積物流出し、阿賀野川本流の魚はほとんど死滅。

12.8 日本化学工業協会の産業排水対策委員会（委員長、安西正夫昭電社長）内に、塩化ビニール・酢酸特別委員会設立を決定。水俣病問題に関連し、同種工場の排水対策のため。

12.25 水質保全法、工場排水規制法が制定される。

9.― 新日本窒素㈱、アセトアルデヒド排水路を水俣湾・百間港方面から変更して水俣川河口に放流。以後被害が拡大。

《1959（昭和34）年》

7.14 熊本大学研究班報告会。水俣病の原因は有機水銀であるとの結論、7.22に公式発表。

11.2 不知火海沿岸漁民総決起大会。水俣市でデモ集会を行進。新日窒が交渉を拒否され、漁民約1千人が水俣工場に乱入、警官隊と衝突、100余名の負傷者を出す。

11.10 通産省、全国のアセトアルデヒドと塩化ビニール製造工場に対し「秘扱い」にて、排水中の水銀の水質調査を行い、報告するよう通達。

11.12 厚生省食品衛生調査会、水俣病の原因は魚介類中の「ある種の有機水銀化合物」であると厚生大臣に答申。水俣食中毒部会は、委員の意に反し、直後に解散させられる。

12.30 寺知火海漁業紛争調停委員会」の構成する事を条件に熊本県知事らの調停案を受諾する形で、水俣病患者家庭互助会、新日窒との見舞金契約に調印。

《1960（昭和35）年》

1.9 経企庁を主管とする水俣病総合調査研究連絡協議会が発足。しかし、1961.3.6の第4回会議を最後に結論を出さないまま自然消滅。

《1962（昭和37）年》

〈1963（昭和38）年〉
10.― 新潟市下山地区IH氏、水俣病を発症。当時は水俣病と自覚されず、後に判明。この頃より、阿賀野川下流域を中心として患者散発。

〈1964（昭和39）年〉
8.― この頃から、阿賀野川下流沿岸地区で猫や犬の行方不明、狂死が漸増。
8.下旬 新潟市下山地区MU氏、発病。10.29に死亡。後に水俣病患者と判明。
11.12 新潟市下山地区IK氏、原因不明の神経疾患で、新潟大学病院に入院。

〈1965（昭和40）年〉
1.18 椿忠雄東大助教授、IK氏を有機水銀中毒と診断。後に新潟水俣病患者第一号となる。
2.10 KC氏（新潟市一日市）発病。3.21に死亡。
3.30 椿教授、新潟大神経内科に着任。
4.― 椿新潟大学教授、有機水銀中毒患者第2例（豊栄町、OK氏）を確認。

〈1963（昭和38）年〉
―.― 昭電のアセトアルデヒド年産量は19042t。

〈1964（昭和39）年〉
春 昭和電工、鹿瀬工場アセトアルデヒド部門閉鎖を含める合理化計画について労働組合と団体交渉。
―.― 昭電のアセトアルデヒド年産量は19631t。

〈1965（昭和40）年〉
1.10 昭和電工、鹿瀬工場のアセトアルデヒド生産停止、生産を徳山石油化学㈱に引き継ぐ。
5.31 新潟大学（椿・植木教授）から県に対し、原因不明の水俣病中毒患者が阿賀野川下流流域に発生している旨報告。
6.12 阿賀野川下流域に第二の水俣病（新潟水俣病）が発生していることを、新潟大学椿・植木両教授と新潟県衛生部が発表。
6.16 新潟県、新潟大、合同で新潟県水銀中毒研究本部設置（7.31から新潟県有機水銀中毒研究本部と名称を変更）。
6.16～26 第1回一斉検診第1次調査（新

11.29 水俣病患者診査会、16人を胎児性水俣病と診定。

〈1963（昭和38）年〉
2.20 熊大入鹿山教授が、工場汚泥から有機水銀を検出したことなどを踏まえて、熊本大学研究班が「原因はメチル水銀化合物」と正式発表。しかし、社会的にチッソの責任追求はなされず。

〈1964（昭和39）年〉
5.― 水俣漁協、水俣湾漁獲禁止を全面解除。
6.16 新潟地震発生。
12.― 宇井純、富田八郎の筆名で『月刊合化』誌に「水俣病」の連載開始。

〈1965（昭和40）年〉
3.10 桑原史成、写真集『水俣病』刊行。
5.21 チッソ・患者互助会、患者見舞金の年金改定で覚書締結。未成年が成年に達したとき10万、重症10.5万となる。

潟市、豊栄町）と第2次調査（横越村、豊栄町、京ケ瀬村）。調査対象は計29130人。
6.21 新潟県水銀中毒対策本部（本部長は吉浦副知事）設置。
6.28 県対策本部、阿賀野川下流の魚介類を採捕しないよう行政指導実施決定（期間は7.1～8.31、横雲橋より河口まで14km）。
6.30 厚生、農林、通産、経済企画、科学技術の関係省庁、初の連絡会議を開く。
6.—～12.— 昭和電工、鹿瀬工場のアセトアルデヒドプラントを撤去し、製造工程図を本社指示によって焼却
7.12 県衛生部、食品衛生法に基づき阿賀野川産の川魚の販売禁止の行政指導。
7.13 県、関係漁協に見舞金総額50万円支給。
7.26 県研究本部、受胎調節指導（頭髪水銀50ppm以上の婦人）などを行うと決定。
8.23～9.18 第1回一斉検診第3次調査（全流域の10市町村、39057人）。
8.29 県は、サケ・マス・アユの遡河性魚類の食用規制を解除し、ニゴイ・ウグイ等の食用抑制の行政指導の継続を決定。
9.8 厚生省新潟水銀中毒事件特別研究班発足。臨床、試験、疫学の3班編成。
9.10 厚生省、「国立衛試が、鹿瀬工場の排水溝付近の泥から151ppm、構内のボ

7.28 通産省、水銀使用関係各社に対し、"工場における水銀の取扱いについて"通達。
8.14 チッソ水俣工場幹部、初めて患者を慰問し見舞金を贈る。

8.18 民主団体水俣病対策会議準備会（代表斎藤恒）及び患者、新潟県に対し公表が遅れたことの責任を追及し、補償、原因究明などを要求。
8.25 新潟県民主団体水俣病対策会議（民水対、議長斎藤恒医師）結成。
8.31 新潟市松浜漁協、新潟県に対し原因の早期解明を陳情。

10.7 新潟水俣病被災者が相互扶助や対県市交渉のため、会をつくる。会員数は9世帯17名。
秋頃 新潟市の坂東克彦弁護士ら、新潟水俣病患者と接触をはじめる。
12.23 阿賀野川有機水銀中毒被災者の会（近喜代一会長、後の新潟水俣病被災者の会）結成。

〈1966（昭和41）年〉
1.24 松浜・大形・濁川・大江山漁協、新潟市長に対し、阿賀野川水銀中毒事件に伴う被害漁業者救済について陳情。
2.19 患者、民水対、新潟県君副知事に対し、①犯人断定まで患者医療費の継続支給、②早期原因究明などを陳情。
4.9 民水対、3.24中間報告に対し抗議。新潟市の
4.— 民水対、訴訟小委を設置。

夕山から624,640ppmの総水銀を検出」と発表。
9.20 新潟県対策本部、水銀中毒患者及び水銀保有者に対する特別措置要綱を決定し、患者に対し医療費全額負担と医療手当の支給について定める。
11.30 神戸大学喜田村教授、アセトアルデヒド合成のモデルプラントでメチル水銀副生の確認に成功。
12.8 県、「新潟県有機水銀中毒症患者診査会」設置を決定。
12.23 第1回新潟県有機水銀中毒症患者診査会開催、死者5名を含む26名を患者と認定。以後、1970年1月まで9回開催。
12.25 昭和電工、鹿瀬工場を分離し鹿瀬電工(株)を設立。
12.30 新潟県と新潟市・豊栄町、協力して被災者22世帯に生業資金各5万円貸付。

〈1966（昭和41）年〉
2.— 鹿瀬町議会、「昭和電工を犯人と断定するための調査（住民検診）には協力できぬ」と決議。
3.10 新潟県対策本部、「阿賀野川流域水銀対策資金貸付要項」決定。
3.24 厚生省特別研究班・関係各省庁合同会議、疫学班は、鹿瀬工場の廃水中のメチル水銀が原因と主張するも、通産省が異論を唱え、中間報告にとどまる。
4.15 県対策本部、阿賀野川横雲橋上流10

10.1 チッソ、水俣工場に公害課設置。

〈1966（昭和41）年〉
3.31 熊大研究班『水俣病——有機水銀中毒に関する研究』（通称、赤本）を発表。
4.— 通産省、関係各社に対し「カーバイド法アセトアルデヒド製造方法の改善について」通達し、廃水処理等の報告

坂東・片桐弁護士ら、新潟水俣病の運動に対し律学的検討を始める。

6.20 阿賀野川沿岸漁協連合会、昭和電工本社を訪ね、国の結論が出た段階で補償交渉をと要望。

11.21～22 被災者の会の近会長ら、東京で総評等約10団体に支援要請。

12.6 被災者の会、新潟県に対し、①原因早期究明、②補償斡旋、③年末資金10万円貸付、④昭電との交渉について など要求。

〈1967(昭和42)年〉

1.8 被災者の会、新年会。民水対、患者に対し裁判提起の正式提案。

3.21 被災者の会、民水対と話し合いの上、訴訟を行うことを決定。

4.17 新潟水俣病弁護団結成準備会。同月29日結成。渡辺喜八団長、坂東克彦幹事長。

市町村と関係保健所に対し「川魚の採捕喫食禁止を住民に徹底せよ」と初めて正式指示。

5.17 新大公衆衛生学研究室、鹿瀬工場の排水路の水苔からメチル水銀を検出と報告。

6.― 昭和電工、農薬説を唱えて工場廃水説に対し、反論開始。

9.30 鹿瀬町議会、「阿賀野川下流域有機水銀病に関する意見書」を採択。工場廃水説が流され、当町の某化学工場との印象を与えていることは看過できぬとの趣旨。10.1 津川町議会、鹿瀬町も同趣旨の意見書採択。

10.27～28 新潟市・豊栄町の被災者に生業資金各10万円貸付。

10.― 末 北川徹三横浜国大教授、塩水クサビ説を唱える意見発表。

12.27～28 新潟市・豊栄町の被災者22世帯に生業資金各10万円貸付。

〈1967(昭和42)年〉

2.19 昭和電工安藤信夫専務、NHKテレビで「(昭和電工が原因企業であるとの)政府の結論が出ても従わない」と発言。

4.7 厚生省特別研究班、厚生省に「新潟水銀中毒事件特別報告書」を提出。昭和電工鹿瀬工場で副生されたメチル水銀化合物が川魚の体内に蓄積され、それを接触した住民が発症した第二の水俣病と結論。

を求める。

6.― チッソ、水俣工場アセトアルデヒド設備廃水を装置内完全循環方式に改良。

11.9 熊本県、公害対策会議設置。

〈1967(昭和42)年〉

2.18 経企庁水質審議会第18特別部会(水銀部会)委員会、発足。

282 新潟水俣病問題年表

7.21 公害対策基本法成立 (8.3公布施行)。
9.1 四日市公害訴訟提訴。
9.20 熊本の患者互助会、新潟患者らに対し、手紙とカンパ。熊本と新潟の患者の初交流。

〈1968(昭和43)年〉
1.12 水俣市で水俣病対策市民会議結成（会長は日吉フミコ、1970.8.7 水俣病市民会議と改称）
3.9 イタイイタイ病訴訟提訴。

4.18 厚生省、特別研究班報告書を科学技術庁に提出するとともに、公表。
4.20 厚生省は、特別研究班の最終報告書に関する総合的見解を科学技術庁から求められたので、食品衛生調査会に対して諮問。
6.22 県、津川保健所の協力方申し入れ。鹿瀬電工に社宅の健康調査の協力方申し入れ。鹿瀬電工、拒否。
6.26 県対策本部による第1回一斉検診第4次調査（鹿瀬町）。対象者、1128人。
8.5 新潟市・豊栄町の患者世帯に、10〜20万円の生業資金貸付。
8.30 食品衛生調査会、厚生省に「新潟水俣病は、昭電の工場廃液が基盤で発生」と答申。
9.2 厚生省、科学技術庁に対し、食品衛生調査会の結論は厚生省の正式見解、と報告。
10.20 農林省、科学技術庁に対し、厚生省の結論に異論なし、と報告。
12.19 経済企画庁、科学技術庁に、科学省の結論に異論なし、と報告。
12.26 新潟市・豊栄町の患者世帯に生業資金貸付。

〈1968(昭和43)年〉
1.5 通産省、科学技術庁申に関し、食品衛生調査会申に対する諸説はいずれも資料不十分」と見解を回答。

5.3 被災者の会総会。3家族が提訴することを決定。
6.12 新潟水俣病被害者3家族13名が、昭和電工を被告として提訴（新潟水俣病第一次訴訟）。損害賠償を求める。

8.5 新潟県評、裁判闘争を含め患者支援を決定。
9.13 新潟水俣病一次訴訟第1回口頭弁論。以後、結審まで69回の審理。

〈1968(昭和43)年〉
1.6〜1.8 被災者の会の近会長ら、富山にイタイイタイ病患者らを訪問。
1.21〜1.24 被災者の会、弁護団、民水対などの代表が初めて水俣を訪問。「患者

283

5.18 チッソ水俣工場、アセチレン法アセトアルデヒド製造設備稼働停止。
7.20 宇井純『公害の政治学――水俣病を追って』刊行。
8.27 朝日新聞、「水俣病究明に新事実」とし、細川病院長のネコ400号実験などをスクープ。
8.30 新認定患者互助組定期大会、「何もしてこなかったことを恥として、水俣病と闘う」と決議。
9.28–29 チッソ江頭社長、初めて患者家庭を詫びて回る。

〈1969(昭和44)年〉
1.28 石牟礼道子『苦海浄土』刊行。
5.— 政府、初の『公害白書』を発表。
6.14 熊本水俣病第一次訴訟提訴。

3.— 昭電、反論「阿賀野川河口流域有機水銀中毒事件について」を作成し厚生省特別研究班の見解を批判。
3.27 阿賀野川漁連、昭和電工に対し、1965,66年分として3963万円の補償要求。
4.— 記録映画「公害とたたかう――新潟水俣病」完成。
8.8 松浜漁協・鮮魚組合・鮮魚小売行商小売人代表、昭和電工に対し、総額3,970万円の補償要求。
8.12 新潟市・豊栄町の患者家庭に生業資金給付。
8.17 厚生省、水銀使用194工場中50工場の廃水調査、37工場で水銀を検出し、警告。
9.26 政府、水俣病について正式見解発表。熊本水俣病はチッソ水俣工場が原因、新潟水俣病は昭和電工鹿瀬工場でに副生されたメチル水銀化合物を含む排水が「中毒発生の基盤」であるとして、公害病と認定。
10.4 新潟地検、新潟県警は、新潟水俣病につき刑事事件にはせず、と結論。
12.16 君側知事、被災者の会の近藤会長に対し、裁判を止めるよう説得。
12.28 新潟市の患者に生業資金給付。

〈1969(昭和44)年〉
6.17 新潟県、厚生省の強い勧告により患者生業資金打ち切りを決定。
8.12 新潟市、患者家族に対し生業資金給付（20～10万円の3ランク）
9.22 新潟県対策本部、阿賀野川の魚介類の食用制限を解除し、採捕は差しないとする。ただし、長期かつ大量の摂食をさけること、ニゴイはまだ注意、

互助会」などと交流。
2.24～2.25 被災者の会の近藤会長ら、四日市喘息患者らを訪問。

〈1969(昭和44)年〉
2.2 阿賀野川漁連、昭和電工に対し約1,667万円（1967年分）の補償要求。
2.17 坂東弁護士、熊本を訪れ、市民会議・患者互助会と訴訟問題で討議。

11.26 公害被害者全国集会（東京）に、

被災者の会の近会長、熊本から患者互助会の渡辺代表、市民会議の日吉会長ら参加。
12.7 新大白川健一助手ら運発性水俣病の存在を発表（第27回神経学会関東地方会）。
〈1970（昭和45）年〉
1.26 新たに社会党、県評などが参加し、民水対を発展解消する形で、新潟水俣病共闘会議結成。15団体が参加。議長は渡辺喜八弁護団長。
5.19 阿賀野川漁協連合会、昭和電工に対し、1,628万円（1968年分）の補償要求。
7.26 共闘会議落患者対策部、新大白川助手らの協力を得、新潟市津島屋住民81人を検診。
8.30 富樫昭次医師ら、新津市満願寺で住民約500人の自主検診。6人に水俣病の疑い。
〈1971（昭和46）年〉
1.19 新潟水俣第一次訴訟第八陣の2名提訴。原告34家族77人となる。

とした。
12.15 「公害に係る健康被害の救済に関する特別措置法」（略称、救済法）公布（1970.2.1 施行）。認定制度始まる。
12.20 新潟市、患者に対し生業資金貸付（20〜10万円の3ランク）。
〈1970（昭和45）年〉
2.1 救済法に基づく、医療費等の給付開始。新潟県・新潟市公害被害者認定審査会を県と市で共同で設置。2.26に第1回審査会開催。
3.7 新潟でFCさん、初の胎児性患者と認定。認定患者計42名。
8.11 新潟県、患者22世帯に対し、10〜20万円の生業資金貸付。
10.9〜 新潟県・新大、第2回一斉検診の第一段階である健康アンケート調査を開始。対象は阿賀野川沿岸11市町村住民約12000人。
12.5〜28 新潟県・新大、第2回一斉検診の第2段階である健康診断（受診者、1013名）を実施。
〈1971（昭和46）年〉
2.26 昭電安西正夫社長、会長就任。新社長に鈴木治雄副社長が就任。
5.25 昭電本社内で、女子社員ら、新潟水俣病の責任追及のデモを行う。
7.1 環境庁設置。大石武一長官就任（7.5）。
8.7 環境庁事務次官通知で、「水俣病の症状のうちのいずれかの症状がある場合

とした。
〈1970（昭和45）年〉
8.30 水俣病研究会、『水俣病に対する企業の責任──チッソの不法行為』刊行。
12.1 チッソ株式会社、『水俣病問題15年──その実相を追って』刊行。
12.18 公害対策基本法の改正、公害罪法など公害14法可決成立。
〈1971（昭和46）年〉
5.28 第一次スモン訴訟提訴。
6.30 イタイイタイ病訴訟判決（第一審）で原告勝訴。

〈1972（昭和47）年〉
7.24 四日市公害訴訟判決。患者側勝訴。
8.9 イタイイタイ病訴訟控訴審判決（名古屋高裁金沢支部）、患者全面勝訴。

は水俣病とする」との見解表明。
9.27 昭電鈴木社長、新潟水俣病裁判判決に従うと表明。上訴権放棄。
10. 初旬 新潟県、新潟市、豊栄町は、患者世帯に貸付けた生業資金総額4000万円を、返済不要と決定。
10.16〜11.20 新潟県・新大、11市町村で、第2回一斉検診の第一次補助検診を行う。
漁業従事者（449名）を対象とした第1段階の健康アンケート調査、1970年検診の未受診者も含めて第2段階の健康診断（受診者、1288名）、第3段階の精密検査（受診者、297名）を実施。有所見者174名を発見。

〈1972（昭和47）年〉
1.8 新潟県、1971.12.22 審査会答申により10人認定。初めて上・中流域住民が認定される。
5.8 県・新大、胎児性水俣病の実態究明のため、学童検診を実施（73.3.19「心配なし」と結論）
5.17〜6.13 新潟県・新大、10市町村で、第2回一斉検診の第3段階の精密検査を、未受診者を対象に実施。83人受診中、68人の有所見者を発見。
8.31 昭和電工、共闘会議に補償案提示。新患者1000〜100万（症状別に細分）、全患者年金10万円と回答。患者、反発。

9.29 新潟水俣病第一次訴訟判決、原告勝訴。昭和電工の責任明示するも、賠償額は大幅減額。
10.20 阿賀野川漁連、過去4回の要求をふまえて昭和電工と補償交渉に入る。

〈1972（昭和47）年〉
4.7 阿賀野川漁業協同組合連合会、昭和電工との間で補償額5000万円の漁業補償協定を締結（漁業補償問題の解決）。
4.12 被災者の会等新旧認定患者代表・共同会議、昭和電工と第1回直接交渉を実施、昭電本社で行う。患者側、死者・重症者1500万、他は1000万の一時金と、一律の年金50万を要求。
6.24 新潟水俣病研究会発足（代表は横田伊佐秋新大理学部教授）。自然、社会科学的に新潟水俣病の全貌解明を目的。
8.30 被災者の会の近藤会長ら、熊本水俣病自主交渉派患者（川本輝夫氏ら）が訪ね、当面の交渉問題で意見交換。

10.31　共闘会議、安田町長と会見。安田町患者グループの補償交渉を一本化できぬかと申し入れ。

〈1973（昭和48）年〉

5.23　被災者の会の会長の近喜代一氏、死去。

6.21　被災者の会・共闘会議、昭和電工と補償協定締結。死者・重症者に一時金1500万、他の患者に1000万、生存患者に一律に年金50万。

6.30　安田町の患者グループ、昭電と補償協定調印（被災者の会と同額）。

〈1974（昭和49）年〉

3.23　被災者の会、補償金から拠出し「新潟水俣会館」（新潟市津島屋）を完成。

4.27　認定申請棄却者4人、新潟では初めて、環境庁及び県に対して行政不服審査を請求。

9.7　新潟水俣病未認定患者の会結成。

〈1975（昭和50）年〉

〈1973（昭和48）年〉

3.6〜3.19　安田町で、川舟業者を対象として、集団検診を実施。

5.30　新潟県、国の水銀排出工場総点検の方針に基づき、関川・保倉川・青海川等の魚介類採取と検査開始。

6.21　A欄と同じ。

8.1　新潟県、生活環境部を設置。

10.5　公害健康被害補償法公布（1974.9.1施行）。

12.一　新潟県（市）水俣病認定審査会（椿忠雄会長）で棄却者増大。

〈1974（昭和49）年〉

4.3　新潟県衛生部、阿賀野川産魚の水銀含有量調査の結果、総水銀最高ニゴイ1.06ppm、ウグイ0.85ppmなど基準値より高いと発表。

5.30　新潟県衛生部、関川水系の水銀汚染健康被害調査で、漁民ら約3300人検診の結果、水俣病の疑いなしとする。

9.1　公健法施行に基づき、新潟県・新潟市公害健康被害認定審査会が発足。

〈1975（昭和50）年〉

〈1973（昭和48）年〉

1.20　熊本水俣病第二次訴訟提訴。

3.20　熊本水俣病第一次訴訟判決で原告勝訴。被告チッソは控訴せず。

3.—　熊本大学医学部10年後の水俣病研究班報告、有明海沿岸における第三水俣病の可能性を指摘。

5.22　朝日新聞、「有明海に第三水俣病」と報道。

8.17　環境庁健康調査分科会（椿忠雄会長）、第三水俣病を疑われた10名中2名を否定。

10.—　オイルショックおこる。

11.9　環境庁、水銀汚染を疑われた全国9水域の調査結果、「水俣湾と徳山湾以外の7水域の魚は安全」と発表。

〈1974（昭和49）年〉

6.7　環境庁健康調査部会、第三水俣病を否定。残る8名をシロ判定、第三水俣病を否定。

12.13　熊本の認定申請協406人、熊本県を相手どり熊本地裁に水俣病認定不作為違法訴訟を提起。

〈1975（昭和50）年〉

2.13 新潟水俣病未認定患者の会・被災者の会、共闘会議、環境庁長官に対し、認定業務の促進、申請者の医療費公費負担など陳情。
4.5 新潟市松浜・神合内・鳥見町の未認定患者、認定作業促進や医療費救済を目的に「松浜未認定患者の会」を結成。
6.21～26 新潟水俣病研究会、共闘会議と協力して、事件発生後10周年記念調査、鹿瀬電工にも立ち入り。
7.9 熊本水俣病患者ら91人、昭電の重役らを殺人・傷害罪で新潟地検に告発。
7.17～8.1 カナダインディアン水俣病代表団、約10人が来日し、新潟・熊本の現地訪問、患者らと交流。

〈1976（昭和51）年〉
2.18 SC氏（津川町）ら8人、「新潟水俣病不服審査患者連絡会」結成。
5.13 安田町の「地元で水俣病集団検診を実施させる会」を設ける。水俣病症状が見られる43人の住民検診の早期実現を県に申し入れ。
6.14 B欄と共通。
12.11 共闘会議、被災者の会、安田町「集

3.27 新潟県衛生部、阿賀野川生息魚類の「1974年度水銀量調査結果」を発表。「体の1割が基準値を越え、引続き食用禁止措置。
5.下旬 昭和電工、新潟共闘会議・被災者の会との交渉で、患者の針・灸・マッサージ代を支払うと回答。
6.4～5 環境庁、新潟水俣病の行政不服審査に関し津川町の3人を、新潟では初の現地審尋。5月末現在の新潟の不服審査請求件数は39件。
8.19 定期監視調査で、鹿瀬電工排水口付近の底質から暫定除去基準値をこえる水銀の検出（31ppm）。
12.26 県は鹿瀬電工に対し、底質の除去対策とその実施計画書の提出を指示。

〈1976（昭和51）年〉
2.16 昭和電工、排水口周辺の約1000㎡を対象とした浚渫の範囲確定のため底質調査で検体採取。
4.26 新潟県公害対策会議、鹿瀬電工排水口周辺の浚渫と水銀汚染の総合調査のため専門家会議設置を決定。
5.6 阿賀野川水銀汚染等調査専門家会議発足、1976-77年度にわたり「阿賀野川水銀汚染総合調査」を行う。
6.14 安田町「集団検診を実施する会」と話合い。県は「本人による認定申請を」と提案。患者の拒否にあい、結論出ず。

1.13 熊本認定患者5名、歴代チッソ幹部を殺人・障害罪で東京地検に告訴。
9.29 斎藤恒医師ら、関川流域住民健康追跡調査を発表。「汚染魚を食べ水俣病類似症状を持つ患者15人を発見」など。

〈1976（昭和51）年〉
5.4 熊本地検、チッソの元社長・元工場長を業務上過失致死罪で熊本地裁に提訴。

団検診を実現する会」の要請で、住民約90人への自主検診を実施。

〈1977（昭和52）年〉

4.14 被災者の会・未認定患者の会・共闘会議、石原環境庁長官に認定業務の改善、未処分申請者の救済対策の拡大強化など陳情

7.15 新潟県公害対策会議、鹿瀬電工に排水口周辺の浚渫区域の約300 m³拡張を指示。

7.20 新潟地検、昭和電工の刑事責任は因果関係が状況証拠に止まるなど、証拠不十分として不起訴処分。

10.1 環境庁に、水俣病対策のため「特殊疾病対策室」設置。

10.28～ 鹿瀬電工、排水口周辺の高濃度水銀含有ヘドロの除去作業。新潟県と共闘会議が立会い。

〈1977（昭和52）年〉

3.28 水俣病に関する関係閣僚会議、初めて開催。認定業務を含む患者救済制度の抜本的見直しを確認。

7.1 環境庁企画調整局環境保健部長通知。水俣病の判断条件について「後天性水俣病に関する検討現地討論会（木戸病院と安田千蒼仁公民館）」水俣病の認定基準に「症状の組合せ論」を導入。

12.15 熊本地裁で、水俣病不作為行政訴訟判決。原告のうち362名について、熊本県の認定業務の遅れは、行政の不作為であり、違法と確認。

〈1977（昭和52）年〉

7.23 昭和電工塩尻工場粉じん公害被害者同盟209人が、昭和電工を相手どり、約18億円の損害賠償を求めて提訴。

9.6 新潟水俣病認定に関する日本衛生学会「公害病認定に関する検討現地討論会」が開かれる（木戸病院と安田千蒼仁公民館）。

11.21 流域市町村で作る「関川をきれいにする協議会」は、77年の公害調査で、関川のウグイ、フナから暫定規制値を超える水銀が検出された、と発表。

〈1978（昭和53）年〉

5.23 政府の公害健康被害補償不服審査会、熊本審査関係の未認定患者4名の不服審査請求を、初めて救済（認定）。2名は認定棄却を取り消し（認定）、2名は不服審査請求を棄却。以後、未認定患者に

〈1978（昭和53）年〉

3.24 阿賀野川水銀汚染等調査専門家会議、阿賀野川の水銀汚染は一般河川なみとして「安全宣言」を出す。

4.17 新潟県、「安全宣言」を出し、69年9月以降続けてきた阿賀野川の大型魚の食用抑制を全面的に解除する。

〈1978（昭和53）年〉

4.15 共闘会議、専門家会議の「阿賀野川の安全宣言は時期尚早」と意見発表。新潟水俣病研究会は「新潟水俣病は終っていない」とする報告書を発表し、県側の調査資料の公開を求める。

〈1979（昭和54）年〉
1.10 渡辺喜八共闘会議議長、死去。
3.31 新潟水俣病研究会で、元昭和電工鹿瀬工場の公害分析室の技術者が「会社発表した数字は事実とかけ離れたものだ」として、同社内で測定した水銀検出値を発表。
4.― 新潟水俣病共闘会議議長に清野春彦弁護士が就任。
8.7 共闘会議と被災者の会、認定作業の見直しなどを求め、新潟県と交渉。

〈1980（昭和55）年〉
3.16 新潟水俣病研究会と市民有志、新潟市で「新潟水俣病患者の声を聞く会」を開き、安田町未認定患者らの訴えを

6.10 君副知事ら、阿賀野川の魚の試食会を開く。
7.3 環境庁事務次官通知、「水俣病認定に係る業務の促進について」。水俣病の認定にあたり、「高度の学識と豊富な経験」「蓋然性」という観点を導入。
8.― 政府の公害健康被害補償不服審査会、新潟県関係で最初の裁決。6人の行政不服請求を棄却。
12.23 公害健康被害補償不服審査会、新潟県関係で2回目の裁決。3人の請求を棄却。

〈1979（昭和54）年〉
2.14 水俣病の認定業務促進に関する臨時措置法施行。環境庁臨時認定審査会の委員に、新潟大椿教授ら10名を選出。
2.23 公害健康被害補償不服審査会、新潟県関係で3回目の裁決。3人の請求を棄却。
6.4 新潟県、関川水系の水銀汚染は依然深刻であると調査結果をまとめる。関川水系、直江津海域では、ワカサギ、ニゴイ、イシモチなどの漁獲規制を継続。
9.14 公害健康被害補償不服審査会、五泉市の男性1名について、新潟県関係で初めての差戻しの裁決。

〈1980（昭和55）年〉
5.28 新潟水俣病認定審査会、79年9月の差戻しの73才男性に対し、再度棄却。
6.4 公害健康被害補償不服審査会、新潟

よる不服審査請求が、継続的になされるが、棄却裁決が相次ぐ。
6.16 政府、水俣病対策として、①環境保全行政の債務保証は国で、②環境庁に認定審査会設置、③チッソ支援の推進などを決める。
8.30 流域市町村で作る「関川をきれいにする協議会」は、「関川の魚はまだ食用には危険」と調査結果を発表。
10.3 チッソ株式、上場廃止。

〈1979（昭和54）年〉
2.14 水俣病の認定業務促進に関する臨時措置法施行。環境庁大椿教授ら10名を選出。
3.22 水俣病刑事裁判（熊本地裁）、チッソ元社長、元工場長に対し、業務上過失致死罪で、有罪判決。
3.28 熊本水俣病第二次訴訟判決、原告未認定患者14人のうち、12人を水俣病と認める。
8.21 熊本地検、歴代の厚生、通産、農林各大臣、熊本県知事ら25人を、殺人、殺人未遂で告訴した事件につき不起訴処分。

〈1980（昭和55）年〉
3.24 二七患者発言訴訟判決、熊本地裁、県に対し謝罪広告を命ず。
5.21 未認定患者69人、熊本水俣病第三次

聞く。
7.28 公害根絶一斉交渉。新潟水俣病患者ら、鯨岡環境庁長官に現地視察を要求。

〈1981（昭和56）年〉

10.3 新潟水俣病研究会で、関川水系の水銀汚染を化学工場の排出水銀による汚染であるとする研究発表。
11.26〜12.12 新潟水俣病第二次訴訟に向けて、未認定患者の原告団組織化のための地区別懇談会が開かれる。

〈1982（昭和57）年〉

1.11 新潟水俣病共闘会議、新潟水俣病第二次訴訟への支援体制づくりの方針を固める。
2.一 新潟水俣病研究会、『新潟水俣病研究』の創刊号発行。
5.26 未認定患者ら、「新潟水俣病被害者の会」（五十嵐幸栄会長）を結成、共闘会議に加盟。
6.21 未認定患者94名が、国と昭和電工を被告とする新潟水俣病第二次訴訟を提起（原告団は第8陣まで追加提訴し最終的に234名。うち3名が訴訟中に認定される）。
10.12 新潟水俣病第二次訴訟第2陣20名提訴。

県分5名を棄却裁決。

〈1981（昭和56）年〉

一.一 年間を通して、公害健康被害補償不服審査会において、熊本水俣病と新潟水俣病に係わる不服審査請求に対して、棄却が相次ぐ。
7.1 環境庁企画調整局環境保健部長、「小児水俣病の判断条件について」通知。
10.6 新潟県、関川水系について再調査を行うことを決定。

〈1982（昭和57）年〉

7.23 公害健康被害補償不服審査会、新潟二次訴訟原告一人の認定棄却処分を取消裁決（新潟で初）。

訴訟提訴。
12.18 最高裁、直接交渉の際、水俣病患者らがチッソ従業員にけがをさせたとする「川本事件」の上告審で、検察側の上告を棄却。

〈1981（昭和56）年〉

4.8 歴代厚生大臣、通産大臣と熊本県知事を殺人・傷害罪で告訴し、不起訴分となった事件で、患者らが行った付審判請求に対して、熊本地裁は請求棄却を決定。

〈1982（昭和57）年〉

10.28 水俣病関西訴訟提訴、初の県外訴訟。原告40人、請求総額12億7600万円。

〈1983 (昭和58) 年〉

6.5〜6 第8回全国公害被害者総行動。

〈1984 (昭和59) 年〉

3.29 土呂久公害訴訟で原告勝訴。
5.2 水俣病東京訴訟提訴。
8.18 水俣病全国連（水俣病被害者・弁護団全国連絡会議）発足。

〈1985 (昭和60) 年〉

11.18 公害健康被害補償不服審査会、新潟市関係口頭審理（以後、83年に4回、84年に2回審理）。

〈1983 (昭和58) 年〉

2.24 公害健康被害補償不服審査会、新潟県関係口頭審理（以後、83年に3回、84年に3回、85年に2回審理）。
4.18 新潟県・市認定審査会、3年ぶりに新潟市在住の男性を認定相当と答申。

〈1984 (昭和59) 年〉

12.8 環境庁、「水俣病の認定業務の促進に関する臨時措置法」による審査を希望した新潟水俣病関係2名のうち、1名を初めて認定。

〈1985 (昭和60) 年〉

10.20 新潟水俣病訴訟で、第1陣・第2陣に対する「訴訟救助」が認められる。却下された5名について高裁抗告。
11.30 共闘会議、機関紙「新潟水俣病とたたかう」の復刊第1号を発行。
12.20 「新潟水俣病未認定患者を守る会」（稲村渉世話人、会員約40人）、新潟県・市の認定審査会へ公開質問状。

〈1983 (昭和58) 年〉

3.12 「新潟水俣病・土曜セミナー」が新潟市で開講。
6.17 「新潟水俣病未認定患者を守る会」、公開質問状に対する、新潟県・市の認定審査会回答を不満として、再び公開質問状を審査会に提出。
11.21 原告の一人が認定される。
12.19〜12.27 共闘会議、原告に第一次生活実態調査を実施。

〈1984 (昭和59) 年〉

1.31 新潟水俣病研究に尽力した白川健一医師死去。
3.9 二次訴訟第3陣16名提訴。原告計130名。
4.16〜23 共闘会議、原告に第二次生活実態調査及び聞き取り調査を実施。
7.16〜23 共闘会議、原告に第三次生活実態調査及び聞き取り調査を実施。
10.15〜22 共闘会議、原告に第四次生活実態調査及び聞き取り調査を実施。

〈1985 (昭和60) 年〉

3.13～14 公害地域指定解除に反対する三月公害行動
8.16 熊本水俣病第二次訴訟福岡高裁判決で原告勝訴
8.29 チッソ、水俣病第二次訴訟について上告しないことを決める。
11.28 水俣病京都訴訟提訴。
12.13 水俣病東京連絡会成集会。
〈1986（昭和61）年〉
3.27 熊本地裁、水俣病認定棄却処分取消行政訴訟判決で原告全員について水俣病と認める。
〈1987（昭和62）年〉
3.6 水俣病全面解決をめざす東京集会、開催。東京での初の支援集会。
3.30 熊本地裁（熊本水俣病第三次訴訟（第一陣）判決、原告勝訴。初めて、国と県の国家賠償法上の責任を認める。

2.21 若杉新潟市長、市単独で、鍼・炙・マッサージ治療費自己負担分を助成するなど約束。
8.8 環境庁、同庁に不服審査請求をした11人（うち新潟県2人）について、水俣病と認めないと裁決。
9.25 公害健康被害補償不服審査会、新潟県関係最終口頭審理。
10.12 環境庁の「水俣病に関する専門家会議」が、「現行の判断基準は妥当」との結論を出す。
11.15 公害健康被害補償不服審査会、新潟の4名の請求を棄却。
11.25 公害健康被害補償不服審査会、新潟県関係4名の請求を棄却。
〈1986（昭和61）年〉
4.23 公害健康被害補償不服審査会、新潟市で開催口頭審理。共闘会議、審理の適正を求める声明を発表。この後、事実上行政不服審査はストップとなる。
5.27 環境庁、水俣特別医療事業の内容を決定。熊本・鹿児島両県に適用、新潟県を除外。施行は6.28より。
12.1 鹿瀬電工が解散し、新潟昭和が発足。
〈1987（昭和62）年〉
10.20 椿忠雄新潟県・市認定審査会長死去。

2.4 原告の一人、認定される。
4.11～ 共闘会議、大量提訴運動開始。結果として、第四、五、六陣あわせて96人が追加提訴。
6.11 二次訴訟第四陣35名提訴
10.4 二次訴訟第五陣47名提訴
〈1986（昭和61）年〉
1.28 二次訴訟第6陣14名提訴
3.16 安田町未認定患者の会、結成10周年記念の集い。
6.13 共闘会議、「特別医療事業」の全面的見直し、抜本策を求める要請書を政府に送付。
11.29 共闘会議、「ミナマタ勝利をめざす'86県民集会」（新潟ミニプラザ）。
〈1987（昭和62）年〉
5.6 被告者の会、共闘会議、弁護団は、二次訴訟提訴以来、初めての昭和電工との直接交渉（東京）を行う。
5.15 二次訴訟第7陣6名提訴
10.30 新潟水俣病裁判勝利総決起集会

12.― 水俣病被害者の医療救済制度を求める100万人署名（熊本県10万人）開始。

〈1988（昭和63）年〉

4.8 熊本水俣病第三次訴訟で、国と熊本県が控訴。チッソも控訴（4.9）。

10.12～20 全国連、国連要請・国際宣伝行動（ニューヨーク）

12.～ 水俣病被害者の医療救済制度を求める100万人署名開始。

〈1988（昭和63）年〉

2.19 水俣病福岡訴訟、提訴。原告8人。

3.1 公害健康被害補償法の第1種地域指定（大気汚染）解除。

3.3～4 全国連、水俣病中央総行動、政府救済制度署名提出。25万人（うち新潟5万6322人）の医療

7.29 水俣病未認定患者245人、チッソの水銀たれ流しと被害発生の関係について、原因裁定を、国の公害等調整委員会に申請。9.21に不受理の決定がされる。

11.7～8 水俣病国際フォーラム開催（熊本市）。

〈1989（平成1）年〉

2.21 昭和電工塩尻工場粉塵訴訟で、長野地裁松本支部の和解案（解決金1億9000万円）を原告（周辺住民と同工場の従業員224人）と被告双方が受け入れ、提訴後12年ぶりに解決。

〈1988（昭和63）年〉

1.27 新潟県・市認定審査会の新会長に、岩田和雄氏が選ばれる。

8.13 公害健康被害補償不服審査会、新潟県の4人からの請求を棄却。

〈1989（平成1）年〉

9.22 新潟県、関川水系と直江津海域で魚

12.― 水俣病被害者の医療救済制度を求める100万人署名（新潟県10万人）開始。

〈1988（昭和63）年〉

4.3 記録映画撮影拠点「阿賀の家」オープン

4.30 共闘会議、宮崎県の土呂久新山被害者の会と交流会（水原町）。

7.― 新潟水俣病第二次訴訟の審理を開始
求める20万人署名開始。

8.29 共闘会議、環境庁と交渉。医療・生活の保障迫る。

9.6 大石武一元環境庁長官、新潟地裁で水俣病について「国に責任あり」と証言。

10.11 裁判促進署名第1次分6万3000人を新潟地裁へ提出（89年1月までに8万3130人分の署名提出）

10.22 公害裁判勝利・新潟水俣病県民集会（新潟市公会堂）。大石元環境庁長官が講演。

〈1989（平成1）年〉

1.― 記録映画「『阿賀に生きる』製作委員会」（代表・大熊孝新大工学部教授）正式発足。

3.12 被害者の会臨時総会で、一陣を分離して判決をとることを決定。

3.30〜31 全国連、水俣病中央行動。集会と環境庁交渉、昭和電工前宣伝。

12.8 水俣病東京訴訟結審。

〈1990(平成2)年〉

3.19〜20 全国連、水俣病全面解決を迫る第一波総行動。

9.28 水俣病東京訴訟、東京地裁が、和解勧告。稲川熊本県知事、和解協議参加表明

10.1 国が和解勧告拒否を表明。以後引続き各裁判所から出される和解勧告をいずれも、拒否。

10.4 熊本地裁、水俣病第三次訴訟で、和解勧告。

10.5 チッソ、和解勧告受諾。

10.12 福岡高裁、水俣病第三次訴訟で、和解勧告。

10.18 福岡地裁、水俣病福岡訴訟で、和解勧告。

11.9 京都地裁、水俣病京都訴訟で、和解勧告。

12.5 北川環境庁長官、水俣病訪問。山内豊徳環境庁企画調整局長自殺。

〈1991(平成3)年〉

2.7 国の公害健康被害補償不服審査会、熊本県の一女性について認定棄却を取り消す。熊本、鹿児島、新潟を通じて9

類の調査の結果、昭和48(1973)年以来の食用抑制措置継続を決定。

〈1990(平成2)年〉

6.14 社会党「水俣病対策特別委員会」(41人、馬場昇委員長)発足。

6.29 自民党政務調査会環境部会に「水俣病問題小委員会」(18人、福島譲二委員長)発足。

7.10 新潟地裁、一陣分離を決定。

12.25 環境庁、新潟県除外のまま特別医療事業の適用拡大を発表。

〈1991(平成3)年〉

4.14 二次訴訟第8陣2名が追加提訴。

6.11 共闘会議、新潟日報に「新潟水俣病被害者の即時完全救済をもとめる」3177名の意見広告を掲載。

10.14 新潟水俣病県民集会

11.17 第4回昭和電工交渉(下越婦人会館)

〈1990(平成2)年〉

5.31 新潟地裁へ一陣分離・早期結審判決を求める署名第一次分(92,085人)を提出(7月9日までに113,135人提出)

6.12 新潟水俣病公害25周年決起集会

7.26〜27 神奈川県大磯町「昭和電工問題を考える会」の住民及び社会学研究者ら10名、現地見学・患者交流会。

10.20 新潟水俣病裁判勝利集会決起集会(新潟市公会堂)。

10.21 新潟水俣病現地調査、被害者交流会。新潟水俣病ガイドブック「阿賀の流れに」発刊。

12.11 新潟二次訴訟第61回口頭弁論、原告側最終弁論始まる。

12.27 共闘会議、新潟県除外のままの特別医療事業拡充対策に対する抗議声明発表。

〈1991(平成3)年〉

2.1 共闘会議、県に特別医療事業を新潟にも適用するようにとの要求書提出

3.19 第二次訴訟第63回口頭弁論結審。被

告側最終弁論。
3.26 豊栄市議会、関係大臣ならびに新潟県知事あての「新潟水俣病問題に関する意見書」を県内で初採択。
6.20 安田町議会、意見書採択。続いて、6.29に水原町議会、7.5に新潟市議会でも採択。
6.28 早期公正判決要請署名第一次分11万2366人提出（最終計、21万7758人）
9.一 阿賀野川流域14市町村議会のうち、9月議会で津川町、亀田町など9議会で意見書採択。
10.26 新潟水俣病裁判勝利総決起集会（新潟市公会堂）。
11.21～29 県内すべての議会に意見書採択要請キャラバン行動。判決前までに県内106市町村議会の意見書採択。
12.2 共闘会議、県に「総合対策事業完全実施」要請。

〈1992（平成4）年〉
2.12 共闘会議、県に水俣病総合対策の完全実施を求める51団体署名提出（3月末までに1,696団体）。また、新潟地裁に早期公正判決を求める120団体署名提出（3月末までに1,830団体）。
3.31 新潟水俣病第二次訴訟一陣判決。未認定の原告91名中88名を水俣病と認めるが、国の責任は否定。
4.1～2 原告患者ら、昭電（4.1）、環境庁（4.2）と交渉。

10.20 鹿瀬町議会、意見書を不採択。
11.26 中公審水俣病問題専門委員会（委員長・井形昭弘鹿児島大学長）、水俣病未認定患者の総合対策を環境庁に答申。

〈1992（平成4）年〉
3.31 新潟水俣病第二次訴訟一陣判決。未認定の原告91名中88名を水俣病と認めるが、国の責任は否定。
4.7 昭和電工、新潟地裁判決を不満として、東京高裁に控訴。

年ぶり5度目の棄却の取り消し。
2.26 中央公害対策審議会・水俣病問題専門委員会初会合。
3.12～13 全国連、水俣病解決要求提出行動。熊本水俣病訴訟原告が、5裁判所に「解決案」を提出、各省庁交渉。
3.15 熊本・鹿児島両県議会で「国の責任で解決を」決議。
8.7 福岡高裁、救済対象を「和解救済上の水俣病」とする所見提示。
11.23 水俣病問題全国実行委員会結成総会（熊本市）。

〈1992（平成4）年〉
2.7 水俣病東京訴訟判決。国・熊本県の責任を認めず、原告の3分の1の請求を棄却。
3.24 福岡高裁、熊本水俣病第三次訴訟について、「一時金は3～400万円が適当、800万円は症状の重い原告」と症状ランク分けの所見示す。
5.1 水俣市、24年ぶりに「水俣病犠牲者慰霊式」を開く。
5.25～6.10 全国連、ブラジルでの地球サ

4.13 原告、東京高裁に控訴。
4.18 記録映画「阿賀に生きる」完成試写会。
6.1 共闘会議、新潟水俣病に関する解決要求書と補償協定案を昭和電工に提示。
6.11 昭和電工交渉(新潟市白山会館)。患者側の新補償協定案を昭和電工側は拒否。
8.20 被害者の会、総合対策医療事業の申請開始。
9.17 昭和電工本社前座り込み、早期全面解決要求署名第一次分13万5888人を昭和電工に提出。
10.14 第二次訴訟第64回口頭弁論再開。

《1993(平成5)年》

3.30〜31 判決一周年前夜祭と記念集会(新潟市万代市民会館)
4.28 新潟水俣病第二次訴訟控訴審第1回口頭弁論(東京高裁)。共闘会議は昭和電工前宣伝。
9.1 「新潟水俣病被害者を励ます応援団ニュース準備第1号発行。1996年3月までに16号発行。

5.1 環境庁、水俣病総合対策事業の実施要領発表。
6.29 新潟、熊本、鹿児島三県で総合対策医療事業施行。

ミット・NGO グローバルフォーラムで水俣病アピール。
7.16 国の不服審査会で、女性1名の認定棄却を取り消す裁決。不服審査会は、1974年の設置以降、この時点までに、水俣病関係では651件の申請を受理し、そのうち5件が処分取り消し、その後の再審査で3件が認定。
11.5 全国連、水俣病全面解決大行動。国会請願デモ、100万人署名請願書提出、国会議員要請。
12.2 全国連、環境庁前すわり込み行動。すわり込み宣言集会、環境庁交渉。
12.7 水俣病関西訴訟で職権和解勧告。原告拒否。

《1993(平成5)年》

1.7 福岡高裁、最終和解案提示。一時金は症状別に200〜800万円の13段階。
3.25 熊本水俣病第三次訴訟(第2陣)判決で、国、熊本県、チッソの賠償責任を認める。
4.22〜23 全国連、環境庁前すわり込み第一波行動。
7.1 鈴木都知事が林環境庁長官に「水俣病問題の早期解決に関する要望書」提出。以後、10知事が要望書を提出。
8.11 全国連、水俣病東京行動。10党派党首・八閣僚から32氏に「水俣病被害者の早期救済を求める要請書」提出。
10.12 環境基本法制定。
10.19 平山山口県知事、広中環境庁長官に「水俣病問題の早期解決に関する要望書」

11.26 水俣病京都訴判決。国、県の責任を認める。46人中38人を水俣病と認める。
〈1994(平成6)年〉
1.12〜13 全国連、細川内閣の決断を迫る94年第一弾行動
4.28 羽田内閣発足。浜四津敏子衆院議員(公明)環境庁長官就任。
5.19〜20 全国連、羽田内閣の決断を求める第二弾行動
7.11 水俣病関西訴判決。国・熊本県の責任を認めず、59人中42人を「水俣病の可能性あり」として、チッソに300－800万円の賠償を命ず。
11.21〜22 全国連、首相官邸前すわり込み。

〈1995(平成7)年〉
1.12〜13 全国連、各党・関係議員要請、環境庁・総理府申し入れ。

を提出。
12.6 連立与党内に水俣病対策プロジェクトチームの設置決定。
〈1994(平成6)年〉
1.26 新潟県、東京高裁に一陣原告の世帯票提出。

11.22 平山知事、宮下環境庁長官に早期解決要望書提出。宮下長官、福岡高裁判決待ちの姿勢表明。
12.8 参院環境特別委員会、「新潟水俣病の早期解決に関する請願書」(請願者・馬場県会議長)を自民党会議員の反対で保留。
12.20 平山知事、歴代知事として初めて被害者と面談。
12.21 平山知事、与党政策調整会議メンバーと五十嵐官房副長官に早期解決要請。

〈1995(平成7)年〉
2.2 与党環境調整会議、被害者の会と昭和電工から意見聴取(衆院第一議員会館)。
2.9 与党環境調整会議、関係自治体と環境庁から意見聴取。平山知事、国の政

11.24〜25 「新潟水俣病被害者を励ます応援団」発足集会。昭和電工前宣伝。
12.10 昭和電工交渉(白山会館)。
〈1994(平成6)年〉
8.3 共闘会議、「新潟水俣病の早期全面解決を求める宣言を発表、国と昭和電工に申し入れ。
8.29〜9.6 共闘会議、年内解決をめざす第二次全県キャラバン行動
11.4 被害者の会と弁護団、東京高裁へ解決勧告を求める上申書提出。
11.6〜7 社会党環境部会・水俣対策特別委員会・新潟県本部が現地視察し、被害者、平山知事、昭和電工と懇談。
11.8 共闘会議、昭和電工と代表者交渉(白山会館)。
11.9 被害者の会、共闘会議は、五十嵐官房長官に早期解決の申し入れ。県内の自治体全首長、各級議員1067名と821団体全議員の署名を提出。
12.13 共闘会議、昭和電工と代表者交渉(白山会館)
12.27 共闘会議、昭和電工と代表者交渉(白山会館)
〈1995(平成7)年〉
3.30 被害者の会、昭和電工株主総会で早期解決要求。
5.10 被害者の会と弁護団、東京高裁へ利

298　新潟水俣病問題年表

解勧告、申し立て。
6.8　共闘会議、昭和電工交渉（昭電本社）。
7.3　共闘会議、東京高裁に上申書を提出。新潟水俣病早期解決を求め、原告被害者の和解勧告申立を支持し、要望する署名1,370団体（9月18日までに計2,062団体）署名提出。昭和電工に「昭和電工が新潟水俣病被害者の和解勧告申立てと直接交渉に真摯に応え、早期解決に応ずること」を求める要請書1,372団体（9月18日までに計2,062団体）の署名提出。
7.8　被害者の会、村山首相と面談（新潟）。
9.25〜10.19　共闘会議、昭和電工本社前連続すわり込み行動（毎週月〜木）。
10.27　共闘会議、昭和電工と交渉。
11.17　坂東弁護団長、清野共闘議長と辞表提出。
11.23　被害者の会・共闘会議「新潟水俣病解決協定案」発表。
12.7　共闘会議と昭和電工の交渉（東京・芝パーク）で協定案合意。
12.10　被害者の会、臨時総会で、12月7日の協定案受け入れ決定。
12.11　被害者の会・共闘会議、昭和電工との解決協定に調印（白山会館）。

治的決断を求めるとともに「解決が長引いた責任はみんな感じている」と道義的責任があることを表明。
3.9　与党水俣病問題対策会議、和解を含む話し合いによる早期前面解決を目指すことで一致。
3.30　昭和電工、94年12月末までのトリプトファン関連損失累計2,313億円に。
6.21　与党政策調整会議、「水俣病問題の解決について」正式合意。救済対象者の範囲、救済内容など大枠決める。
6.22　村山首相、与党解決案で早急に政治決着を図ることを表明。
7.16　村山首相、遊説先の福岡で、与党合意に基づいた最終的、全面的解決に努力し、決着を図ることを言明。被害者救済に新潟水俣病の発生についての遺憾の意を表明。
8.21　環境庁、「水俣病問題の解決について―調整案―」を提示。
9.28　連立与党、熊本水俣病についての最終解決案を提示。
11.8　昭和電工、「基本的な考え方」提出。
12.11　大島環境庁長官、被害者の会と懇談、現地視察。
12.15　「水俣病対策について」関係閣僚会議了解、閣議決定。「水俣病問題の解決にあたっての内閣総理大臣談話」発表。
12.26　平山知事、被害者の会の南会長ら

5.23〜25　全国連、ミナマタ・スリーデイズ・トーク（環境庁前）
8.8　村山改造内閣発足。大島理森議員（自民）環境庁長官就任。
8.31　全国連、東京行動。環境庁に「調整案」の白紙撤回申し入れ、国会議員要請。
9.12　全国連、大島長官に「水俣病問題解決申し入れ書」提出。
9.28　連立与党、熊本水俣病について解決案を提示。
10.11　全国連、熊本水俣病患者団体・患者連合、与党案受け入れ決定。
10.30　全国連、大島環境庁長官に、要望を盛り込んだ解決案受諾の回答書を提出。

〈1996(平成8)年〉
1.11 橋本内閣発足。岩垂寿喜男衆院議員(社会党)、環境庁長官就任。
5.19 全国連、チッソと協定書締結。
5.22 熊本水俣病第三次訴訟1～6陣原告、チッソと和解し、国と熊本県への訴訟を取り下げ。全国連、2高裁・3地裁で訴訟終結。
5.23 水俣病東京訴訟原告、東京高裁・地裁でチッソと和解し、国と県への訴訟を取り下げ、全国連関係訴訟は全て終結し、関西訴訟と行政処分取り消し訴訟が継続。
9.28 ～ 10.13 東京品川駅前広場で「水俣・東京展」開催、延べ28000人入場。
― ― アメリカ環境保護庁(EPA)、工場からの水銀排出規制のためにメチル水銀に関する新基準量を策定。この足非をめぐりscience誌上で「低濃度メチル水銀暴露の安全基準をめぐる論争」が展開。

と懇談(南会長宅)。
〈1996(平成8)年〉
1.5 大島環境庁長官、総合対策医療事業の申請受付再開を発表。
1.19 新潟県、総合対策医療事業実施要領発表。
1.22 新潟県、総合対策医療事業申請受付再開。
7.1 総合対策医療事業の申請受付が締切となる。
8.― 総合対策医療事業の判定作業終了。一時金対象者799人、保健手帳対象者35人など。
9.10 新潟県、資料館の福島潟(旧豊栄市、現新潟市)での設置を明らかにする。県は当初、阿賀野川流域市町村に打診したがまとまらず、第2次訴訟原告数が3番目に豊栄市が「水の視点から環境保全を啓発する施設」を条件に受け入れ決定。福島潟は阿賀野川から東に8km離れている。
9.24 新潟県、資料館のテーマを水俣病と水俣環境保全とする考えを被害者側に提示。

〈1996(平成8)年〉
1.5 ～ 6 共闘会議、新潟水俣病の教訓を活かす事業を水俣市を県と合同見学。
1.18 原告の一人死去(和解成立までに、<3人死去。
2.23 新潟水俣病第二次訴訟第一陣、東京高裁で和解成立。
2.27 新潟水俣病第二次訴訟、第二ノ、陣、新潟地裁で和解成立。
3.6 被害者の会・共闘会議、解決協定に基づく「教訓を生かす事業」として県に資料館建設などを要望。
7.5 新潟水俣病闘争、解決報告と感謝の集い(ホテル新潟)。

〈1997（平成9）年〉

3.26 芦北町に芦北もやい直しセンター（きずなの里）が完成。

6.19 水俣市月浦に水俣南部もやい直しセンター（おれんじ館）が完成。

7.5 国立水俣病総合研究センター、「水俣病に関する社会科学的研究会」（座長：橋本道夫、委員10人）発足。

7.17 熊本県、水俣湾の魚介類調査結果を発表。3年連続で国の暫定規制値を下回り、仕切り網全面撤去へ。

7.29 福島熊本県知事、水俣湾の魚介類の完全安全宣言。

8.21 熊本県、仕切り網23年ぶりの完全撤去作業を開始。

10.11 全国連、水俣市で総会を開催し正式に解散。

10.15 水俣湾魚介類のチッソ買い上げ終了。

10.16 水俣湾仕切り網の撤去工事終了。水俣市漁協は24年ぶりに水俣湾内操業の自主規制を解除、湾内魚が市場流通へ。

〈1998（平成10）年〉

2.13 水俣市総合もやい直しセンター（もやい館）が完成。政府解決策で計画の3センターがそろう。

〈1997（平成9）年〉

7.9 資料館建設のための県の基本計画策定委員会が発足、初会合。以後継続的に開かれるが、施設名等をめぐって紛糾。被害者会側の「水俣病」という言葉は是非必要との主張に、豊米市側は「水俣病を全面に出すと漁業や農業のイメージダウンになり、市民に受け入れられない」と反対。このため計画が一時中断。

〈1998（平成10）年〉

2.18 平山新潟県知事、フィリピン水俣病問題で、「地元漁協の反対が予想以上に強く、理解が得られないのなら他の場所を考えなければならない」と記者会見で発言。その後、知事が「施設名

〈1997（平成9）年〉

5.11 被害者の会、解決金の一部を拠出して、公害問題の調査研究や啓発活動に功績を挙げた個人と団体を表彰する「新潟水俣病被害者の会環境賞（新潟水俣病環境賞）」を創設。また、99年から、小中学生を対象にした「新潟水俣環境賞作文コンクール」も実施。

6.8 被害者の会、新潟水俣病の犠牲となって死亡した人々を悼み、後世に教訓を語り継ぐべく「新潟水俣病犠牲者慰霊式」を新潟市で初開催。患者や遺族、市民ら約160人が参加。

10.9 福島潟・新井郷川漁協、資料館設置に対し、県に「水俣病の『恐ろしい』写真を展示されると魚や米の販売にかかわる。水俣病の印象を薄めてほしい」と申し入れ。

10.31 被害者の会・共闘会議、県に対し資料館の名称を「新潟水俣病資料館」とする要望書を提出。要望書は「水俣病色を薄めてほしいとする漁協などの要望は、偏見や差別から〈るものだ」等と指摘。

〈1998（平成10）年〉

2.12 被害者の会、県の担当者ら、フィリピンで開催の「日本・フィリピン水俣病経験の普及啓発セミナー」に参加。

4.一 阿賀野川中流域の安田町千唐仁集落に水俣地蔵が建立。94年、阿賀野川の

石で作られたお地蔵さんが水俣に贈られたが、その兄弟地蔵として、「不知火から阿賀へ」お返しして贈られたもの。

〈1999（平成11）年〉

7.17 「新潟水俣病から学ぶ市民の会」が発足、同日「新潟水俣病から学ぶ市民講座」（第1回）を開催。以後、継続的に開催。

称に水俣病の文字は使用しない」と裁定し、計画再び動き出す。

〈1999（平成11）年〉

1.— 新潟県、新潟水俣病の教訓を活かした事業「環境再生啓発施設整備」の基本計画書を策定。

9.4—19 大阪市のATCで「水俣・おおさか展」開催。

9.19 日本精神神経学会、国の水俣病認定基準（1977年判断条件）は、「科学的に誤り」とする見解発表。10月22日には、環境庁に認定基準の再考を申し入れ。

〈1999（平成11）年〉

1.6 環境庁、日本精神神経学会に対し「神経内科の専門家は77年判断条件を医学的に正しいとし、これに従い環境庁は認定業務」と回答。

2.18 自主交渉派のリーダーだった川本輝夫氏が死去、67歳。

3.20 日本精神神経学会、77年判断条件、85年医学専門家会議の意見を「科学的妥当性無く、机上の空論」と公式見解。

6.2 環境・大蔵・自治・通産4省庁と内閣内政審査室、チッソ金融支援策の骨子をまとめる。返済不能の公的債務を国の一般会計と地方交付税で肩代わりなど、また、チッソに徹底的な合理化を迫るとの内容。

6.9 政府関係閣僚会議、チッソ金融支援策を了承・決定。政府案として提示。

12.4 水俣病に関する社会科学的研究会、報告書『水俣病の悲劇を繰り返さないために—水俣病の経験から学ぶもの』発行。

〈2000（平成12）年〉
1.5 被害者の会・前会長の南熊三郎氏（新潟市松浜）が死去、77歳。
〈2001（平成13）年〉
3.7 被害者の会、県の担当者ら、ベトナムで開催の「日本・ベトナム水俣病経験の普及啓発セミナー」に参加。
8〜 被害者の会、8月開館の資料館で、公害の生き証人として体験と公害根絶の思いを語る語り部活動始める。
〈2002（平成14）年〉
7.8 被害者の会・副会長の鮫沢幸一氏（豊栄市）が死去、75歳。

〈2000（平成12）年〉
4.— 「新潟県立環境と人間のふれあい館」着工。総事業費約10億7800万円、うち2億6800万円は原因企業の昭和電工の負担。
〈2001（平成13）年〉
8.1 「新潟県立環境と人間のふれあい館」開館。03年から「新潟水俣病資料館」という名称を併記。
〈2002（平成14）年〉
3.— 新潟県、「新潟水俣病のあらまし」、小学校教育副読本『未来へ語りつごう―新潟水俣病が教えてくれたもの』を発行。

〈2000（平成12）年〉
〈2001（平成13）年〉
1.— アメリカ環境保護庁（EPA）、メチル水銀の長期間微量摂取について、胎児の中枢神経の発育に影響を与えると警告し、妊婦に対して特に大型魚の摂取を制限するよう勧告。
4.27 水俣病関西訴訟控訴審判決。国・熊本県の責任を認め、一審判決を変更。58人中「水俣病と認められる」として、国と県には45人に対し、チッソには51人に対し賠償責任を認め、450－850万円の支払いを命ず。
10.15-19 水俣市で、第6回「地球環境汚染物質としての水銀に関する国際会議」（水俣水銀国際会議）開催。39カ国の研究者412人が、研究成果を発表。
〈2002（平成14）年〉
7.— 環境庁が91年に設置した中央公害対策審議会（中公審）の水俣病問題専門委員会の議事録が明らかに。膨大な未処

〈2003（平成15）年〉

3.— 西村肇東大名誉教授、昭電鹿瀬工場でのメチル水銀生成を実証する論文を専門誌『現代化学』3月号、4月号で発表。

分者を減らすため、公害健康被害補償法の指定地域（水俣市と芦北郡三町、鹿児島県出水市）を解除し、棄却後の再申請や新たな申請を認めない方法を検討などと。

8.20 環境省、微量のメチル水銀が胎児に与える影響に関し、10月から11年かけて宮城県内で調査すると決定。メチル水銀の長期微量汚染では、日本には調査データがなく、今回が初調査。

9.— 水俣病事件を総合的な学問としてとらえる熊本学園大の「水俣学講義」始まる。

〈2003（平成15）年〉

6.3 厚労省、一部の魚介類に含まれる水銀が胎児に悪影響を及ぼす可能性があるとして、食事制限を呼び掛ける「水銀を含有する魚介類等の摂食に関する注意事項」公表。種名を挙げての呼び掛けは初。

6.中旬 世界保健機関と国連食糧農業機関の合同専門家会議（JECFA）、メチル水銀の摂取許容量を従来の半分に引き下げ。従来の目安は成人一般で週に1kgあたり3.3マイクログラム。今回は妊婦を念頭に1.6マイクログラムとした。

〈2004（平成16）年〉

1.10–11 新潟市で開催の第9回水俣病事件研究会で斎藤恒医師、阿賀野川流域での幼児や胎児期に水銀汚染を受けた40

〈2004（平成16）年〉

2.1 「新潟県立環境と人間のふれあい館—

304　新潟水俣病問題年表

10.15　水俣病関西訴訟最高裁判決。国・熊本県の責任を認め、45人中37人に対し、150－250万円の賠償を命ず。8人については控訴審判決を破棄し、請求を棄却。公式発見から48年を経て、行政の敗訴が確定。これを受け環境省、77年判断条件について「判決は公害健康被害補償法に基づく認定基準を否定したわけではない。大阪高裁が認めたメチル水銀中毒による健康被害と公健法による水俣病とは質的に違う」と、見直さない考えを示す。

10.16～　最高裁判決後、熊本、鹿児島両県への認定申請者急増。

10.19　関西訴訟原告ら、熊本県知事へ(1)訴訟で水俣病と認められた全患者への療養費支給 (2) 77年判断条件の誤りを認め、認定制度を見直す (3) 不知火海沿岸の環境・健康調査の実施など、環境省に求めたのと同内容の4項目を要請。

11.－　熊本県認定審査会、全委員の任期が10月末に切れたまま、"空白状態"に。県

新潟水俣病資料館」の入館者が10万人を越える。

4.1　安田町、京ヶ瀬村、水原町、笹神村が合併して、阿賀野市になる。

人(40代前後)の健康状態を昨年追跡調査し、日常的な体調不良があったと発表。40人のうち認定患者は2人だけ。

3.2　被害者の会、「水俣病経験の普及啓発セミナー」(環境省主催)に参加。小武節子副会長らが講演。国内向けに開かれるのは初。

5.4　記録映画「阿賀に生きる」の続編「阿賀の記憶」(監督：佐藤真)が、阿賀野市(旧安田町)で開催の追悼集会で上映。一般向けが公開では全国初。

12.1 被害者の会など県内3団体、最高裁判決を受け、国に対し水俣病認定基準の見直しを求めるよう県に要請書提出。

12.3 被害者の会、95年の政府解決策3団体と和解に応じた水俣病患者3団体と共に、全被害者救済の特別立法などを求める要求書を国に提出。新潟を除く3団体は、水俣病被害者の会全国連絡会（佐々木清登会長）、水俣病患者連合（橋口三郎幹事長）、水俣病患者平和会（井島政治会長）。3団体は、熊本県にも同様の要求書を提出。特別立法の制定のほか(1)全被害者に対する謝罪(2)被害者、被害地域の総合調査と実態把握(3)関西訴訟原告と二次訴訟原告の医療救済など。

〈2005（平成17）年〉

が「認定業務を続けるべきか、内部検討が必要」と後任の委嘱を見送ったため。

11.中旬 熊本県、最高裁判決を受けた独自の対策案まとめる。(1)政府解決策の枠組み維持を前提に、原告らを含め未認定患者への措置の拡充(2)不知火海沿岸地域の住民療養費支給(3)同地域の環境調査(4)患者健康調査への補助の4項目を盛り込む。

〈2005（平成17）年〉

3.21 新潟市、豊栄市、横越町など、4市3町5村が合併して、新潟市になる。

3.22 「水俣病経験の普及啓発セミナー」（環境省主催）が、「新潟水俣病資料館 環境と人間のふれあい館」で開催。中国、韓国など8カ国の16人が参加。新潟水俣病被害者が体験談。

〈2005（平成17）年〉

3.2 環境省、検討していた未認定患者に対する対策案の素案が明らかに。住民は(1)司法認定されている関西訴訟（水俣病二次訴訟勝訴原告）への医療費支給(2)総合対策医療事業のうち、医療手帳の改善と保健手帳の支給額引き上げ(3)その後の保健手帳申請受け付け再開など。

3.9 環境省が、自民、民主、公明各党に新たな水俣病対策の素案を正式提示。民主党は難色。

3.10 最高裁判決以降の熊本、鹿児島両県への認定申請者、1000人を突破。10日現在、熊本564人、鹿児島479人の計1043人。

3.16 環境省、未認定患者対策として申請受け付け再開を検討中の総合対策医療事業（保健手帳）について、滝澤秀次郎環境保健部長「手帳支付は認定申請取り下げが前提」との考えを明らかに。認定申請の取り下げを条件に申請者の急増を抑え、現行認定制度堅持の考えを示す。

3.22 患者六団体、環境省の新対策案に対し一斉に反発。特に、保健手帳の医療費補助の限度額引き上げでは不十分であり、最低ラインの救済として、医療費の自己負担分の全額支給を強く要望。

3.24 環境省、保健手帳についての補助の上限を撤廃し、医療費の自己負担分の全額支給を検討すると自民党水俣問題小委員会で明らかに。

3.24 鹿児島県、認定審査会委員の委嘱を見送り。熊本県に続き鹿児島県も委員不在で、最高裁判決後、両県で1200人に迫る認定申請者が滞る事態に。

3.30 環境省、保健手帳の改善について、医療費補助の上限を撤廃、自己負担分の全額支給で財務省と合意。が、対策費に絡む熊本県と国の負担割合は依然調整つかず。

6.12 新潟水俣病被害者の会、共闘会議が、新潟水俣病四十周年記念の集いを開く。

4.1 津川町、鹿瀬町、上川村、三川村が合併して、阿賀町になる。

本年表作成のために使用した主な資料は以下の通りである（年代順）。
新潟県、[1963]、「有機水銀中毒対策の経過概要」；野村茂、1969、「水俣病年表」（富田八郎『水俣病』水俣病を告発する会 所収）；二塚信、1971、「年表：新潟水俣病の歴史的あゆみ」（『月刊いのち──労働災害・職業病──』No.61 所収）；日本労働者安全センター編、1971、「年表：馬澄雄・美川仁太他編、1979、『水俣病年表』1982-1996、『水俣病 20 年の研究と今日の課題』所収）；新潟水俣病共闘会議編・発行、1984、「いまなぜ"みなまた"か」；新潟水俣病共闘会議編『AGA題』所収）；新潟水俣病共闘会議編・発行、1990、『阿賀の流れに』；高見優他編、1992、『いまなぜ"みなまた"か』；新潟水俣病共闘会議編『AGA草紙④ 阿賀野川と新潟水俣病』阿賀に生きる製作委員会、所収）；斎藤恒、1996、『新潟水俣病 毎日新聞社；新潟水俣病第二次闘争の記録』；有馬澄雄・発行、1996、『新潟水俣病よ忘れるな 水俣病学会編『水俣病研究』2号、所収）；新潟県、2002、『新潟水俣病のあらまし』；新聞各紙

新潟水俣病関連基本用語

【あ】

〈阿賀野川〉
　福島県内に水源を持ち、新潟県北部地域から磐越西線沿いに新潟県内の多くの町村を流下し、新潟市東方で日本海に注ぐ全長210kmの一級河川。福島県境近くに鹿瀬町があり、この地にあった昭和電工鹿瀬工場が排出した有機水銀が、鹿瀬町より下流に多数の新潟水俣病患者を発生させた。鹿瀬町から日本海までの阿賀野川の長さは 65km。新潟水俣病発生以前の阿賀野川は、流域の生活者にとり、恵みの川であった。

〈安全宣言〉
　新潟県は患者の拡大を防ぐために、患者発生が確認されてからまもない1965年6月28 日に、各漁業協同組合に対して阿賀野川下流（横雲橋から河口まで）の魚介類の漁獲、7月12日には一部の魚類の販売規制措置を取った。こうした行政指導は、漸次緩和され、1978年4月17日付けの14回目の行政指導によって、魚類の食用規制の解除がなされた。この最後の措置は「安全宣言」と通称されている。

〈一斉検診〉
　新潟県が新潟大学や関係市町村の協力のもとで被害者発見のために行った検診。第1回一斉検診は1965年〜1967年。第2回一斉検診は1970年〜1972年、遅発性水俣病の可能性などが指摘されたことから実施された。集団検診とも言う。

〈塩水クサビ〉
　海水が淡水との比重の差から、河口付近の河川の底に楔形に進入する現象。第一次訴訟で昭電側は、新潟地震時に信濃川河口付近の倉庫から水銀農薬が海に流出、北上し、塩水クサビによって阿賀野川を遡上したと主張した。

【か】

家族集積性　　→　　被害の家族集積性

〈カーバイド残渣決壊事件〉
　新潟水俣病事件の前には赤水事件やカーバイド残渣決壊事件という前兆があった。赤水事件は、戦後まもない 1946 年に発生した昭和電工鹿瀬工場の廃水のために阿賀野川が赤濁した事件。カーバイド残渣決壊事件は、1959年1月初めに同工場のカーバ

イド残渣堆積場が決壊して1万m³が阿賀野川に流入し、河口までの全流域で魚介類が死滅した。赤水事件、カーバイド残渣決壊事件ともに、その後、数年間におよび不漁が続いている。

〈感覚障害〉
　水俣病の主要症状の一つ。感覚障害自体は他の病気でも起こるが、水俣病の感覚障害は、主に手足などの四肢末端、口の周辺及び味・臭覚に障害がみられるのが特徴。多くの場合、筋力低下を伴う。臨床所見としては感覚障害のみの水俣病が存在するか否かが、第二次訴訟における最大の争点の一つとなった。（コラム④「水俣病の症状と認定基準」も参照）

旧法　　→　公害に係る健康被害の救済に関する特別措置法

救済法　→　公害に係る健康被害の救済に関する特別措置法

〈行政不服審査請求〉
　行政不服審査法に基づき、公健法に定められた制度で、認定や補償給付の支給に関する処分に不服のある人は、知事（市長）への異議申立てができるが、それが認められない場合には、公害健康被害補償不服審査会に審査請求の申立てをすることができる。

〈漁獲・食用規制〉
　新潟水俣病の発生に対する新潟県行政の対応は、はじめての水俣病が発生した時の熊本県の対応と比較すると明確に積極的であり、また迅速であった。その一つが、阿賀野川の川魚の漁獲・食用規制であり、熊本県での原因が魚介類を通したものであったことから取られた対策である。ただ、当初、阿賀野川の横雲橋より下流の地域（河口から14kmまで）のみに規制を行ったことが、のちに未認定患者が多発する一つの重要な社会的要因ともなる（コラム②「阿賀野川下流への関心の集中」も参照）。

〈解決協定書〉
　1995年12月11日、新潟水俣病被害者の会、新潟水俣病共闘会議と、昭和電工との間で、「新潟水俣病をめぐる諸問題の最終的かつ全面的な解決を図ることを目的」として、結ばれた協定。解決対象者、昭和電工が支払う一時金、国・県の施策への対応、紛争の終結について定めている。この協定書をふまえ、新潟水俣病第二次訴訟は東京高裁及び、新潟地裁で和解し、訴訟を終結した（1996年2月23日及び27日）。

共闘会議　　　→　新潟水俣病共闘会議

〈公害健康被害補償法〉
　「公害に係る健康被害の救済に関する特別措置法」（旧法）を受け継ぎ、1973年10月5日に公布、1974年9月1日より施行。「新法」とも言われる。略称は「公健法」。大気汚染と水質汚濁に関係する公害患者を対象として補償について定める。ただし認

定審査会により認定された患者のみに適用される。医療費などのほか労働能力喪失や生活上の障害に関する補償給付が新たに加わった点が旧法と違う。

〈公害に係る健康被害の救済に関する特別措置法〉
　公害による健康被害の救済を目的に、1969年12月15日公布、1970年2月1日より施行。略称「救済法」または「旧法」。都道府県や産業界が医療費、医療手当、および介護手当を費用負担、給付することを定めた。給付は社会保障的な性格であり、産業界の責任も不明瞭なものだった。新潟県では阿賀野川下流地域が地域指定された。公健法（新法）により廃止。

公健法　→　公害健康被害補償法

【さ】

〈自主検診〉
　1970年8月に、新津診療所や沼垂診療所の医師が中心になって、新潟市津島屋と新津市満願寺で実施した検診。漁業者以外にも患者がいること、横雲橋上流にも患者がいることを示唆し、第2回一斉検診の実施に影響を与えた。また、安田町では船頭検診後に「地元で集団検診を実現させる会」が、共闘会議に協力を依頼して1976年と1977年に自主検診を行い、中流の潜在患者を顕在化させた。

〈事務次官通知〉
　1971年8月7日に出された環境庁事務次官通知「公害に係る健康被害の救済に関する特別措置法の認定について」のこと。求心性視野狭窄、運動失調（言語障害、歩行障害を含む）、難聴、知覚障害等を水俣病の諸症状として列挙し、その一つでも認められ、かつ疫学的条件があれば、水俣病と認定するものとした。以後、72-73年にかけては、新潟でも熊本でも認定数が急激に増加した。

集団検診　→　一斉検診

〈全国連〉
　水俣病被害者・弁護団全国連絡会議の略称。熊本水俣病についての第三次訴訟（熊本）、東京訴訟、福岡訴訟、京都訴訟、及び、新潟水俣病第二次訴訟の各原告団・弁護団を構成団体とし、その原告合計は約2000人に達する。1980年の熊本水俣病第三次訴訟第一陣提訴から1996年5月の熊本関連訴訟の和解成立にいたるまでの間、訴訟において、未認定患者の認定問題と、行政の国家賠償責任問題に取り組んだ。（コラム⑩「全国連の訴訟と運動」も参照）

〈船頭検診〉
　1973年3月、安田町の船頭組合が町に集団検診を要求したことを契機に実施された検診。住民側の自発的な要望によって、公的な検診が行われたのは、この検診だけである。行政側の記録によれば、この検診の受診者は川舟業者の27人で、有所見者16名

のうち1979年8月末までに6人が認定された。船頭検診を契機に認定された患者がいたことは、以後の安田町の被害者運動を活発にする要因となった。

【た】

〈第三水俣病〉
　熊大第二次研究班が、水俣市と御所浦島の住民健康調査のための比較対照地とした天草郡有明町で、水俣病と区別できない者が8名いることを発見。1973年5月22日、朝日新聞が「有明海に第三水俣病」と報道し社会問題化した。しかし、環境庁水銀汚染調査検討委員会健康調査分科会は、74年6月に、第三水俣病を否定する最終結論を出した。

地域集積性　→　被害の地域集積性

【な】

〈新潟水俣病共闘会議〉
　新潟水俣病問題の解決に取り組む運動組織。1970年1月26日、民水対（別項）を発展解消し、被害者団体、弁護団、新潟県評、地区労、社会党、共産党など15団体で結成された。後に17団体となる。全国連（別項）と連携を取りながら裁判闘争を主軸に据えた広範な運動を展開してきた。

〈新潟水俣病第一次訴訟〉
　1967年6月12日に新潟水俣病患者3家族13人が、昭和電工を被告とした裁判の第一陣として提訴した新潟水俣病裁判を、のちの未認定の新潟水俣病患者による裁判と区別するために、第一次訴訟と呼んでいる。第一次訴訟の原告人数は、最終的に1971年1月19日の第8陣までを含めて34家族77人に及んだ。日本ではじめての本格的な公害裁判の提起であり、1971年9月29日に被害者原告勝訴の判決を得ている。（コラム③「四大公害訴訟と新潟水俣病一次訴訟判決」も参照）

〈新潟水俣病第二次訴訟〉
　1982年6月21日、阿賀野川流域に住む新潟水俣病未認定患者が国と昭和電工を相手におこした損害賠償請求訴訟。一審の原告数は234名。92年3月31日に一陣原告（94名）についての分離判決がなされ、原告の大部分を被害者と認定し企業責任を認めたが、国の責任は否定。東京高裁と新潟地裁で審理が続けられたが、95年12月11日に原告側と昭和電工との間で解決協定書が締結。96年2月23日及び27日に両裁判所で昭和電工との和解が成立し、国に対する訴訟は取り下げられる形で終結した。

〈新潟水俣病被害者の会〉
　1970年代後半から阿賀野川流域各地にできていた新潟水俣病未認定患者の会が、第二次訴訟提訴のため、原告団として一つになり82年5月に結成。初代会長は五十嵐幸栄氏。第8陣までの追加提訴者を含め、1989年には、234名となる。新潟水俣病共

闘会議に加盟する中心的団体として、裁判と運動を行ってきた。96年の和解成立後は、水俣病教訓事業に着手。和解成立時の会長は南熊三郎氏。

〈新潟水俣病被災者の会〉
　阿賀野川下流域の有機水銀中毒患者とその家族を中心に1965年に結成。生活費、医療費の援助を求めて行政交渉などを支援団体とともに行う。第一次訴訟では会を代表してまず三家族が原告となる（のち会全員が原告になる）。1971年の第一次訴訟判決後は、原告でなかった人も含め、水俣病に認定されている人の大部分が会員となっている。

〈「ニセ患者」差別〉
　主として未認定患者が受けた差別。水俣病の被害者であるにもかかわらず、周囲から「ニセ患者」であるとみなされ、認定申請や被害者運動への参加は補償金目当てで、水俣病ではなく「詐病」だとされた。地域社会や、大学病院での検査のなかで頻発した。新潟水俣病被害者の会メンバー宅に「ニセ患者」と書かれたいやがらせの手紙が届けられたこともある。

〈認定患者〉
　「公害健康被害の補償等に関する法律」に基づく認定制度により、水俣病の「認定」を受けた人。「公害健康被害の補償等に関する法律」では、「被認定者」と呼ばれ、公害医療手帳を交付され、補償協定（別項）の対象となる。新潟水俣病においては、1974年以後、新たに認定患者とされる者は急減した。

〈認定審査会〉
　新潟水俣病については「新潟県・市公害健康被害認定審査会」を指す。医学等学識者15人以内により構成され、個々の認定申請者が水俣病かどうかについて知事に答申する。知事による認定業務の実質的判断を担当している。1970（昭和45）年に旧法の「公害に係る健康被害の救済に関する特別措置法」に基づき設置された。

【は】

〈ハンター・ラッセル症候群〉
　イギリスでの有機水銀農薬の中毒事例より、1940年に、ハンター、ラッセルらが報告した手足の感覚障害、構音障害、聴力障害、運動失調、視野狭窄、振戦等の症状群。熊本水俣病の初期の原因究明において、ハンター・ラッセル症候群への注目は有機水銀中毒説の提出の有力な手がかりとなった。

〈被害の家族集積性〉
　一つの家族が、新潟水俣病の健康被害を受けた複数の家族成員を抱えること。食生活の共同を通じて、一つの家族のなかでも夫婦、親子等の複数の人が水銀中毒による被害を被っている場合が数多く見られることが、水俣病の特徴である。

〈被害の地域集積性〉
　一つの地域社会に多数の水俣病被害者が高い密度で存在すること。とくに阿賀野川の流域の川魚を常食していた地域では、集落のほとんどの世帯に患者が存在しており、地域社会に大きな傷跡を残している。

〈補償協定〉
　第一次訴訟判決の後、約2年の交渉を経て、1973年6月21日に、新潟水俣病被災者の会および新潟水俣病共闘会議と昭和電工との間で調印された協定。昭和電工は加害者としての責任を認め謝罪している。補償内容の中心は、一時補償金および、すべての生存患者に対する年金である。補償金は第一次訴訟判決を大幅に上回るものであり、また、補償の対象者も訴訟に参加した患者のみならず、認定患者すべてを含むものであった。(コラム③「四大公害訴訟と新潟水俣病一次訴訟判決」も参照)

【ま】

〈水俣病〉
　水俣病とは、魚貝類に蓄積された有機水銀を経口摂取することにより起こる神経系疾患であるが、同時に狭義の神経症状以外の健康障害も引き起こす。有機水銀中毒一般の中でも、魚貝類への蓄積、その摂取という過程において公害病という性格を持つ点にその特異性がある。急性劇症型では、ハンター・ラッセル症候群のすべてあるいはほとんどが見られるが、その一部の症状のみが見られる慢性水俣病も存在する(コラム④「水俣病の症状と認定基準」も参照)。

〈水俣病総合対策医療事業〉
　水俣病とは認定されていないが、四肢末端の感覚障害を有する人に、国が①医療事業として療養費及び療養手当を支給すると同時に、②健康診断などの健康管理事業を実施するという内容。多数の未認定患者が、各地の訴訟の判決で認定患者と認められるという事態を背景にして、1992年6月より施行された。

〈未認定患者〉
　川魚等を継続的に食べた経歴をもち、本人の自覚症状および主治医の診察では水俣病と思われる諸症状が存在しながら、認定患者(別項)でない人。この中には、認定申請をしたが棄却された人と、そもそも認定申請をしていない人が含まれる。

〈民水対〉
　新潟県民主団体水俣病対策会議のこと。1965年8月25日に水俣病患者の支援を目的として結成。議長は当時沼垂診療所長の斎藤恒医師。潜在患者発掘、交渉、裁判支援などをしてきた。1970年1月26日に民水対が発展解消され、新潟水俣病共闘会議(初代議長は渡辺喜八弁護士)となり、現在に至る。

メチル水銀　→　有機水銀

【や】

〈有機水銀〉

　アセトアルデヒド製造過程において、触媒に使用された無機水銀が有機化合物と結合し、有機水銀となる。無機水銀は水溶性だが、有機化合物と水銀の結合は強く水に溶けにくい。が、油には溶けやすく体内に吸収されやすい。そのため脳の神経細胞へも溶け込み、神経系の疾患をおこす。それが水俣病である。1959年11月の食品衛生調査会答申では、水俣病の原因は、「ある種の有機水銀化合物」とされたが、後に、それがメチル水銀（より詳しくは塩化メチル水銀 CH_3HgCl）であることが判明した。

〈安田町未認定患者の会〉

　自主検診運動を行ってきた安田町の「地元で集団検診を実現させる会」が発展してきた組織。1970年代に、行政不服審査請求の運動に取り組み、地域の水俣病患者の顕在化を促した。第二次訴訟提訴後は阿賀野川中・上流の原告のネットワークとして機能。

あとがき

　編者の一人である飯島伸子が、新潟を最初に訪ねたのは30年以上前の、1967年8月のことである。技術史研究会という自然科学系の研究者たちを主なメンバーとしている研究団体の人々とともに、社会学からはただ一人、駆け出しの研究者の大学院生として、新潟水俣病被災の現地を訪ねたのである。この時の記憶は、年月を経ても、不思議なほどに色あせていない。この時にお会いしたのは、弁護士さん、支援団体の方々、新潟水俣病の患者さんたちであった。大企業を被告として、とても勝ち目がないと多くの人が考えたような、見方によっては無謀に近い公害裁判を、被害者3家族が提起して間もないころのことであった。他の重大な健康被害を伴う公害病地域に先駆けて、本格的な公害裁判を初めて提起したばかりの弁護士さんたちは、裁判提起の経過や見通しについて熱っぽく話してくださった。その語り口は、この大裁判に負けるかもしれないなどとは考えたこともないかのように、いさぎよいものであり、そのことに、とくに感銘を受けたことも覚えている。

　当時は、新潟水俣病は、阿賀野川の下流地域に集中して多発したと多くの人が考えていたため、下流地域の被害地を、照り付ける暑い夏の太陽を全身に感じながら、阿賀野川の土手沿いに歩いて患者さんのお宅を訪問もした。一家全員が水俣病に罹病してしまった桑野忠吾さんのお宅にうかがう時は、たいへん緊張したことを記憶している。何しろ、このような深刻な健康被害に遭遇した方にお会いするのは初めての経験だったし、新聞記者たちが、忠吾さんの機嫌をそこねて怒鳴られて追い返された話も聞いていたからだ。しかし、桑野さんは、弁護士に伴われた私たちには率直に接してくださった。被災者の会の会長さんだった近喜代一さんや桑野忠吾さんと縁続きの桑野清三さんのお宅など、何軒もお邪魔させていただいたが、どなたも、弁護士さんとともに訪問した私たちに対して、新潟水俣病に関するさまざまな体験を

積極的に話してくださったので、感激したものであった。

 その後、何年間か、一人で新潟の現地に通って勉強させていただいたのだが、裁判が終わって運動にひと区切りがついたころに、当時、助手をしていた東大医学部保健社会学研究室で、薬害スモンをめぐる社会学的な調査研究に集中して時間をさく必要が生じ、これと並行して、江戸時代以降の日本における公害問題と労災・職業病の年表作りにも取り組み始めたことなどから時間のやりくりがつかなくなり、新潟とは、心ならずもご無沙汰することとなった。そのようなわけで、1970年代後半から80年代にかけての十数年間は、本研究グループメンバーと、新潟との交流は途絶えていた。

 1990年代になって、本研究グループのメンバーが、新潟水俣病問題について再び調査研究に着手し、また、このような研究グループを形成することになったのは、ある偶然のきっかけからである。そのきっかけとは、もう一人の編者、舩橋晴俊が住む神奈川県大磯町の西部地区に、たまたま1989年ごろより、昭和電工のバイオ研究所が立地するという計画が浮上したことである。この研究所の誘致・立地促進の主な動機は、山林地権者の土地売却収入と町の財政収入増大への期待であった。これに対して、細菌や放射性物質を使うバイオ研究所が住宅地の隣接地に立地することへの不安、意志決定手続きが地元住民の意向を無視していること、昭和電工が過去にも深刻な公害問題を引き起こしてきたことへの不信、などを理由にして、近隣住宅地住民から反対運動が起こり、誘致の是非をめぐって、町内世論は二分することになった。

 1990年の前半には、昭和電工が、アメリカでトリプトファン食品公害事件を引き起こしたことが明らかになり、大磯町民の昭和電工に対する不信はますます高まることとなる一方、5月の環境社会学研究会（環境社会学会の前身）の設立を控えて、共にその呼びかけ人である飯島と舩橋は頻繁に連絡をとりあっていた。

 昭和電工誘致に危惧を覚える住民運動の一参加者として、舩橋は、新潟水

俣病のその後がどうなったかを調べる必要を感じていたが、飯島の紹介により、1990年6月下旬、初めて坂東弁護団長より電話で話を聞くことができた。それを契機として、同年7月26～27日に、大磯町の住民運動参加者5名と社会学の研究者・学生5名、あわせて10名（その中には、本書執筆者のうち、飯島、舩橋、田渕が参加）が、新潟を訪れ、現地を見学するとともに、二次訴訟の原告患者と交流する機会を持ち、二次訴訟について初めて詳しく知る機会を得た。新潟市津島屋の水俣会館において、夏の午後の日差しを背景にした明るい広い部屋の中で、坂東弁護士の司会のもとに、十数人の未認定患者の方々が、それぞれの被害の体験を語る光景は、忘れることのできない記憶となっている。その後、大磯町では、住民運動団体（昭和電工問題を考える会）が、11月に二次訴訟原告3名と坂東弁護士を呼んでの講演会を開催した。新潟水俣病問題の未認定患者原告が語る被害の実態と事件発生後25年も経過するのになんらの被害補償もなされていないこと、不自由な身体を抱えながら必死の思いで二次訴訟に取り組んでいることが、多数の町民に大きな衝撃と感銘を与え、昭和電工立地を批判する町民世論が一気に高まった。そして、12月の町長選挙では、町の西部地区での昭和電工誘致と、折からのバブル期のリゾート開発ブームに乗った東部地区のヨットハーバー建設の双方に反対する政策を掲げ、住民運動の中から立候補した新町長が当選し、昭和電工の大磯町内での研究所立地は中止されることになった。

このように二次訴訟を担う被害者団体と大磯町の住民運動団体との交流をきっかけとして、当研究グループメンバーの二次訴訟被害者団体や弁護団との接触が開始されたが、1991年3月上旬に、飯島と舩橋は、運動団体どうしの交流とは別に、独自に社会学研究者として、新潟水俣病問題について両研究室で共同研究を開始することを決定し、より若い大学院生たちにも参加を呼びかけることによって、本研究グループを形成した。

1990年7月の現地訪問の後、1991年3月より1997年8月に至るまで、私たちは、グループであるいは個人で、26回、新潟現地を訪れるとともに、新

潟以外でも、各地の関係者（熊本水俣病関係の訴訟弁護団など）から聞き取りと資料収集を行った。聞き取りなどの合計回数は、約150回であり、その内訳は、被害者約70回、支援団体・支援者15回、各地の弁護団22回、医師8回、行政関係者（政府・県・市町村）16回、漁協2回、新聞記者2回、その他（交流会・集会・裁判傍聴などへの参加）13回、昭和電工2回（この他に、昭和電工重役への聞き取りも試みたが断られた）である。1992年夏には、調査票を使用した未認定患者統計調査を実施し、依頼した125名のうち、100人（二次訴訟原告63人、非原告37人）の協力を得た。

　私たちは、当初そのように意識していたわけではなかったが、1991年からの共同調査の着手の頃には、新潟水俣病問題については、本格的な社会科学的研究がまったく欠如していること、それゆえ、私たちの調査研究がその初めての試みであることに気がついた。この欠如にはいくつかの理由があると考えられるが、その一つに、深刻な紛争の発生している地域において、研究の学問的独立性を維持しつつ、調査遂行を可能にするようなテーマ設定をいかに行うかということについての困難さも、あるように思われる。
　新潟水俣病のような深刻な公害問題を目の当たりにした時、このような問題に対して、いったい社会(科)学が何の役に立つのか、いかなる意味で有意義な研究ができるのか、という問いを、誰しも問わざるを得ないだろう。そのような問いに対して、自分たちにも当事者に対しても説得的な答えがない限り、研究者として安易に問題の場に踏み込んだり調査に着手することはできない。
　共同調査の開始にあたって、私たちが、「新潟水俣病被害者の会」と「新潟水俣病共闘会議」に調査協力を依頼した際、当グループの設定した主題は、次の二つであった。
(1) 被害者の生活への打撃を医学的側面のみならず社会生活の側面において把握すること。被害を構造的に検討すれば、そこには加害の構造が透けて見えるものである点においても、被害の把握は重要であること（被害論）。

(2) 加害企業および行政がこの公害をどのようにして生み出し、かつ原因究明や防止対策についてどのようにそれを怠りあるいは妨害してきたかという社会過程を分析すること、それを通して企業や行政の責任の意味を明らかにすること(加害論)。

　幸いにして、患者の方々、弁護団、支援団体の方々に、このような調査の趣旨を理解していただくことができ、以後、聞き取りと資料収集に全面的に協力していただくことになった。
　熊本であれ新潟であれ、水俣病被害者の苦痛と苦闘の経験は、涙と憤りなしに聞くことはできない。水俣病について豊富な診察経験を持つ医師たちによって水俣病と判断されたのに、認定申請を棄却されてしまった二次訴訟原告から、2〜3時間、生活史について話を聞けば、その人が水俣病被害者であることは、健全な常識を持つ人であれば確信できるものである。そして、それは、一連の問いを生み出す。はっきりとした症状があるにもかかわらず、この人は、なぜ、棄却されてしまったのか。25年以上にわたって、1円の補償金も得られない未認定患者という立場の人が、なぜ、大量に生み出されてしまうのか。汚染を起点として、なぜ30年以上にわたって、次々と不和と苦しめ合いが派生してしまうのか。被害者をそのような状態に放置している企業、行政、社会のあり方は、異常ではないか。水俣病問題は日本社会の病理を露呈していると言うべきではないだろうか、等々。
　これらの社会学的問題は、誰かが解明を試みるべき問題であった。本書が、どこまでこれらの課題を解きえたかは、各方面からの批評にまつほかはないが、私たちの抱えていたさまざまな制約の中で努力を積み重ね、ようやくまとめたのが本書である。
　数年間の調査期間にわたって、当事者の方々から、率直に、また、掘り下げた話を聞かせていただいたことは稀有のことであり、環境社会学の研究者として他に得難い貴重な経験であった。とくに、院生としてこの調査に参加した者にとっては、またとない自己形成の機会であった。そのような突っ込

んだ論議を繰り返しつつも、当事者の方々には、社会学の学問としての固有性、自律性を理解していただき、私たちの自由な研究を許容していただいたと感じている。

　本書を完成するまでの過程では、じつに多くの方々にご協力をいただいた。中でも、新潟水俣病被害者の会（二次訴訟原告）の方々、安田町未認定患者の会の方々、とりわけ、南熊三郎・被害者の会会長（調査当時）、梅沢幸一・同副会長には、調査の実施にあたって不可欠の理解と協力をいただいた。また、多数の被害者の方々から、被害と運動の経験を率直に聞かせていただいた。それらなくしては、調査の実施と本書の刊行は、不可能であったのであり、紙面を借りて感謝をお届けしたい。通常であれば、これらの被害者の方々に、氏名をあげてお礼を申し上げるべきところであるが、ご家族も含め地域社会の中での微妙な立場を考慮し、あえて、それは差し控えたい。
　新潟水俣病共闘会議、新潟水俣病第二次訴訟弁護団、新潟水俣病医師団、その中でも、清野春彦・共闘会議議長、二次訴訟提訴から95年秋まで弁護団長を担当した坂東克彦弁護士、共闘会議事務局の高野秀男氏、斎藤恒医師、関川智子医師、旗野秀人氏（安田町）には、他で得られない資料を多数、提供していただくとともに、再三、貴重なお話を聞かせていただくなど、とくにお世話になった。各地の熊本水俣病訴訟関連の弁護団からも資料を提供していただくとともに、聞き取りをさせていただいた。また、宇井純氏、原田正純氏からは、水俣病研究の先達として、その著書から多くの教示を得ているが、本書執筆にあたり、草稿の一部に直接コメントをいただく機会を得た。田中史子氏には、撮影した写真を本書で使用することを快諾していただいた。これらすべての方々に深謝申し上げたい。
　漁協関係者、行政諸組織、新潟県内の新聞記者、昭和電工関係者からも、さまざまな資料提供とともに、それぞれの見解を聞かせていただいたが、本研究を完遂するうえで、ありがたい機会を得たと思っている。
　さらに、1991～92年の調査の実施にあたっては、今回の執筆には参加し

ていないが、柴田祐加子、道用和男、仲本かおる（以上、法政大学大学院）、杉野勇（東京大学大学院）の4名の院生の方々に調査員として協力していただいた。また、研究助成としては、東京都立大学研究奨励費、法政大学大学院教育研究補助金（1991年度、92年度）、法政大学特別研究助成金（1991年度）、日本経済研究奨励財団奨励金（1992年度）、日本証券奨学財団研究調査助成金（1993年度）、文部省科学研究費研究成果公開促進費（1998年度）をいただいた。こうした協力と、研究助成なくしては、何回もの現地調査の実施は遂行出来なかったであろう。記して、お礼を申し上げたい。

　困難な出版事情の中で本書の出版が可能になったのは、東信堂の下田勝司氏の出版人としての判断のおかげである。下田氏には、草稿への遠慮のないコメント、資料の充実への助言、出版助成の獲得のための尽力など、さまざまに協力いただいた。厚くお礼申し上げたい。

　本書は、1997年8月の調査までを区切りとして執筆されている。本書の原稿は、1997年12月には出版社にお渡しすることができたが、出版事情から刊行されるまでに予想外に時間がかかってしまったために、情報の面で、新鮮さが薄れている場合もあることをお断りしておきたい。出版の遅延は残念ではあるが、それでも、ようやく、ここに、私たちの環境社会学的共同研究の成果を刊行することができる。本書が、身体や健康への影響だけでなく、精神面や経済面、人間関係など生活の多方面にわたって影響を受け続けてきた被害者の方々の苦しみを少しでも癒すことに役立ち、また、そうした被害を生み出す加害構造を消滅させる上でも、少しなりとも有効で有りうることを望むものである。同時に、当事者の方々から見れば、本書の中に、あるいは不適切な把握や失礼な記述と見える点があるかもしれない。それらについては、率直な批評、叱正をお寄せいただくことを願うとともに、学術的研究としてやむを得ない場合は、ご寛恕してくださるようお願いするものである。

　本書は、これまでの共同研究のひとまずのまとめである。だが、新潟水俣病問題一つをとってみても、さらには、それに関連する水銀汚染関連の諸問

題をとってみても、とうてい本書のみで、論じ尽くすことはできない。この共同研究を出発点として、各参加者は、それぞれの関連テーマを追求するであろう。たとえば、すでに、『環境社会学のすすめ』(1995年、丸善ライブラリー、飯島)、熊本水俣病における行政の意志決定の誤り（舩橋)、阿賀野川住民の生活世界の変容（田所)、関川水俣病問題（関、渡辺）をテーマにした諸論考が、本書と関連を持ちながら発表されているが、今後もそのような努力を続けていきたい。

　　1999年1月29日

　　　　　　　　　　　　　　　　　　　　　　　　　　　　飯島伸子
　　　　　　　　　　　　　　　　　　　　　　　　　　　　舩橋晴俊

■人名索引

あ

イェーリング	231
五十嵐文夫	10
井形昭弘	258,261
石牟礼道子	5
池田勇人	48
宇井純	16,49
梅沢幸一	178,322
浴野成生	250,251,261
大石武一	206
大島理森	204,225
大島竹治	39,56

か

カント	231
北川石松	223
北川徹三	14
北野博一	86
清浦雷作	32

さ

斎藤恒	6,15,168,210,322
相良甲子彦	217
佐々木つた子	137
白川健一	106
清野春彦	38,229,322
関川智子	227,22
祖父江逸郎	257

た

高野秀男	322
田中正造	73
田中史子	322
団藤重光	231
近喜代一	10
津田敏秀	250,251,261
椿忠雄	19,21,32,54,210,256,261
寺本亘二	56

な

西田栄一	229

は

旗野秀人	29,158,322
原田正純	27
坂東克彦	33,158,203,229-230,322
日吉フミコ	40
深井純一	49
星野和枝	182
細川一	229

ま

三浦洋	250,251,261
南熊三郎	203,322
宮澤信雄	248
村田一	204
村山富市	38,225-226,263

や

山内豊徳	223

■事項索引

あ

愛すべき川 ……………………………… 9
『阿賀に生きる』(記録映画) …… 34,158,242
阿賀野川 …… 9,12,35,131,154-159,162,170,
242,309
　　──下流域 ……… 6,18,19,20,21,183,199
　　──上流域 ………………… 6,34,181,183
　　──中流域 …………………………… 29,183
　　──での漁獲 …………………………… 186
　　──の安全宣言 ………………………… 258
　　──の川魚 ……………………………… 94
　　──の川漁 ……………………………… 156
　　──の水銀による汚染 ………………… 34
　　──の川木 ……………………………… 157
　　──の中・上流 ………………………… 105
　　──の変化 ……………………………… 9
　　──の水 ………………………………… 157
　　──のゆたかな自然環境 ……………… 34
　　──の流域住民 ………………………… 87
　　──への思い …………………………… 174
　　──流域 ……………………………… 5,8
　　──流域の運輸業 ……………………… 182
　　──ルネッサンス ……………………… 158
　　──をめぐる日常生活 ………………… 157
　　豊かな── ……………………………… 35
阿賀よ忘れるな ……………………………… 38
アセトアルデヒド ……………………… 12,164
　　──の生産 ……………………………… 164
　　──製造プラント ……………………… 49
新しい関係性 …………………… 166,175,176
安全宣言 …………………………………… 309
医学 ………………………………………… 232
医学部 ……………………………………… 199
イタイイタイ病 ……………………………… 9
　　──訴訟 …………………………… 24,282
一時金 ……………………………… 214,225,227
一次訴訟の判決 → 新潟水俣病第一次訴訟
　　判決

一律補償 ………………………… 207-208,214
一斉検診 ……………………………… 309,311
　　──の救済ルート ……………………… 107
　　──未受診 ……………………………… 108
意図的加害者 ……………………………… 199
イヤな思い ……………………………… 92,96
医療関係者 ………………………………… 17
医療機関 …………………………………… 199
医療手帳 …………………………………… 224
疑わしきは救済 ……………………………… 31
疑わしきは救済せず ……………………… 124
疑わしきは認定 …………………………… 110
運動の主役 ………………………………… 71
運輸業 …………………………… 183,185,190
越後平野 …………………………………… 154
L-トリプトファン食品公害事件 … 51,52,212
塩水クサビ ………………………………… 309
横雲橋 …………………………… 19-21,78,108
大磯町 ……………………………………… 319
大蔵省 ……………………………………… 221
大阪空港騒音問題訴訟 …………………… 24
おしめ洗い ………………………………… 157
大水 ………………………………………… 160

か

カーバイド ……………………………… 6,11
　　──残渣決壊事件 ……………………… 309
　　──流出事件 …………………… 11,12,18
解決協定 ………………… 115,235,240,246
　　──一時金対象者数 ………………… xvi
解決協定書 …………………… 38,225,310
解決対象者 …………………………… 225,227
加害過程 ……………………………………… iv
　　広義の── …………………………… 43,72
加害構造 ……………………………… 198,200
加害者 ……………………………………… 199
　　──と被害者の関係 ………………… 57
加害責任 …………………… 73,246,247,253
加害の影響連鎖の時間的長大性 …… 71,260

加害論 …………………………………198
化学工業 …………………………………52
科学者の関与 ……………………………17
科学的研究の「枠組み条件」……………260
科学的討論のアリーナ …………………260
隠すことの必要性 ………………………64
可視的な「悲惨」………………………105
家事遂行上の障害 ………………………145
家族 ………………………………………133
　──に対する配慮 ……………………141
　──生活 …………………………………iv
　──内の人間関係 ………………………59
　──に与える傷の深さ ………………148
　──の一員としての自己 ……………148
　──の営みのたくましさ ……………148
　──の二面性 …………………………147
　──への思いやり ……………………146
家族関係 …………………………………133
　──の悪化 ……………………………146
　──の変容 ……………………………148
家族集積性 …………………………110,309
家族ストレス論 …………………………149
家族成員の認定 …………………………209
葛藤 ………………………………………135
鹿瀬工場 ……………………………50,55,164
鹿瀬町 …………………………………84,165
　──職員 …………………………………86
　──役場 …………………………………85
上川村 ……………………………………84
下流域 ……………………………………86,154
下流域の人々 ……………………………10
川崎公害訴訟 ……………………………51
川魚 …………………………………134,156
　──喫食状況 …………………………93,95
　──の安全性 …………………………85
　──の摂取 ……………………………79
　──の販売禁止 ………………………19
川砂利 ……………………………………183
　──採取 …………………………………9
川舟（川船） ………………………6,183,190
　──業者 ………………………………183
　──船頭 …………………………………29
川水 ……………………………………163

川漁 ………………………………………156
川をめぐる自然災害 ……………………159
感覚障害 ………248,251,252,254,255,257,259
環境庁 ………………31,36,220-221,223,256,258-261
　──事務次官通知 ………………206,284
関係性の崩壊 …………………………176
関西訴訟 ………222,246-248,251,253,254,259
患者としての自己 ……………………148
患者認定審査会　→　認定審査会
危機的出来事 ……………………153,166
棄却 ……………………………115,169,209
　──された患者 ………………………68
　──数 ………………………………208
企業の病理 ……………………………232
疑似裁判官 ……………………………211
忌避 ………………………………………63
奇病 ……………………………………89,102
救済法 ……………………………206,310
急性劇症型 ………………………………27
急性水銀中毒患者 ………………………22
急性水俣病患者 …………………………89
旧法 ……………………………………310
行商 ……………………………………156
行政認定の状況 ………………………xvii
行政の病理 ……………………………232
行政不服審査請求 ……29,30,33,68,115,255,
　　　　　　　　　　　　　　258,310
　──の結果 ……………………………xviii
　──の推移 ……………………………xviii
協定書　→　解決協定書
共闘会議　→　新潟水俣病共闘会議
魚介類採捕規制 …………………………19
漁獲規制 ……………………………18,272
　──の解除 ……………………………86
漁協 ………………………………………87
漁業 …………………………………182,185,190
　──関係者に多発 ……………………182
　──組合 ………………………………86
　　従たる職業としての── …………186
魚類の販売規制 …………………………18
近親者への集積度 ……………………135
苦海浄土 …………………………………5
草の根の運動 ……………………………29

草の根の集団行動 …………………29	公共圏 ……………………………260
苦難の過程 ………………………177	公健法 ………………………207,311
国が負ける判決…………………223	高裁での判決 ……………………228
熊本の水俣病患者 ………182,195	工場廃液 ……………………………85
熊本水俣病…6,26,44,46,206,246,247,254,283	――説 …………………………24
――関西訴訟 ………………246,247	工場誘致条例 ……………………161
――関西訴訟の控訴審判決 ……249	――の廃止 ………………………162
――関西訴訟の最高裁判決 …252-254	厚生省 …………………………14,15
――関西訴訟の第一審判決 ……247	――の疫学班 ……………………85
――裁判 …………………………26	構造化された場 ………211,212,259
――三次訴訟第一陣の判決 …217,262	拘束効果 …………………………220
――訴訟 …………………………24	交通路 ……………………………155
――第一次訴訟判決 ……………286	高度経済成長 …………………52,160
組合員資格 ………………………186	――以前 ………………………153
経済企画庁 …………………………48	――の終焉 ……………………162
経済成長政策 ………………………52	国家賠償責任 ……………………218
経済的影響 ………………………135	国家賠償法上の責任 …221,228,253,257,292
経済的窮乏化 ………………………69	子どもの就職と結婚……………173
経済的側面 ………………………191	個別訪問調査 ……………………78
経済的な被害 ……………………142	
経済的負担 ………………………145	**さ**
警備員 ……………………………171	最終解決 ……………v,218,224,247,253
劇症 …………………………………22	最終的被害 ………………………197
激症型 …………………………87,88	再生 ………………………………176
――患者 ………………………63	財政支出の原則…………………221
結婚への影響 ……………………104	再発防止義務の不履行 …………46
原因論 ……………………………198	――としての加害 ………………44
健康被害事件 ……………7,195,197	裁判活動 …………………………170
原告 ………………………………167	裁判参加 …………………………172
検査 …………………………168,209	魚の行商 …………………………87
――担当者 ……………………92,93	差別 ………………………………125
建設業 ……………………………191	――的な扱い ……………………200
公害健康被害補償不服審査会 …243	――的な環境 ……………………29
公害健康被害補償法 …111,207,286,310,311	――問題 …………………………iv
公害に係る健康被害の救済に関する特別措置法 ………………110,206,310,311	社会的―― ………………………89
公害被害者運動 ……………38,254	産業構造の転換 …………………165
公害病 ……………………………89	三種の神器 ………………………160
公害防止条例 ……………………162	塩尻粉塵公害訴訟 ………………51
公害問題 …………………………161	自己申告 …………………………125
工学関係の科学者 ………………17	資産の切り売り …………………69
工学部 ……………………………199	四肢末端性感覚障害 ……………37
広義の加害 ……………………43,45	自主検診 …………………………311
	――運動 …………………112,114

■事項索引　329

自然と人間の関係‥‥‥‥‥‥‥‥177
死に水‥‥‥‥‥‥‥‥‥‥‥‥‥175
支配／被支配関係‥‥‥‥‥‥‥‥57
支配問題‥‥‥‥‥‥‥‥‥‥‥‥57
司法‥‥‥‥‥‥‥‥‥‥‥‥‥‥232
　　──の責任放棄‥‥‥‥‥‥‥223
事務次官通知‥‥‥‥‥‥‥‥‥‥311
社会学的視点‥‥‥‥‥‥‥‥‥‥194
社会学的分析‥‥‥‥‥‥‥‥‥‥‥7
社会資本の整備‥‥‥‥‥‥‥‥‥161
砂利運搬‥‥‥‥‥‥‥‥‥‥‥‥184
砂利採取業‥‥‥‥‥‥‥155,162-163
就業状態への影響‥‥‥‥‥‥‥‥189
集団検診‥‥‥‥‥‥65,77,82,84,85,273
　　──の未受診‥‥‥‥‥‥77,83,96
　　──未受診者‥‥‥‥‥‥‥‥80
集団検診を実現させる会‥29,107,113,114
受益圏からの排除‥‥‥‥‥‥‥‥62
受苦の乗り越え‥‥‥‥‥‥‥‥‥175
主治医‥‥‥‥‥‥‥‥‥‥‥‥‥95
　　──の診断‥‥‥‥‥‥‥‥‥94
受診率‥‥‥‥‥‥‥‥‥‥‥‥‥79
上越市‥‥‥‥‥‥‥‥‥‥‥‥‥32
症状‥‥‥‥‥‥‥‥‥‥‥‥‥‥132
　　──組合せ論‥‥‥‥‥‥‥‥216
上訴権の保留‥‥‥‥‥‥‥‥‥‥36
情緒的な支え‥‥‥‥‥‥‥‥‥‥146
昭電社員‥‥‥‥‥‥‥‥‥‥‥‥84
上流（域）‥‥‥‥‥‥‥‥9,30,84,155
昭和電工‥‥‥‥‥6,16,22,23,25,38,49-50,
　　　　　　　55,121,163,200,225,235,246
　　──との直接交渉‥‥‥‥‥‥36
　　──の毒水事件‥‥‥‥‥‥9,11
　　──の労働組合‥‥‥‥‥‥‥14
昭和電工鹿瀬工場‥‥‥‥‥9,11,12,14,24,
　　　　　　　　　　　　　84,199,253
　　──の地元‥‥‥‥‥‥‥‥‥30
昭和電工塩尻工場粉塵訴訟‥‥‥51,263
昭和電工問題を考える会‥‥‥‥‥281
昭和肥料‥‥‥‥‥‥‥‥‥‥‥‥6
昭和46年判断条件‥‥‥‥‥‥256,257
昭和52年判断条件‥‥‥‥‥‥‥‥257
職業

　　──上の損失‥‥‥‥‥‥‥‥188
　　──上の被害や損失‥‥‥‥‥194
　　──生活の変化‥‥‥‥‥‥‥142
　　──生活への影響‥‥‥‥‥‥104
　　──の変化‥‥‥‥‥‥‥‥‥139
　　──をめぐる経済的な損失‥‥194
職場
　　──での精神的負担‥‥‥‥‥192
　　──での水俣病隠し‥‥‥189,192
　　──の人間関係への影響‥‥‥192
　　──の論理‥‥‥‥‥‥‥‥‥60
食品衛生調査会‥‥‥‥‥‥‥‥‥48
食品衛生法‥‥‥‥‥‥‥‥48,248,251
職務能力の低下‥‥‥‥‥‥‥‥‥60
不知火海沿岸‥‥‥‥‥‥‥‥‥5,247
申請‥‥‥‥‥‥‥‥‥‥‥‥‥‥141
人生設計‥‥‥‥‥‥‥‥‥‥‥‥137
身体障害者手帳‥‥‥‥‥‥‥‥69,70
身体的被害‥‥‥‥‥‥‥‥‥‥‥166
身体の症状‥‥‥‥‥‥‥‥‥‥‥140
新日本窒素水俣工場‥‥‥‥‥‥‥12
新日本窒素肥料株式会社‥‥‥‥‥7
水害‥‥‥‥‥‥‥‥‥‥‥‥‥‥159
　　──防止‥‥‥‥‥‥‥‥‥‥159
水銀‥‥‥‥‥‥‥‥‥‥‥‥49,164
　　──パニック‥‥‥‥‥‥‥‥31
水質調査‥‥‥‥‥‥‥‥‥‥‥‥49
水質二法‥‥‥‥‥‥‥‥‥‥‥‥48
水田農薬説‥‥‥‥‥‥‥‥‥‥‥86
水原町‥‥‥‥‥‥‥‥‥‥‥‥30,86
随伴結果の引き起こしとしての加害‥44,70
ストレス‥‥‥‥‥‥‥‥‥139,143,146
スモン患者‥‥‥‥‥‥‥‥‥‥‥195
生活構造‥‥‥‥‥‥‥‥‥‥‥‥197
生活史‥‥‥‥‥‥‥‥‥‥‥‥‥148
生活世界‥‥‥‥‥‥‥‥‥‥iv,153
　　──の変容‥‥‥‥‥‥‥‥‥165
　　──の変容の二重構造‥‥‥‥153
生活設計的側面‥‥‥‥‥‥‥‥‥191
生活設計の変更‥‥‥‥‥‥‥‥‥145
生活全般の構造的被害‥‥‥‥‥‥195
生活保護制度‥‥‥‥‥‥‥‥‥‥69
正義の実現‥‥‥‥‥‥‥‥‥‥‥230

正義を行うこと……………………231
精神的苦痛………………………137,139
精神的側面 …………………………191
精神的被害 …………………………194
制度的救済ルート…………………101
生物濃縮のメカニズム………………24
政府の硬直性……………………219-220
性別役割規範………………………139
精密検査 ……………………………115
世界が生きること…………………230
関川水系水銀汚染健康被害調査……32
関川水俣病問題………………………32
石油化学工業…………………………52
石油化計画…………………………164
専業農家……………………………134
全国連………………218,261,269,273
潜在化要因……………………………83
選択肢の閉塞………………………223
船頭組合……………………………113
船頭検診………………………113,303
総合対策医療事業…36,115,224,273,296,299
損害賠償請求権…………………116,252

た

第1回一斉検診………………………78
第一次訴訟 → 新潟水俣病第一次訴訟
第一次的派生被害…………………196
第一の水俣病 → 熊本水俣病
大学病院………………………………93,95
　　──通い……………………………168
　　──の検査………………………67,92,96
第五水俣病……………………………31
第三水俣病……………………31,32,256,312
退職………………………………61,172
第2回一斉検診………………79,106,108,109
第二次訴訟 → 新潟水俣病第二次訴訟
第二次訴訟原告…………………107,109
第二次訴訟判決 → 新潟水俣病第二次訴訟
　　　　　第一陣判決
第二次的派生被害…………………197
第二水俣病 → 新潟水俣病
第四水俣病……………………………31
タタリ……………………………102,122

ダムの開発ブーム…………………162
湛水……………………………………160
地域再生振興事業………………225-226
地域社会における派生的加害 ………62
地域社会の分裂と不和………………70
地域集積性…………………………312
地域住民……………………………199
地区のまとめ役……………………174
チッソ（株式会社）…7,212,247,249,251-253
　　──城下町…………………………22
遅発性水俣病…………………………82,106
中央公害対策審議会水俣病問題専門委員会
………………………………………258
中上流域…………………78,83,88,108
中毒発生の基盤………………………15,253
中流（域）…………………………9,30,155
直接的加害……………………………45
沈黙していた人々…………………177
追加的加害………44,54,55,58,66,68,261
　　──論……………………………198
通産省…………………………14,15,48,58
津川町…………………………………84
津島屋…………………………………88
つらさが分かり合える人々………170
手先の微妙な感覚欠如……………191
転職…………………………………140
同居…………………………………136
　　──をめぐる親子関係……………143
鳶職…………………………………140
豊栄町…………………………………30

な

新潟県衛生部……………………13,17,21,199
新潟県水銀中毒研究本部………………19
新潟県地域振興基金…………………158
新潟県民主団体水俣病対策会議……21,279
新潟県立環境と人間のふれあい館……235,
　　　　　　　　　　　　　　　236,238
新潟地震……………………………17,24,85
新潟大学医学部………13,17,18,19,21,53,209
新潟大学病院…………………………67
新潟の補償協定……………………206
新潟水俣病………6,21,198,199,235,238,240,

242,243,246,247,254,278,283
　　──医師団 …………………………284
　　──患者 …………………………21
　　──認定審査会 …………………28,31
　　──の歴史的経過 ………………iv
新潟水俣病共闘会議 ………24,25,28,38,
　　225,230,235,236,239,240,310,312
　　──結成 …………………………284
新潟水俣病裁判 ……………………15,23
新潟水俣病訴訟 ……………………24
新潟水俣病第一次訴訟…25,172,199,282,312
　　──判決 …………………24,63,285
　　──弁護団 ………………………25
新潟水俣病第二次訴訟 ……31,33,34,36,38,
　　68,125,173,175,238,246,247,290,299,312
　　──控訴審 ………………………37,296
　　──(第一陣)判決 ………36,217-219,295
新潟水俣病被害者の会 ………31,38,174,
　　225,228-229,261,312
新潟水俣病被災者の会 …24,25,174,280,313
新潟水俣病未認定患者 → 未認定患者
新潟水俣病問題 ……………………iv,5,8
　　──解決金 ………………………263
　　──第二期 ………………………26
二次訴訟原告 ………………………123
二次訴訟原告数 ……………………15
二次訴訟提訴準備 …………………169
ニセ患者 ……………………………121,199
　　──扱い ………………………28,92
　　──差別 ………………101,117,118,
　　　　　　　　　　120,121,124,125,305
二番目の水俣病 → 新潟水俣病
日本化学工業協会 …………………16,56,200
日本の化学工業界 …………………6,199
日本の被害者運動 …………………23
人間と自然との距離 ………………160
認識ギャップ ………………………87
妊娠規制措置 ………………………103
認定
　　──患者 ……………30,121,122,236,313
　　──業務促進に関する臨時措置法……31
　　──拒否行為 …………………199
　　──者数 ………………………xvi

──制度の運用 ……………………256
──と未認定の間 …………………120
──の棄却 …………………………93
──数 ………………………………208
認定基準 ……………………27,209,258,260
　　──の過剰厳格化 ………………66
　　──の厳格化 ……………………90
　　──の実質的変更 ………………211
認定審査会 ……………26,30,66,93,94,115,
　　　　　　　　　　209,210,214,275
　　──をとりまく構造化された場………211
認定申請 ……………82,84,87,167,168,172
　　──の放棄 ………………………37
　　──者 ……………………………92
　　──数 ……………………………208
　　──の遅延 ………………………83
　　──棄却処分 ……………………243
認定制度 ……90,93,109,124,205,213-216,254
沼垂診療所 …………………………168,169
年金 …………………………………227
農家の嫁 ……………………………138
農業 …………………………………190
脳神経内科 …………………………19
農薬(原因)説 ………………14,15,24,56
農薬流出説 …………………………85,86
農林業 ………………………………181,185
ノメシ病 ……………………………59

は

廃棄物の大量放出 …………………50
配置転換 ……………………………61,62,171
派生的影響 …………………………30
派生的加害 …………………44,58-64,62,72
派生的加害論 ………………………198
派生的な被害 ………………………145
ハンター・ラッセル症候群 ………27,313
判断基準 ……………………………67
判断条件の明確化 …………………215
被害構造 ……………………197,198,200
　　──図式 …………………………195
被害
　　──修復 …………………………200
　　──潜在化 ………………………82

――と家族 …………………………144
		――の家族集積性 ………59,133,271,275
		――の地域集積性 …………110,274,276
		――の発端 ……………………………196
被害者
		――運動 …………………71,254,255
		――顕在化 ………………112,113,114
		――潜在化のメカニズム ………………77
		――の潜在化 …………………………v,96
		――の潜在化要因 ………………87,90,91
		――を抱えた家族 ……………………145
被害者の会　→　新潟水俣病被害者の会
被害論 ……………………………………198
		――のまとめ …………………………vi
被告昭和電工 ………………………………33
被支配問題 …………………………………57
非典型例 …………………………………110
人と川との距離 …………………………163
病状認識とのギャップ ……………………88
貧困に対する防波堤 ……………………145
夫婦間の不和 ……………………………138
不作為の役割効果 …………………………47
不服審査請求　→　行政不服審査請求
プライドの喪失 …………………………142
プライバシー ………………………………89
文化運動 …………………………………158
分業 ………………………………………230
偏見 …………………………………138,236
妨害の役割効果 ……………………………48
補償協定 ………25,30,115,116,206-208,
　　　　　　　　　　　213-214,259,314
		――対象者の確定手続き ………214-215
		――締結 ……………………………286
補償金 ………………………………63,207,211
		――負担能力 ………………………212
補償の枠組み ……………………………215
本人申請主義 ………90,112,118,124,125

ま

巻き添えとしての間接的関与 ………44,53
マスメディア ……………………………105
末期の水 …………………………………157
松浜(地区) …………………………65,86,105

慢性水俣病 …………………………147,251
		――患者 ……………………………27,110
三川村 …………………………………34,84
三井三池炭坑の爆発事故 ………………195
水俣病 ……………………………27,167,314
		繰り返された―― ……………………5
		二つの―― ………………………8,15,16
		――隠し …………………………64,65,86
		――の疑い …………………………119
		――の公式発見 ……………………276
		――の自己決定 ……………………109
		――の症状 ……………………………27
		――の被害 ……………………133,141
		――の「悲惨」 …………………103,116
		――被害者運動 ………………………25
水俣病関西訴訟提訴 ……………………291
水俣病京都訴訟 …………………………292
		――判決 ……………………………297
水俣病差別 …………………101,102,104,105,
　　　　　　　　　　　108,111,116,122
水俣病全国連 ………………………218,261
水俣病総合対策医療事業 ……………xvii,314
水俣病東京訴訟 …………………………291
		――判決 ……………………………295
水俣病認定検討会 ………………………256
水俣病の判断条件に関する医学専門家会議
　　　 ……………………………………256
水俣病福岡訴訟 …………………………293
未認定患者 ………7-8,29,30,34,64,117,123,
　　　　　　31,132,186,197,199,242,247,255,258,
　　　　　　　　　　　　　260,261,314
		――の顕在化プロセス ……………109
		――の多発 …………………………21,26
		――の大量創出 ………………………66
		――の長期放置 ………………………67
		――の日常 ……………………………34
		――の問題 …………………………122
		――の両義性 ………………………123
未認定患者統計調査 ……xiv,69,80,178,187,
　　　　　　　　　　　　　　209,258,261
未認定患者の会 ……………………………30
未認定患者問題 …………………7,205-208
		――への政府の対応 ………………215

■事項索引 333

見舞金契約(協定) ……………22,247
見舞金事件 ……………………11
民医連 …………………………21
民主医療機関連合会 …………21
民主団体水俣病対策会議 ……23
民水対 ……………………21,23,314
無職率 …………………184,185,187
村八分 …………………………105
村山首相談話 …………………226
メチル水銀 ………249,251,252,257
毛髪検査 ………………………167
木材輸送 ………………………155
問題対処の原則 …………220-221

や

役割効果 ………………………47
安田町 ……………………86,241-243
　　──の船頭集落 ……………30
　　──の未認定患者 …………29
安田町新潟水俣病被害者の会 ……235,241
安田町未認定患者の会 ………315

有機水銀 …………………314,315
　　──化合物 ……………46,250,251
　　──説 ……………………47
有機水銀中毒被災者の会 ……23
雪代水 ……………………156,159
四日市公害訴訟 ………………24,282
　　──判決 …………………285
四大公害訴訟 …………………24

ら

ランクづけられた補償 ………213
連立与党 ………………………220

わ

和解 ……………………………38
　　──拒否 …………………222
　　──成立 …………………269
　　──による解決 …………220
和解勧告 ………………36,219,294
　　──申し入れ ……………37
　　──申立書 ………………37

執筆者の紹介と執筆分担　（執筆順）

飯島伸子（いいじま　のぶこ）………はしがき、第1、7章、あとがき、コラム①②⑧（奥付参照）
舩橋晴俊（ふなばし　はるとし）…………はしがき、第2、8章、あとがき、補論2、文献、年表、コラム④⑦⑩⑪（奥付参照）
渡辺伸一（わたなべ　しんいち）……………………………第3章、年表、コラム⑤
　1962年、新潟県生まれ。東京都立大学大学院社会科学研究科社会学専攻博士課程単位取得退学。現在、奈良教育大学教育学部助教授。
　　主要著書論文
　　　「『第三水俣病』問題の現在的位相（Ⅰ）」及び「同（Ⅱ）」（共著『大分県立芸術文化短期大学紀要』第33巻、1995）、「関川水俣病問題Ⅱ——被害状況と問題隠蔽の構造」（『環境社会学研究』創刊号、新曜社、1995）、「水俣病発生地域における差別と抑圧の論理——新潟水俣病を中心に——」（『環境社会学研究』第4号、新曜社、1998）、保護獣による農業被害への対応——「奈良のシカ」の事例」（『環境社会学研究』第7号、有斐閣、2001）。

関　礼子（せき　れいこ）……………………………第4章、補論1、文献、コラム⑨⑩
　1966年、北海道生まれ。東京都立大学大学院社会科学研究科社会学専攻博士課程単位取得退学。博士（社会学）。現在、立教大学社会学部助教授。
　　主要著書論文
　　　「自然保護運動における『自然』——織田が浜埋め立て反対運動を通して」（『社会学評論』47巻4号、有斐閣、1997）。『環境の豊かさを求めて——理念と運動——』（共著、昭和堂、1999）、『講座環境社会学　4　環境運動と政策のダイナミズム』（共著、有斐閣、2001）、『開発と環境の文化学』（共著、榕樹書林、2002）、『新潟水俣病をめぐる制度・表象・地域』（東信堂、2003）、『島の生活世界と開発3　沖縄列島——環境と伝統のゆくえ』（共著、東京大学出版会、2004）など。

田渕六郎（たぶち　ろくろう）………………………………………第5章、コラム③
　1968年、東京都生まれ。東京大学大学院人文社会系研究科博士課程中途退学。現在、名古屋大学大学院環境学研究科助教授。
　　主要著書論文
　　　「主観的家族論——その意義と問題——」（『ソシオロゴス』20号、ソシオロゴス編集委員会、1996）、『社会学の視線』（共著、八千代出版、1998）、「『家族』へのレトリカル・アプローチ」（『家族研究年報』No.23、家族問題研究会、1998）、「老親・成人子同居の規定要因」（『人口問題研究』54巻3号、国立社会保障・人口問題研究所）。

堀田（田所）恭子（ほった（たどころ）　きょうこ）………………第6章、コラム⑥
　1965年、埼玉県生まれ。法政大学大学院社会科学研究科社会学専攻博士課程修了。社会学博士。長崎大学環境科学部助教授を経て、現在、立正大学文学部助教授。
　　主要著書論文
　　　「危機的出来事とその受容-克服過程——新潟水俣病を事例に——」（『年報社会学論集』1995）、『関係の社会学』（共著、1996、弘文堂）、「長野県北信地域における自然保護行政」（『長野県自然保護研究所紀要』1998）、『新潟水俣病問題の受容と克服』（東信堂、2002）。講座環境社会学2　加害・被害と解決過程』（共著、有斐閣、2001）、『地球環境問題と環境政策』（共著、ミネルヴァ書房、2003）

編者紹介

飯島伸子（いいじま　のぶこ）
1938年、朝鮮生まれ。東京大学大学院社会学研究科博士課程中退。
1991年4月〜2001年3月、東京都立大学人文学部教授。2001年4月より富士常葉大学環境防災学部教授。2001年11月3日逝去。

主要著書論文
『公害・労災・職業病年表』(公害対策技術同友会、1977)、*Pollution Japan － Historical Chronology*(朝日イブニングニュース社、1979)、『環境問題と被害者運動』(学文社、1984)、『髪の社会史』(日本評論社、1986)、『環境社会学』(編著、有斐閣、1993)、『環境社会学のすすめ』(丸善ライブラリー、1995)、『都市研究叢書13 大都市における水環境』(編著、東京都立大学都市研究所、1997)、『巨大地域開発の構想と帰結――むつ小川原開発と核燃料サイクル施設――』(共編、東京大学出版会、1998)、『講座社会学12 環境』(共編、東京大学出版会、1998)、ほか論文多数。

舩橋晴俊（ふなばし　はるとし）
1948年、神奈川県生まれ。1976年、東京大学大学院社会学研究科博士課程中退。
現在、法政大学社会学部教授。

主要著書論文
「組織の存立構造論」(『思想』1977年8月号)、「協働連関の両義性――経営システムと支配システム」(現代社会問題研究会編『現代社会の社会学』川島書店、1980、所収)、『新幹線公害――高速文明の社会問題』(共著、有斐閣、1985)、「社会制御の三水準――新幹線公害対策の日仏比較を事例として」(『社会学評論』第41巻第3号、1990、所収)、E. フリードベルグ『組織の戦略分析――不確実性とゲームの社会学』(共訳、新泉社、1989)、「環境問題への社会学的視座――社会的ジレンマ論と社会制御システム論」(『環境社会学研究』1号、1995、所収)、「社会構想と社会制御」(『岩波講座現代社会学26 社会構想の社会学』、1996、所収)、『巨大地域開発の構想と帰結――むつ小川原開発と核燃料サイクル施設――』(共編、東京大学出版会、1998)、『講座社会学12 環境』(共編、東京大学出版会、1998)、『講座環境社会学2 加害・被害と解決過程』(編著、有斐閣、2001)。

Environmental Sociology of Niigata Minamata Disease

新版 新潟水俣病問題―― 加害と被害の社会学　　＊定価はカバーに表示してあります

1999年2月28日	初　版第1刷発行	
2006年4月1日	新　版第1刷発行	[検印省略]

編者 © 飯島伸子・舩橋晴俊／発行者　下田勝司　　印刷・製本　中央精版印刷

東京都文京区向丘1-20-6　郵便振替 00110-6-37828
〒113-0023　TEL(03)3818-5521(代)　FAX(03)3818-5514
E-Mail tk203444@fsinet.or.jp

発行所　株式会社　東信堂

Published by TOSHINDO PUBLISHING CO., LTD.
1-20-6, Mukougaoka, Bunkyo-ku, Tokyo, 113-0023, Japan

ISBN4-88713-663-3　C3036

東信堂

グローバル化と知的様式 ——社会科学方法論についての七つのエッセー	J・ガルトゥング／矢澤修次郎・大重光太郎訳	二八〇〇円
社会階層と集団形成の変容 ——集合行為と「物象化」のメカニズム	丹辺宣彦	六五〇〇円
世界システムの新世紀 ——グローバル化とマレーシア	山田信行	三六〇〇円
階級・ジェンダー・再生産 ——現代資本主義社会の存続メカニズム	山田信行	三二〇〇円
現代日本の階級構造 ——理論・方法・計量分析	橋本健二	四五〇〇円
再生産論を読む ——バーンスティン、ブルデュー、ポール・ウィリスの再生産論	橋本健二	三二〇〇円
教育と不平等の社会理論 ——再生産論をこえて	小内透	三二〇〇円
現代社会と権威主義 ——フランクフルト学派権威論の再構成	小内透	三六〇〇円
共生社会とマイノリティへの支援 ——日本ムスリマの社会的対応から	保坂稔	三六〇〇円
現代社会学における歴史と批判[上巻]	寺田貴美代	三六〇〇円
現代社会学における歴史と批判[下巻] ——グローバル化の社会学	武川正吾／山田信行 編	二八〇〇円
ボランティア活動の論理 ——阪神・淡路大震災からサブシステンス社会へ	片桐新自／丹辺宣彦 編	二八〇〇円
日本の環境保護運動 ——近代資本制と主体性	西山志保	三八〇〇円
現代環境問題論 ——理論と方法の再定置のために	長谷敏夫	二五〇〇円
BBCイギリス放送協会[第二版] ——批判的カリキュラム理論と環境教育	井上孝夫	二三〇〇円
情報・メディア・教育の社会学 ——カルチュラル・スタディーズしてみませんか？	井口博充	二三〇〇円
ケリー博士の死をめぐるBBCと英政府の確執 ——パブリック・サービス放送の伝統	簑葉信弘	二五〇〇円
サウンドバイト：思考と感性が止まるとき ——イラク文書疑惑の顛末	簑葉信弘	八〇〇円
記憶の不確定性 ——メディアの病理に教育は何ができるか	小田玲子	二五〇〇円
日常という審級 ——社会学的探求 アルフレッド・シュッツにおける他者・リアリティ・超越	松浦雄介	二五〇〇円
	李晟台	三六〇〇円

〒113-0023 東京都文京区向丘1-20-6
☎TEL 03-3818-5521 FAX 03-3818-5514 振替 00110-6-37828
Email tk203444@fsinet.or.jp URL: http://www.toshindo-pub.com/

※定価：表示価格(本体)＋税

= 東信堂 =

〔現代社会学叢書〕

書名	サブタイトル	著者	価格
開発と地域変動	開発と内発的発展の相克	北島 滋	三二〇〇円
在日華僑のアイデンティティの変容	華僑の多元的共生	過 放	四四〇〇円
健康保険と医師会	社会保険創始期における医師と医療	北原龍二	三八〇〇円
事例分析への挑戦	個人現象への事例媒介的アプローチの試み	水野節夫	四六〇〇円
海外帰国子女のアイデンティティ	生活経験と通文化的人間形成	南 保輔	三八〇〇円
有賀喜左衛門研究	社会学の思想・理論・方法	北川隆吉編	三六〇〇円
現代大都市社会論	分極化する都市?	園部雅久	三八〇〇円
インナーシティのコミュニティ形成	神戸市真野地区住民のまちづくり	今野裕昭	五四〇〇円
ブラジル日系新宗教の展開	異文化布教の課題と実践	渡辺雅子	七八〇〇円
正統性の喪失	社会制度の衰退	G.ラフリー／宝月誠監訳	二六〇〇円
イスラエルの政治文化とシチズンシップ		奥山眞知	三二八〇円
東アジアの家族・地域・エスニシティ	基層と動態	北原淳編	四八〇〇円
〔シリーズ社会政策研究〕			
福祉国家の社会学	21世紀における可能性を探る	三重野卓編	二〇〇〇円
福祉国家の変貌	グローバル化と分権化のなかで	小笠原浩一・武川正吾編	一〇〇〇円
福祉国家の医療改革	政策評価にもとづく選択	三重野卓・近藤克則編	一〇〇〇円
福祉国家とジェンダー・ポリティックス		深澤和子	一八〇〇円
新版 新潟水俣病問題	加害と被害の社会学	飯島伸子・舩橋晴俊編	三八〇〇円
新潟水俣病をめぐる制度・表象・地域		関 礼子	五六〇〇円
ホームレスウーマン	知ってますか、わたしたちのこと	堀田恭子	四八〇〇円
タリーズコーナー	黒人下層階級のエスノグラフィー	E.リーボウ／吉川徹・轟里香訳／吉川徹監訳／松河美鶴訳	三二〇〇円

〒113-0023 東京都文京区向丘1-20-6
5TEL 03-3818-5521 FAX 03-3818-5514 振替 00110-6-37828
Email tk203444@fsinet.or.jp URL: http://www.toshindo-pub.com/

※定価：表示価格(本体)＋税

― 東信堂 ―

(シリーズ 社会学のアクチュアリティ：批判と創造 全12巻+2)	西原和久・宇都宮京子・佐藤俊樹・友枝敏雄・浦野正樹・藤田弘夫 編	
クリティークとしての社会学――現代を批判的に見る眼	西原和久	一八〇〇円
都市社会とリスク――豊かな生活をもとめて	宇都宮京子	一八〇〇円
言説分析の可能性――社会学的方法の迷宮から	佐藤俊樹	二〇〇〇円
グローバル化とアジア社会――ポストコロニアルの地平	友枝敏雄	二〇〇〇円
(シリーズ世界の社会学・日本の社会学叢書)	吉原直樹 編	一八〇〇円
タルコット・パーソンズ――最後の近代主義者	中野秀一郎	一八〇〇円
ゲオルク・ジンメル――現代分化社会における個人と社会	居安 正	一八〇〇円
ジョージ・H・ミード――社会的自我論の展開	船津 衛	一八〇〇円
アラン・トゥーレーヌ――新しい社会運動	杉山光信	一八〇〇円
アルフレッド・シュッツ――社会的時間と主観的空間	森 元孝	一八〇〇円
エミール・デュルケム――社会の道徳的再建と社会学	中島道男	一八〇〇円
レイモン・アロン――危機の時代の透徹した警世家	岩城完之	一八〇〇円
フェルディナンド・テンニエス――ゲマインシャフトとゲゼルシャフト	吉田 浩	一八〇〇円
カール・マンハイム――時代を診断する亡命者	澤井 敦	一八〇〇円
費孝通――民族自省の社会学	佐々木衞	一八〇〇円
奥井復太郎――都市社会学と生活論の創始者	藤田弘夫	一八〇〇円
新明正道――綜合社会学の探究	山本鎭雄	一八〇〇円
米田庄太郎――新総合社会学の先駆者	中 久郎	一八〇〇円
高田保馬――理論と政策の無媒介的統一	北島 滋	一八〇〇円
戸田貞三――実証社会学の軌跡 家族研究	川合隆男	一八〇〇円
(中野 卓著作集・生活史シリーズ 全12巻)		
生活史の研究	中野 卓	三二〇〇円
先行者たちの生活史	中野 卓	二五〇〇円
トクヴィルとデュルケーム――社会学的人間観と生の意味	菊谷和宏	三〇四八円
マッキーヴァーの政治理論と政治的多元主義	町田 博	四三〇〇円

〒113-0023 東京都文京区向丘1-20-6
TEL 03-3818-5521 FAX 03-3818-5514 振替 00110-6-37828
Email tk203444@fsinet.or.jp URL: http://www.toshindo-pub.com/

※定価：表示価格(本体)＋税

東信堂

人間の安全保障——世界危機への挑戦	佐藤誠編	三八〇〇円
東京裁判から戦後責任の思想へ（第4版）	安藤次男編	三八〇〇円
[新版]単一民族社会の神話を超えて	大沼保昭	三三〇〇円
不完全性の政治学——イギリス保守主義思想の二つの伝統	大沼保昭 A.クィントン 岩重政敏訳	三六八九円 二〇〇〇円
入門 比較政治学——民主化の世界的潮流を解読する	H・J・ウィアルダ 大木啓介訳	二九〇〇円
ポスト社会主義の中国政治——構造と変容	小林弘二	二八〇〇円
クリティーク国際関係学	関下稔・中川涼司樹編	三二〇〇円
軍縮問題入門[新版]	黒沢満編著	一五〇〇円
実践 ザ・ローカル・マニフェスト——現場からのポリティカル・パルス	松沢成文	二三八〇円
時代を動かす政治のことば——尾崎行雄から小泉純一郎まで	大久保好男	二〇〇〇円
明日の天気は変えられないが明日の政治は変えられる	読売新聞政治部編	八〇〇円
ハロー！衆議院	岡野加穂留	二〇〇〇円
大杉榮の思想形成と「個人主義」	衆議院システム研究会編	一〇〇〇円
《現代臨床政治学シリーズ》リーダーシップの政治学	飛矢崎雅也	一九〇〇円
アジアと日本の未来秩序	石井貫太郎	一六〇〇円
象徴君主制憲法の20世紀的展開	伊藤重行	一八〇〇円
《現代臨床政治学叢書・岡野加穂留監修》村山政権とデモクラシーの危機	下條芳明	二〇〇〇円
比較政治学とデモクラシーの限界	藤本一美編著	四二〇〇円
政治思想とデモクラシーの検証	岡野加穂留編著	四二〇〇円
《シリーズ 制度のメカニズム》アメリカ連邦最高裁判所	大六野耕作編著 伊藤重行編著	三八〇〇円
衆議院——そのシステムとメカニズム	大越康夫	一八〇〇円
WTOとFTA——日本の制度上の問題点	向大野新治	一八〇〇円
	高瀬保	一八〇〇円

〒113-0023 東京都文京区向丘1-20-6
TEL 03-3818-5521 FAX 03-3818-5514 振替 00110-6-37828
Email tk203444@fsinet.or.jp URL: http://www.toshindo-pub.com/

※定価：表示価格(本体)＋税

― 東信堂 ―

国際法新講〔上〕〔下〕	田畑茂二郎	〔上〕二六〇〇円／〔下〕三二〇〇円
ベーシック条約集(第6版)	編集代表 山手治之・香西茂・松井芳郎・田畑茂二郎	二六〇〇円
判例国際法	編集代表 松井芳郎・松田幹夫	三五〇〇円
国際立法―国際法の法源論	村瀬信也	六八〇〇円
条約法の理論と実際	坂元茂樹	四二〇〇円
武力紛争の国際法	真山全編	一二八六〇円
国際法から世界を見る―市民のための国際法入門(第2版)	松井芳郎	二八〇〇円
テロ、戦争、自衛―米国等のアフガニスタン攻撃を考える	松井芳郎	八〇〇円
国際法／はじめて学ぶ人のための資料で読み解く国際法(第2版)〔上〕〔下〕	大沼保昭	〔上〕三八〇〇円／〔下〕二四〇〇円
在日韓国・朝鮮人の国籍と人権	大沼保昭編著	三八〇〇円
共生時代の在日コリアン	大沼保昭	二八〇〇円
21世紀の国際機構―課題と展望	金東勲	七一四〇円
〔21世紀国際社会における人権と平和〕〔上・下巻〕	編集代表 山手治之・香西茂	
国際社会の法構造―その歴史と現状	編集代表 香西茂・山手治之	五七〇〇円
現代国際法における人権と平和の保障	編集代表 安藤仁介	六三〇〇円
〔現代国際法叢書〕		
国際機構条約・資料集(第2版)	編集 香西茂・山手治之	三九〇〇円
国際経済条約・法令集(第2版)	編集 小原喜雄・小室程夫・山手治之	三九〇〇円
領土帰属の国際法	大壽堂鼎	四五〇〇円
国際法における承認―その法的機能及び効果の再検討	王志安	五二〇〇円
国際社会と法	高野雄一	四三〇〇円
集団安保と自衛権	高野雄一	四八〇〇円
国際「合意」論序説―法的拘束力を有しない国際「合意」について	中村耕一郎	三〇〇〇円
国際人権法とマイノリティの地位	金東勲	三八〇〇円
法と力―国際平和の模索	寺沢一	五二〇〇円

〒113-0023 東京都文京区向丘1-20-6
TEL 03-3818-5521 FAX 03-3818-5514
振替 00110-6-37828
Email tk203444@fsinet.or.jp

※定価：表示価格(本体)＋税

東信堂

書名	副題・説明	著者・訳者	価格
責任という原理	科学技術文明のための倫理学の試み	H・ヨナス／加藤尚武監訳	四八〇〇円
主観性の復権	心身問題から『責任という原理』へ	H・ヨナス／宇佐美・滝口・H・レンク訳	二〇〇〇円
テクノシステム時代の人間の責任と良心	現代応用倫理学入門	山本・盛永訳	三五〇〇円
空間と身体	新しい哲学への出発	桑子敏雄	二五〇〇円
環境と国土の価値構造	南方熊楠と近代日本	桑子敏雄編	三五〇〇円
森と建築の空間史		千田智子	四三八一円
感性哲学1〜5		日本感性工学会 感性哲学部会編	一六三〇〜三〇〇〇円
メルロ＝ポンティとレヴィナス ―他者への覚醒		屋良朝彦	二八〇〇円
思想史のなかのエルンスト・マッハ ―科学と哲学のあいだ		今井道夫	三八〇〇円
堕天使の倫理 ―スピノザとサド		佐藤拓司	二八〇〇円
バイオエシックス入門（第三版）		今井道夫編	二三八一円
バイオエシックスの展望		香川知晶編 坂井昭宏編	三三〇〇円
今問い直す脳死と臓器移植（第二版）		松岡悦子編著	二二〇〇円
動物実験の生命倫理 ―個体倫理から分子倫理へ		澤田愛子	二〇〇〇円
ルネサンスの知の饗宴（ルネサンス叢書1）		大上泰弘	四〇〇〇円
ヒューマニスト・ペトラルカ（ルネサンス叢書2） ―ヒューマニズムとプラトン主義		佐藤三夫編	四四六六円
東西ルネサンスの邂逅（ルネサンス叢書3） ―南蛮と褊裳氏の歴史的世界を求めて		佐藤三夫	四八〇〇円
カンデライオ（ジョルダーノ・ブルーノ著作集1巻）		根占献一	三六〇〇円
原因・原理・一者について（ジョルダーノ・ブルーノ著作集3巻）		加藤守通訳	三二〇〇円
ロバのカバラ		加藤守通訳	三二〇〇円
食を料理する ―哲学的考察	N・オルディネ／加藤守通訳	三八〇〇円
言葉の力（音の経験・言葉の力第1部）		松永澄夫	二〇〇〇円
イタリア・ルネサンス事典		松永澄夫 J・Rヘイル編 中森義宗監訳	二五〇〇円／七八〇〇円

〒113-0023 東京都文京区向丘1-20-6
TEL 03-3818-5521　FAX 03-3818-5514　振替 00110-6-37828
Email tk203444@fsinet.or.jp　URL: http://www.toshindo-pub.com/

※定価：表示価格（本体）＋税

― 東信堂 ―

大学の管理運営改革 ―日本の行方と諸外国の動向	江原武一編	三六〇〇円
新時代を切り拓く大学評価 ―日本とイギリス	杉本均編著	三六〇〇円
模索されるeラーニング ―事例と調査データにみる大学の未来	秦由美子編著	三六〇〇円
私立大学の経営と教育	田口真奈編著	三六〇〇円
公設民営大学設立事情	吉田文編著	三六〇〇円
校長の資格・養成と大学院の役割	丸山文裕	三六〇〇円
短大ファーストステージ論	高橋寛人編著	二八〇〇円
短大からコミュニティ・カレッジへ ―飛躍する世界の短期高等教育と日本の課題	小島弘道編著	六八〇〇円
反大学論と大学史研究 ―中野実の足跡	髙島正夫編著	二〇〇〇円
	舘昭編著	二五〇〇円
	中野実研究会編	四六〇〇円
アジア・太平洋高等教育の未来像	馬越徹監修 静岡総合研究機構編	二五〇〇円
戦後オーストラリアの高等教育改革研究	杉本和弘	五八〇〇円
大学教育とジェンダー ―ジェンダーはアメリカの大学をどう変革したか	ホーン川嶋瑤子	三六〇〇円
一年次(導入)教育の日米比較	山田礼子	二八〇〇円
アメリカの女性大学:危機の構造	坂本辰朗	二四〇〇円
アメリカ大学史とジェンダー	坂本辰朗	五四〇〇円
アメリカ教育史の中の女性たち ―ジェンダー、高等教育、フェミニズム	坂本辰朗	三八〇〇円
アメリカの大学基準成立史研究 ―「アクレディテーション」の原点と展開	前田早苗	三八〇〇円
大学評価の展開(第2巻)	山野井敦徳編著 山本眞一	三三〇〇円
大学改革の現在(第1巻)	有本章編著	三三〇〇円
(講座「21世紀の大学・高等教育を考える」)		
学士課程教育の改革(第3巻)	清水一彦編著 絹川正吉	三三〇〇円
大学院の改革(第4巻)	江原武 舘昭編著 馬越徹編著	三三〇〇円

〒113-0023 東京都文京区向丘1-20-6
☎TEL 03-3818-5521 FAX 03-3818-5514 振替 00110-6-37828
Email tk203444@fsinet.or.jp URL: http://www.toshindo-pub.com/

※定価:表示価格(本体)+税

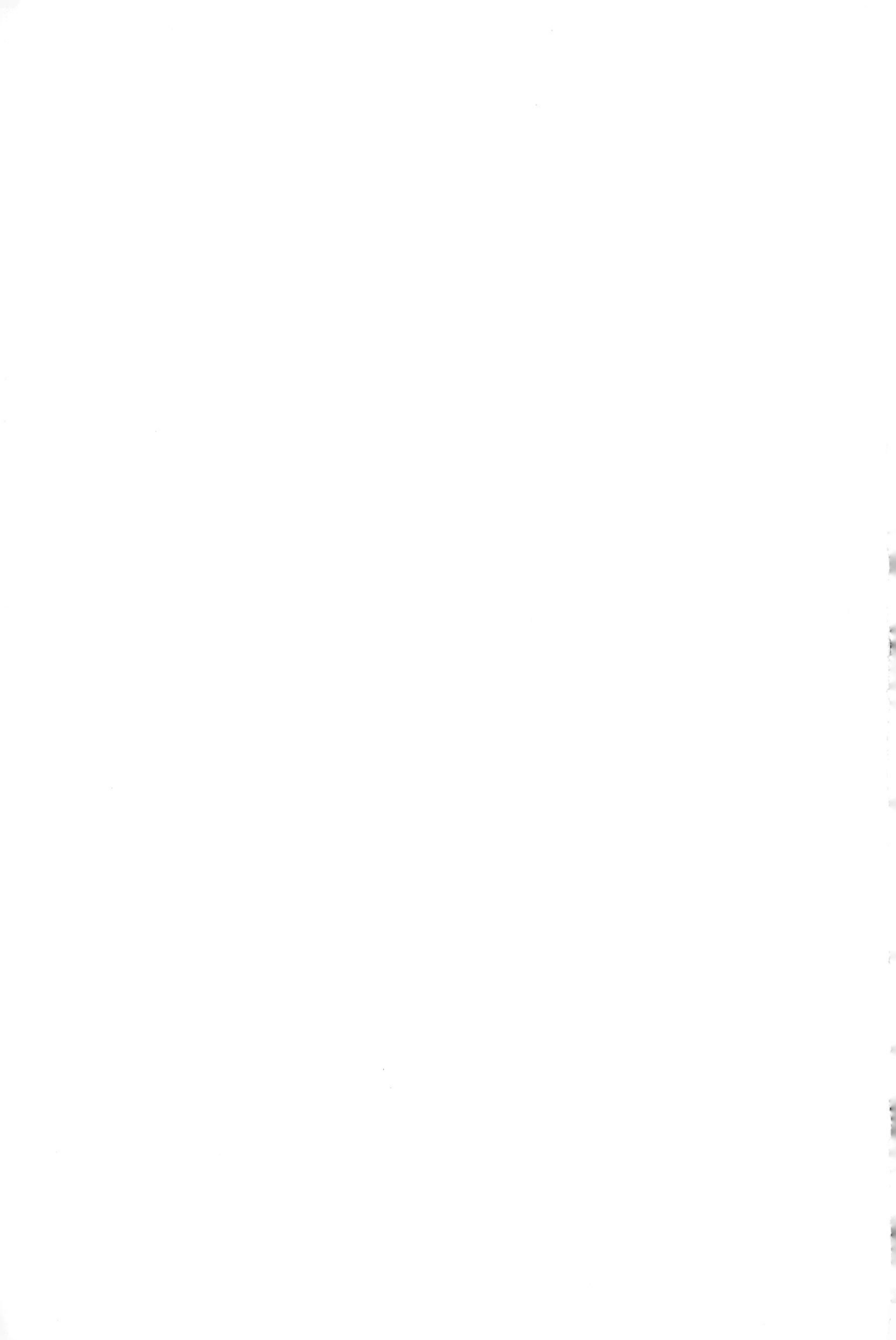